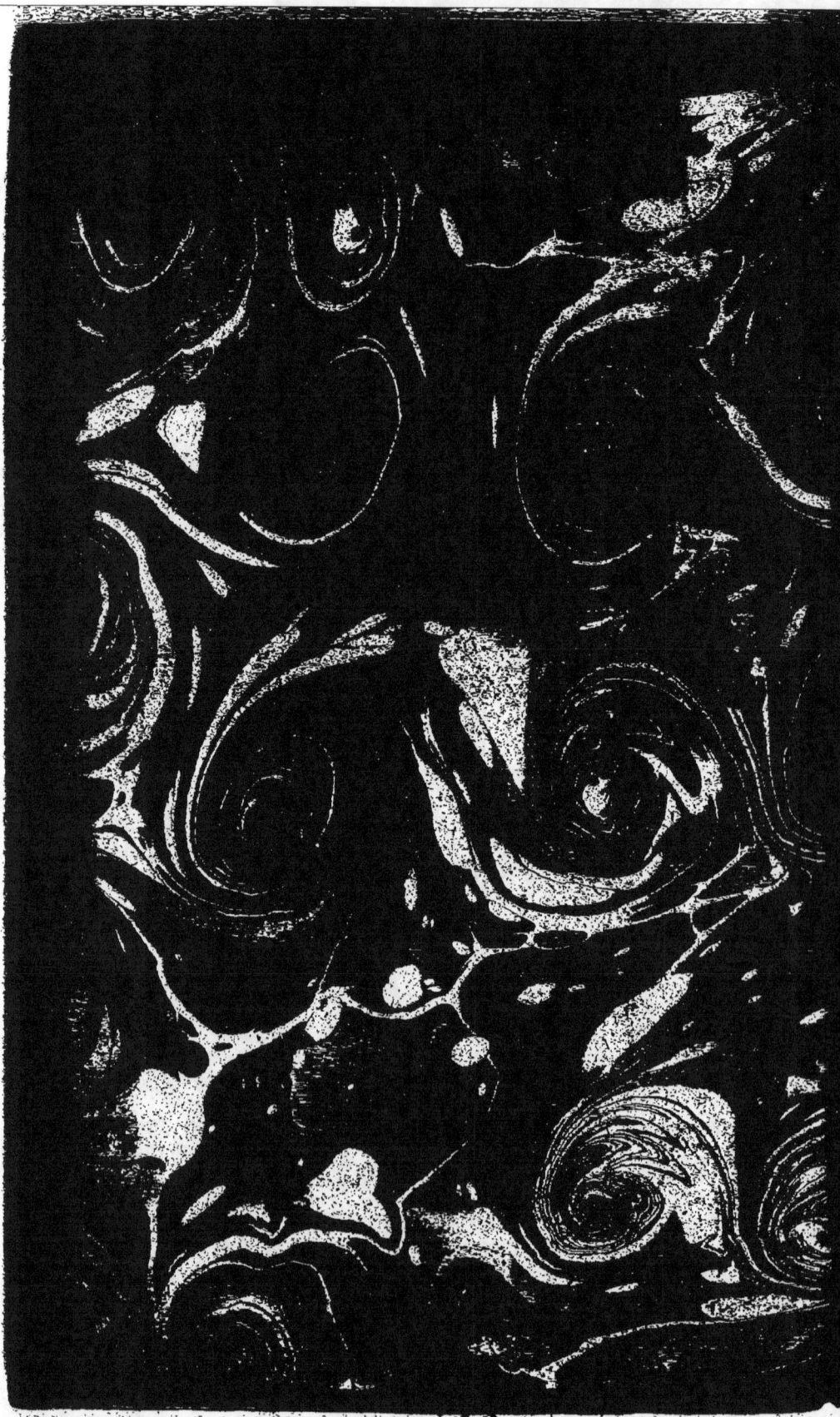

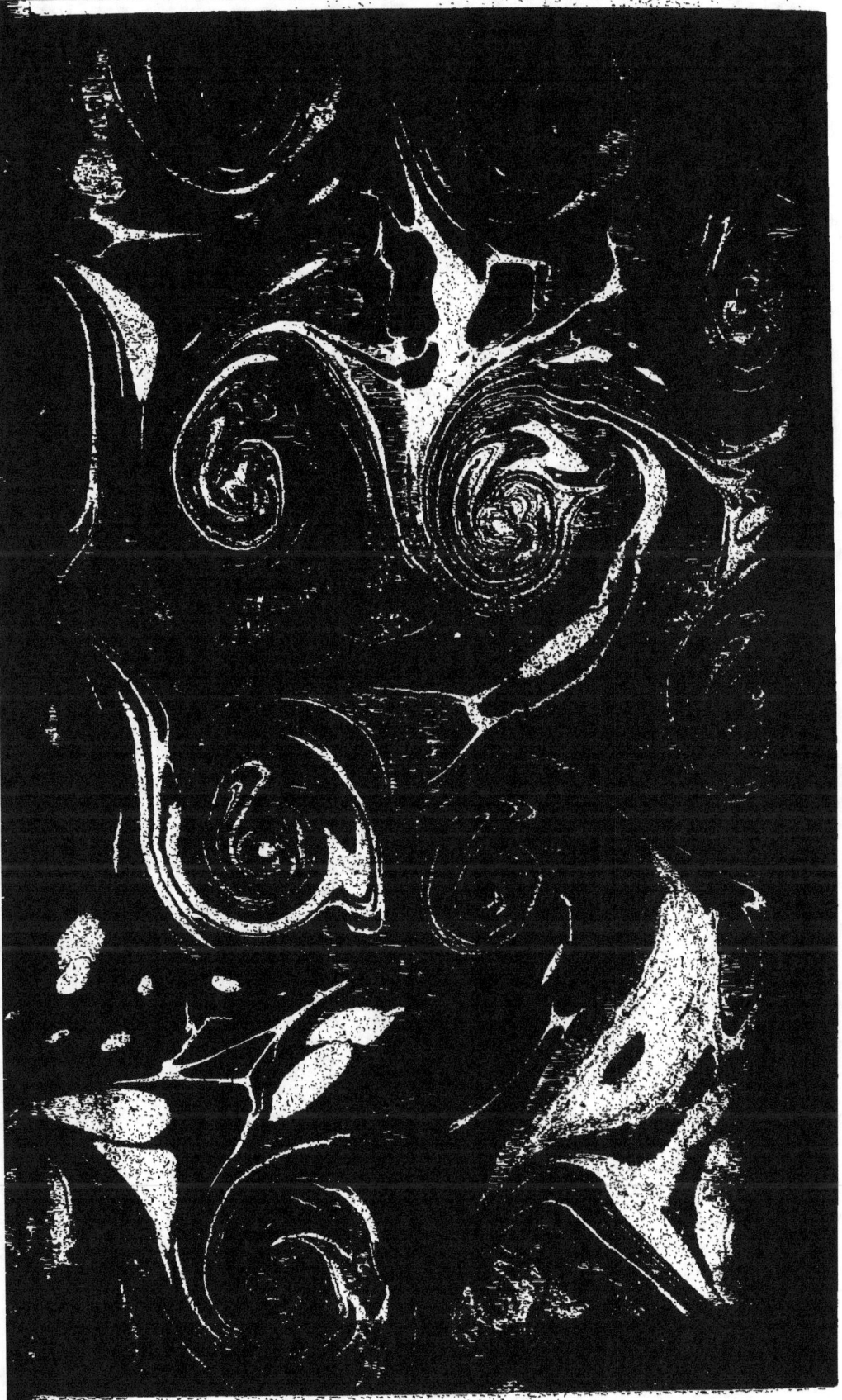

C. deMyon 5741.

MANUEL
DE
MÉDECINE PRATIQUE,
ROYALE ET BOURGEOISE;
OU
PHARMACOPÉE
TIRÉE DES TROIS REGNES,

Appliquée aux Maladies des Habitans des Villes.

Ouvrage utile a tout Citoyen.

Par M. BUC'HOZ, Médecin ordinaire de feu Sa Majesté le Roi de Pologne, Docteur-Aggrégé du Collége Royal des Médecins de Nancy, & Membre de plusieurs Académies.

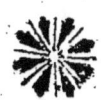

A PARIS,

Chez J. P. COSTARD, Libraire, rue Saint-Jean-de-Beauvais.

―――――――――――――

M. DCC LXXI.

Avec Approbation, & Privilége du Roi.

PRÉFACE.

L'OUVRAGE que nous mettons au jour, renferme deux Parties; la premiere est une Pharmacopée tirée des trois regnes, parmi lesquels nous avons choisi les drogues les moins dispendieuses & les plus faciles à se procurer, pour pouvoir être à portée de cette classe de citoyens qui n'ont pas le moyen de se procurer les mêmes secours que les grands du monde, & qui cependant ne sont pas les moins utiles à la société. Nous avons conséquemment donné à cette premiere Partie le nom de *Médecine Bourgeoise*; elle peut servir de suite à notre *Médecine Rurale*, que nous avons publiée il y a quelques années, & que nous avions uniquement destinée aux habitans des campagnes; & en effet, nous n'avons rapporté dans cette

PRÉFACE.

Médecine ou *Pharmacopée Rurale*, que des remedes tirés des végétaux les plus communs de la France. Les villageois les trouvent sous leurs mains ; la Nature leur offre à chaque pas, & ils n'ont pas besoin par-là d'avoir recours à des remedes exotiques, dont ils ne pourroient se pourvoir faute d'argent. Les médicamens les plus simples & les moins coûteux sont même souvent les plus efficaces. Les Formules que nous avons rapportées dans la premiere Partie de ce *Manuel*, sont tirées des Mémoires que nous a laissés le Docteur Marquet, ainsi que la plûpart de celles qui font partie de notre *Médecine Rurale*.

La seconde Partie de ce *Manuel* renferme des Formules chymiques & galéniques, dont la plûpart exigent de la dépense ; elles ne conviennent par conséquent qu'à des personnes du monde favorisées de la fortune. C'est par cette raison que nous avons intitulée cette seconde Partie *Médecine Royale*. Ayant eu l'avantage de

PRÉFACE.

suivre en pratique, en 1759, M. Bagard, Président & Doyen du Collége Royal des Médecins de Nancy, nous avons rassemblé dans cette *Médecine Royale* une partie des Formules dont il faisoit usage pour le traitement de ses malades, & dont nous avons remarqué à différentes fois le bon succès. Les deux Parties de ce *Manuel* contiennent donc toute la pratique des deux Médecins les plus célebres de la Lorraine, tant par leurs Ecrits que par les belles cures qu'ils ont opérées ; nous pensons ne pouvoir rendre un plus grand service au public, que de lui faire part dans cet Ouvrage de la pratique Médecinale de ces Hommes qui ont si bien mérité de leur Patrie. Ce *Manuel* est un vrai magasin dans lequel les jeunes Praticiens pourront puiser la pratique la plus saine. Ils y apprendront à allier ensemble les médicamens simples que la Nature leur fournit dans ses trois regnes. La combinaison des remedes n'est pas une chose aussi facile qu'on

PRÉFACE.

se l'imagine. Combien n'a-t-on pas vu de Médecins qui, à une connoissance parfaite de l'anatomie du corps humain, réunissoient la théorie la plus saine, & qui cependant se trouvoient embarrassés, lorsqu'il s'agissoit de formuler ? C'est la partie la plus difficile & la plus intéressante pour un Praticien, & elle est cependant la plus négligée. Si un jeune Médecin étoit bien imbu des principes que Gaubius nous a donnés sur l'art de Formuler, & s'il connoissoit bien la nature des médicamens qu'il ordonne, il ne se trouveroit pas souvent si embarrassé qu'il l'est, & il ne s'exposeroit pas aux railleries d'un Pharmacien, qui n'échappe aucune occasion de relever les fautes d'un jeune Médecin ; il ne faut souvent qu'une formule mal rédigée, pour mettre dans un oubli éternel un jeune homme qui veut s'immiscer dans la Médecine pratique.

Avant de finir cette Préface, nous allons répondre à une Critique des plus mal placées, que nous a fait M. Tissot dans son *Avis au Peuple*, au

PRÉFACE.

sujet de notre *Médecine Rurale*, &c. qu'il pourroit peut-être encore appliquer à ce *Manuel*. Voici ce que ce Médecin Suisse dit dans une note insérée dans la quatrieme édition de son Ouvrage. « L'on doit ranger dans la même classe (*Recueil de Remedes de Madame Fouquet.*) un Ouvrage qui a paru cette année sous le nom de *Médecine rurale & pratique*, &c. à Paris, 1768. L'Auteur est M. Buc'Hoz, Médecin de Nancy, & connu très-avantageusement par ses Ouvrages de Botanique. La *Médecine Rurale* n'est qu'un simple recueil de recettes, à chacune desquelles on donne un titre qui exprime les vertus qu'on lui attribue, sans aucune attention aux différentes causes qui produisent les mêmes maux. Après avoir loué l'*Avis au Peuple* plus qu'il ne le mérite, M. Buc'Hoz ajoûte : *Cet Ouvrage suppose cependant dans sa méthode curative, aussi courte que simple, une petite Pharmacie qu'on est obligé de se procurer en campagne*, &

PRÉFACE.

qui ne laisse pas d'être dispendieuse pour de pauvres habitans. Par le moyen de l'Ouvrage que nous publions, nous remédions à cet inconvénient. Je souhaiterois que cela fut, j'aurois été empressé à profiter de l'Ouvrage de M. Buc'Hoz ; mais le plus léger examen suffit pour se convaincre que son plan de Pharmacie, purement campagnard, est impossible, & qu'il seroit beaucoup plus dispendieux que celui que j'ai proposé. Je juge de son impossibilité, 1°. parce que dans la plus grande partie des recettes, il entre quelque remede qu'il faut tirer des Pharmacies de Ville, à moins que quelque particulier n'en érige dans sa maison à la campagne ; 2°. Parce qu'il y a plusieurs recettes dans lesquelles il n'entre que des remedes tirés des Pharmacies, comme les Numéros 354, 366, 367 ; 3°. Parce que le nombre des plantes qu'il emploie est extrêmement considérable, (il y en a seize dans un apozéme antiscorbutique, treize dans une décoction pectorale.) & suppose une con-

PRÉFACE.

noiffance Botanique très-étendue pour fa collection, & des foins pour fa confervation très-longs & très-délicats. Il feroit impoffible & ruineux pour un Payfan de fe procurer toutes les plantes qui entrent dans la Pharmacopée de M. Buc'Hoz, dans laquelle il entre peut-être dix fois plus de drogues que dans la mienne ; & comme elles ne fe trouvent & ne font efficaces qu'en certain tems de l'année, il faut néceffairement que, ne prévoyant pas celles dont il a befoin, il fe les procure toutes, s'il veut renoncer à les tirer des Pharmacies ; il fera donc, dans ce plan, aftreint à une dépenfe confidérable toutes les années, pour en prévenir une très-petite dans les cas de maladie ; & il eft évident que le plan de M. Buc'Hoz, dicté par la charité, eft impraticable : il feroit d'ailleurs infuffifant dans un très-grand nombre de cas, & il conferve les inconvéniens des recueils de recettes ».

Rien n'eft plus facile que de fatisfaire M. Tiffot fur ce qu'il nous ob-

PRÉFACE.

jecte. Il a d'abord grand tort de mettre notre *Médecine Rurale* en parallele avec les remedes de Madame Fouquet, tout le monde sait que les Formules de Madame Fouquet sont totalement opposées, du moins pour la plûpart, aux principes qui doivent nous diriger dans l'art de faire des Formules; on y emploie souvent des remedes dont les effets s'entre-détruisent, & il ne s'y trouve aucun ordre. On ne peut pas nous reprocher cela pour les Formules de notre *Médecine Rurale*; elles sont simples, claires & rédigées selon l'art.

2°. Quand M. Tissot dit que notre *Médecine Rurale* n'est qu'un simple recueil de recettes, à chacune desquelles on donne un titre qui exprime les vertus qu'on lui attribue, sans aucune attention aux différentes causes qui produisent les mêmes maux. Il ne s'est pas sans doute donné la peine de l'examiner; il auroit pensé différemment. Cet Ouvrage est divisé en trois Parties; la premiere contient les formules; la seconde traite des princi-

PRÉFACE.

pales vertus de chaque plante, & la troisieme comprend les définitions symptomatiques des maladies, avec la méthode de les guérir. M. Tissot n'a pas lû cette troisieme Partie; il en auroit pour lors pensé autrement. Je ne peux cependant pas disconvenir ici que la théorie qui s'y trouve détaillée tient encore un peu trop de l'ancienne Médecine; mais cela n'est pas surprenant, elle avoit été tirée des Ouvrages de M. Marquet: au reste, si un jour il y a une seconde édition de cet Ouvrage, nous rectifierons cet objet.

3°. M. Tissot prétend que, dans la plus grande partie des recettes, il entre quelque remede qu'il faut tirer des Pharmacies de ville, à moins que quelque particulier n'en érige dans sa maison de campagne..... Qu'on lise tout cet Ouvrage, nous osons assurer qu'il ne s'en trouvera aucun, ou presqu'aucun, qui ne soit à la portée des villageois; d'ailleurs, quand cela seroit, nous aurions toujours rempli le but que nous nous étions proposés. Dans le titre de l'Ouvrage, nous avons ajouté qu'il étoit utile aux Seigneurs de campagne, aux Curés & aux Cultivateurs; qui empêche ces personnes d'établir chez elles une petite Pharmacie avec les plantes de leur domaine, elle ne leur coûtera rien, & ils rendront par-là des services d'humanité à leurs vassaux.

4°. M. Tissot ajoute qu'il y a plusieurs recettes dans lesquelles il n'entre que des remedes tirés des Pharmacies. Il cite les Numéros 354, 366 & 367. On n'emploie dans ces recettes que quelques eaux distillées & quelques huiles exprimées de plantes; or, il n'y a aucun Seigneur de campagne, pour peu curieux qu'il soit, qui ne fasse distiller chez lui des plantes, & qui n'en fasse aussi exprimer des huiles, sans être obligé de les envoyer chercher dans les Pharmacies. Au surplus, quand même ce reproche seroit vrai, il n'en seroit pas pour cela mieux

PRÉFACE.

fondé, puisqu'on trouve dans la même *Médecine Rurale* d'autres remedes propres à remplacer ces recettes.

5o. Quand M. Tissot nous reproche la quantité de plantes que nous employons dans notre *Médecine rurale*, en comparaison du petit nombre de drogues dont il fait usage dans son *Avis au Peuple*, cela n'est pas surprenant ; nous rapportons ici des formules pour presque toutes les maladies, tant chroniques qu'aiguës, tandis que M. Tissot ne fait mention dans son Ouvrage, que des maladies aiguës. Or, le moins versé dans la Médecine, sait que la saignée & les délayans sont les remedes les plus efficaces, & même les seuls qu'on doit administrer dans ces cas ; le petit nombre dont il prescrit l'usage est par conséquent très-insuffisant. L'apozéme anti-scorbutique dans lequel il entre seize plantes, & la décoction pour laquelle on en emploie treize, ne sont pas des raisons suffisantes pour faire rejetter nos Formules ;

PRÉFACE.

quand dans le nombre de 460 Formules, il ne se trouve que deux auxquelles on puisse faire ce reproche, c'est bien peu de chose; cela mérite même encore moins de considération, s'il se trouve dans la même Pharmacopée d'autres formules pour les remplacer, & propres à remplir les mêmes indications; au reste, toutes les plantes employées dans ces deux recettes, sont très-appropriées, & la vertu de l'une ne détruit pas celle des autres.

6°. M. Tissot prétend que, suivant ma méthode, il faudroit que les Villageois eussent une connoissance des plantes ; or cette connoissance est supposée très-gratuitement dans les gens de cette sorte. Peut-on conclure du raisonnement de notre Médecin Suisse, que les Formules de ma *Médecine rurale* ne peuvent convenir aux gens de campagne ! Il est vrai que les Villageois ne connoissent pas par les principes de Botanique, les caracteres distinctifs des plantes ; mais s'ils n'ont pas cette connois-

PRÉFACE. xv

sance, ils en ont une autre qui leur est de beaucoup préférable : ils ont une connoissance héréditaire de leurs vertus ; ce n'est même que des Bergers que la plûpart des Médecins ont pû parvenir à s'en instruire. A quoi sert qu'une telle plante soit du système de Linneus ou de Tournefort, si nous ignorons les usages auxquels on peut l'employer ? Une seule chose manque à notre *Médecine rurale*, ce sont les noms triviaux de chaque Province. Si jamais il s'en fait une nouvelle édition, nous aurons soin de les rapporter ; par là nous rendrons plus de service aux gens de campagne, que si nous rapportions de grandes & de pompeuses descriptions qu'ils n'entendroient pas.

7o. Il seroit impossible, ruineux & dispendieux, dit M. Tissot, à un paysan, de se procurer toutes les plantes indiquées dans ma Pharmacopée ; comme il ne peut pas prévoir celles dont il auroit besoin, il lui faudroit en ramasser une quan-

PRÉFACE

tité qui pourroit lui devenir inutile, ce qui exigeroit de sa part beaucoup de soins, tant pour les ramasser que pour les conserver, d'autant plus que toutes ces parties de plantes ne se trouvent pas indistinctement dans toutes les saisons de l'année. Rien n'est plus facile que de faire voir l'inutilité d'un pareil raisonnement. Je ne vois pas d'abord ce qui peut se trouver de ruineux & de dispendieux pour un paysan, d'arracher toutes les fois qu'il retourne chez lui quelques plantes communes qui se trouvent à chaque instant sous ses pas, & qui sont précisément celles dont nous indiquons l'usage. Ne seroit-il pas plus dispendieux pour ce paysan, qui n'a pas souvent un liard en sa possession, je l'avance sans craindre d'être démenti, d'aller acheter au prix de l'or, chez les Pharmaciens, des remedes moins efficaces en vertu que ceux que la Nature lui présente? Le soin de conserver ces mêmes plantes n'est pas pour lui plus gênant que celui de

PRÉFACE.

de les ramasser. Dans les campagnes, ce n'est pas comme dans les villes; on a des terrains immenses pour les faire sécher, pour les mettre à couvert & les conserver, & on y trouve aussi toutes les autres facilités sans aucune gêne; & quand même on n'auroit pas besoin pour soi de toutes les plantes qu'on ramasse, on peut s'en servir pour ses voisins, qui ne manqueront pas d'avoir de grandes obligations pour une chose qui ne coûte presque rien, ou pour mieux dire, rien du tout. La vrai Pharmacopée champêtre est celle des plantes qui avoisinent chaque village. Le Créateur a mis à portée de nous les remedes qui nous conviennent, & si on en a été chercher depuis deux cents ans au-delà des mers, ce n'est pas tant pour notre utilité, que pour satisfaire nos idées fantastiques. Avant ce tems, les plantes avoient-elles plus de vertus qu'elles n'en ont actuellement, ou bien les hommes qui en faisoient

b

usage, vivoient-ils moins long-tems ? C'est un dilemme qu'on peut proposer à M. Tissot. Il est surprenant que ce célebre Médecin, Suisse d'origine, néglige si fort les plantes qui se trouvent à sa portée, tandis que les Nations étrangeres les vont chercher à grands frais dans les contrées heureuses qu'il habite, & qu'il s'en tienne uniquement à quelques drogues étrangeres & préparations chymiques, entr'autres au quinquina & au vinaigre, qu'ils ordonnent dans presque toutes les maladies, même celles de poitrine : sans doute que les Suisses sont plus vigoureux que nous, & plus propres à supporter de pareils remedes. Il n'est pas douteux que le même remede ne peut convenir en plusieurs maladies souvent opposées ; le moins versé dans la Médecine sait aussi que ce qui convient pour médicament chez de certains peuples, est très-dangereux à d'autres. Il est probable que T. Tissot n'a eu en vue dans son *Avis au*

Peuple, que le soulagement des Suisses ; il ne s'est pas attendu qu'on en feroit usage en France ; il y auroit fait entrer plusieurs exceptions qui seroient inutiles pour ses concitoyens. Au surplus, la théorie de M. Tissot dans cet Ouvrage, quoiqu'elle soit celle qu'on enseigne dans toutes les Ecoles, est exposée avec toute la clarté possible ; nous y avons eu même souvent recours pour ce *Manuel* ; nous nous faisons un honneur de le publier, pour faire voir notre impartialité, & pour donner en même-tems des preuves de notre reconnoissance. Nous aurions eu pareillement recours à la Pharmacopée de M. Tissot, si nous n'avions pas été aussi intimement persuadés que nous le sommes, que cette Pharmacopée n'a été rédigée qu'en faveur des Suisses, hommes montagneux, forts & robustes, & non pour des François, foibles & délicats. Nous ne pouvons d'ailleurs assez louer M. Tissot, pour tous les services qu'il rend à son pays. Une chose qu'on peut reprocher à notre *Médecine rurale*, c'est quelques fautes qui se sont glissées dans son impression; nous n'étions pas sur les lieux lorsqu'elle a été imprimée; nous espérons qu'elles seront moins fécondes dans ce *Manuel*, du moins y avons-nous porté notre attention : s'il s'en est glissé quelques-unes, elles sont de peu de conséquence, & incapables de nuire. Nous finissons enfin cette Préface, en suppliant l'indulgence de nos Lecteurs ; si nous n'avons pas le bonheur de réussir en prescrivant des remedes différens aux trois classes de citoyens, du moins nous osons nous flatter qu'on voudra bien nous savoir gré de notre tentative.

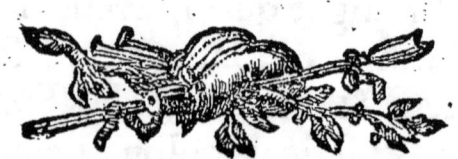

TABLE DES CHAPITRES,

CONTENUS DANS CE VOLUME.

PREMIERE PARTIE.

Chapitre Premier. *Amulettes*,	page 2
Chap. II. *Apozémes*,	ibid.
Chap. III. *Bains*,	7
Chap. IV. *Bols*,	8
Chap. V. *Bouillons*,	14
Chap. VI. *Cataplâmes*,	17
Chap. VII. *Collyres*,	24
Chap. VIII. *Décoctions*,	29
Chap. IX. *Dentrifices*,	35
Chap. X. *Emplâtres*,	36
Chap. XI. *Emulsions*,	ibid.
Chap. XII. *Epithéme*,	44
Chap. XIII. *Errins*,	ibid.
Chap. XIV. *Fomentations*,	45
Chap. XV. *Gargarismes*,	50
Chap. XVI. *Infusions*,	52
Chap. XVII. *Injections*,	58
Chap. XVIII. *Juleps*,	62
Chap. XIX. *Lavemens*,	68
Chap. XX. *Linimens*,	73
Chap. XXI. *Lochs*,	74
Chap. XXII. *Médecines*,	77

Chap. XXIII. *Mixtions*,	81
Chap. XXIV. *Onguents*,	83
Chap. XXV. *Opiates*,	84
Chap. XXVI. *Pilules*,	91
Chap. XXVII. *Pommades*,	94
Chap. XXVIII. *Potions*,	ibid.
Chap. XXIX. *Poudres*,	105
Chap. XXX. *Sucs*,	113
Chap. XXXI. *Suffumigations*,	114
Chap. XXXII. *Syrops*,	ibid.
Chap. XXXIII. *Tablettes*,	117
Chap. XXXIV. *Tisanes*,	115

Liste des Médicamens, tant simples que composés, employés dans cette Pharmacopée.

Chapitre Premier. *Médicamens tirés du regne animal*, 127
Chap. II. Art. I. *Végétaux exotiques*, 139
    Art. II. *Végétaux indigenes*, 151
Chap. III. *Médicamens tirés du regne minéral*, 193
Chap. IV. *Médicamens Chymiques & Galéniques*, 193
Définitions symptomatiques, des Maladies dont on trouve le remede dans cet Ouvrage, 223
Explication des Mots d'Arts employés dans cette Pharmacopée, 281

SECONDE PARTIE.

Chapitre Premier. *Baumes*,   page 294
Chap. II. *Bols*,   295

DES CHAPITRES.   xxiij

Chap. III. *Bougies*,	ibid.
Chap. IV. *Bouillons*,	296
Chap. V. *Boules*,	298
Chap. VI. *Cataplâmes*,	302
Chap. VII. *Décoctions*,	306
Chap. VIII. *Eaux*,	310
Chap. IX. *Electuaires*,	318
Chap. X. *Elixirs & Emplâtres*,	322 & 325
Chap. XI. *Emulsions*,	330
Chap. XII. *Epithémes*,	ibid.
Chap. XIII. *Essences*,	331
Chap. XIV. *Extraits*,	333
Chap. XV. *Fomentations*,	334
Chap. XVI. *Fumigations*,	335
Chap. XVII. *Gargarismes*,	336
Chap. XVIII. *Huiles*,	337
Chap. XIX. *Infusions*,	342
Chap. XX. *Juleps*,	345
Chap. XXI. *Lavemens*,	347
Chap. XXII. *Linimens*,	348
Chap. XXIII. *Manger*,	350
Chap. XXIV. *Mixtions*,	351
Chap. XXV. *Nouets*,	353
Chap. XXVI. *Onguens*,	354
Chap. XXVII. *Opiates*,	365
Chap. XXVIII. *Pierres*,	373
Chap. XXIX. *Pilules*,	374
Chap. XXX. *Pommades*,	389
Chap. XXXI. *Potions*,	390
Chap. XXXII. *Poudres*,	392
Chap. XXXIII. *Sels*,	405
Chap. XXXIV. *Suppositoires*,	ibid.
Chap. XXXV. *Syrops*,	407
Chap. XXXVI. *Tablettes*,	412
Chap. XXXVII. *Teintures*,	413
Chap. XXXVIII. *Topiques*,	414

Chap. XXXIX. *Vinaigres*,	417
Chap. XL. *Vins*,	418
Table des Maladies,	423
Table générale,	429
Piéces concernant l'Inoculation admise en Lorraine,	435

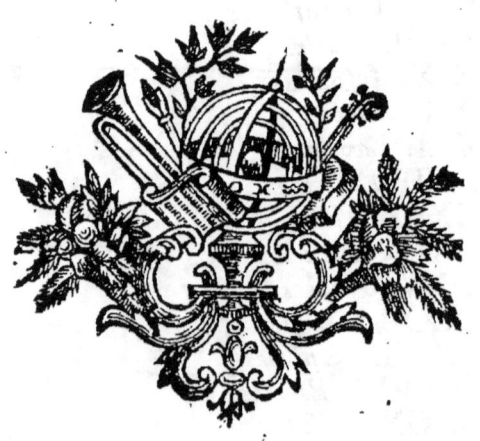

MANUEL

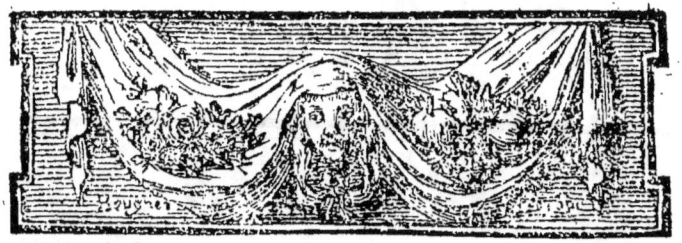

MANUEL
DE MÉDECINE,
BOURGEOISE ET PRATIQUE.

PREMIÈRE PARTIE.

Nous diviserons cette premiere Partie en quatre Paragraphes ; nous donnerons dans le premier les formules tirées des médicamens les plus simples, & dont on peut faire usage dans la pratique ordinaire de la Médecine ; nous expliquerons dans le second la propriété des drogues qui entrent dans ces formules ; le troisieme sera destiné aux définitions des maladies pour lesquelles ces formules conviennent ; & le quatrieme enfin expliquera l'étimologie des noms médecinaux employés dans cette premiere Partie.

§ I.

CHAPITRE PREMIER.

AMULETTES (1)

Contre la Gouëttre, où grosse gorge.

N°. 1. Prenez de la poudre de la tête d'une vipere, cousue dans un ruban, mettez le ruban autour du col.

Contre l'Apoplexie.

2. Prenez du vitriol calciné, suspendez-le au col dans un nouet; on prétend que ce remede est propre pour arrêter les attaques d'apoplexie.

CHAPITRE II.

APOZÉMES

Contre le flux céliaque.

3. Prenez des racines d'énula-campana, de gramen, de salsepareille décou-

---

(1) Les Amulettes sont des especes de remedes, dont les vertus ne sont pas bien constatées.

pées menues de chacune demi-once ; des feuilles de camphorata, de sanicle, de verge dorée de chacune demi-poignée ; des semences contre vers un gros ; faites bouillir le tout dans 8 onces de décoction d'orge entier ; faites dissoudre dans la colature une once de syrop de capillaire pour un apozéme à prendre pendant 7 ou 8 jours, en se purgeant au commencement & à la fin avec la rhubarbe, les tamariscs & le syrop de chicorée composé.

Pour les pâles couleurs.

4. Prenez des racines de garance & de grande chélidoine de chacune une once ; des feuilles de chélidoine, de petite centaurée & d'absynthe de chacune une demi-poignée, de la canelle deux scrupules, du saffran dix grains que vous ferez cuire dans une chopine d'eau de fontaine ; vous délayerez dans la colature deux onces de syrop des cinq racines apéritives pour un apozéme à diviser en trois doses à prendre le matin pendant huit jours.

Contre l'inappétance en cas d'obstruction.

5. Prenez des racines d'asperges, de bruscus & d'éryngium de chacune une once, feuilles de dent de lion, d'aigremoine de capillaire & d'absynthe de chacune une

poignée, semences de fenouil & crême de tartre de chacune deux gros, fleurs de tamarisc & de sureau de chacune une pincée, faites-les bouillir dans une livre & demie d'eau de fontaine pour un apozême à diviser en trois doses à prendre le matin trois jours de suite; vous ajouterez à chaque dose une goutte d'essence de citron.

Contre la pthysie.

6. Prenez racines de guimauve une once, feuilles d'adiante, de pied de chat de chacune une poignée, fleurs de tussilage & de violettes de chacune une pincée, semences de pavot blanc contuse dans un nouet une once, que vous ferez cuire dans huit onces d'eau de fontaine; vous ajouterez à la colature une once de syrop de capillaire pour un apozême à prendre le matin pendant 15 à 16 jours.

Contre la suppression des mois.

7. Prenez des racines de chiendent & de garance de chacune une once, feuilles de dent de lion, de pimprenelle, de capillaire de chacune une pincée, séné mondé & rhubarbe de chacune deux gros, trochisques d'agaric & crême de tartre de chacune un gros & demi, faites bouillir le tout dans une chopine d'eau de fontaine

pour un apozéme que l'on partagera en trois prises ; l'on ajoûtera à chacune d'elle une once de syrop rosat composé.

Contre la néphrétique & les obstructions des viscères.

8. Prenez des racines d'arrête-bœuf & d'asperge de chacune demi-once, des feuilles de chicorée, de pimprenelle & d'aigremoine de chacune demi-poignée, des semences de cerfeuil & d'herbe aux puces de chacune une demi-pincée, des fleurs de sureau une pincée. Faites cuire le tout dans huit onces d'eau de fontaine, délayez dans la colature syrop des cinq racines apéritives demi-once, pour un apozéme à prendre le matin, qu'il faudra réitérer pendant huit jours. Il est indiqué dans la néphrétique, les obstructions du foie, de la rate & des autres viscères où il est question de fondre & de dissoudre le sang épaissi.

Autre pour le même sujet.

9. Prenez des racines d'arrête-bœuf, de chiendent & de persil de chacune une once, de la racine extérieure de chausse-trape demi-once, des bayes de geniévre concassées deux gros, des fleurs de millepertuis deux pincées, du bon vin blanc un pot ; laissez tremper le tout ensemble

pendant 24 heures dans un vaisseau de verre bien bouché, ensuite coulez & délayez dans la colature quatre onces de sucre, après quoi passez le tout par une chausse de drap, & le gardez pour l'usage : la dose est de sept onces le matin, & autant le soir.

Contre l'apopléxie & le catharre.

10. Prenez une demi-once de racines de benoitte, des feuilles d'hyssope, de thym de chacune demi-poignée, semences de pivoine demi-gros, tartre vitriolé 20 gros; faites cuire le tout dans une suffisante quantité d'eau de fontaine jusqu'à la réduction de cinq onces; on ajoutera à la colature une once de syrop de mélisse pour un apozéme à prendre dans l'apopléxie & le catharre.

Contre le scorbut, la jaunisse & la syncope.

11. Prenez des racines de persil, de grand raifort de chacune demi-once, des feuilles de cochlearia, de beccabunga, des sommités de houblon de chacune demi-poignée, une pincée de fleurs d'oranges, faites-les cuire dans une suffisante quantité d'eau de fontaine, jusqu'à la réduction de six onces, dans lesquelles vous ferez infuser 20 grains de canelle; vous y ajouterez demi-once de syrop de kermes, une once

d'eau de fleurs d'orange pour un apozéme clarifié & aromatifé propre à atténuer le fang trop épaiffi, contre le fcorbut, la jauniffe & les fyncopes.

Contre la fuppreffion des mois.

12. Prenez racines de fenouil, d'ache & d'afperges de chacune demi-once, feuilles de fabine, de pimprenelle, d'armoife & de cétérach de chacune une poignée, faites cuire le tout dans deux livres d'eau de fontaine pour un apozéme clarifié & aromatifé avec deux gros de canelle, un fcrupule de fafran pour quatre dofes à prendre le matin, quatre jours avant que les mois doivent couler.

CHAPITRE III.

BAINS

Contre la paralyfie.

13. PRENEZ des racines de lys & de guimauve de chacune trois livres, feuilles de mauve, de pariétaire, de primevere & de violettes de chacune un demi-faifceau; une livre de femence de lin nouée dans un linge, fleur de camomille & de mélilot

de chacune trois poignées ; faites bouillir le tout dans une chaudiere d'eau de riviere pour des bains que le malade prendra pendant quinze jours ; il y restera une heure chaque fois.

Lotion pour procurer le sommeil.

14. Prenez dix têtes vertes de pavot blanc ; des feuilles de la même plante, de laitue & d'anet récentes, des pampres de vigne de chacune une poignée ; faites cuire le tout dans une suffisante quantité d'eau pour une lotion dont on se lavera les pieds & les mains avant d'entrer au lit pour procurer le sommeil.

CHAPITRE IV.

Bols

Pour faire sortir l'arriere-faix après l'accouchement.

15. Prenez demi-gros de racines d'aristoche ronde en poudre, quinze grains de safran, une goutte d'essence de canelle, avec une suffisante quantité de conserve d'absynthe, faites un bol pour faire sortir l'arriere-faix après l'accouchement.

BOL

Contre la dyssenterie.

16. Prenez laudanum un grain, semences de *sophia chirurgorum* un gros, avec la conserve de roses, faites un bol.

Pour faire sortir de la matrice l'enfant mort.

17. Prenez des sommités de pulegium & des feuilles de sabine de chacune un scrupule, aloës un demi-gros, avec une suffisante quantité de pulpe de casse, faites un bol.

Pour le même sujet.

18. Prenez des feuilles de sabine séchées & pulvérisées demi-gros, de la canelle, de la myrrhe, de l'assa fœtida & du dictame de Crete de chacune dix grains, avec suffisante quantité de conserve de souci, faites un bol à prendre à l'instant.

Contre les fiévres intermittentes.

19. Prenez des sommités de petite centaurée en poudre un demi-gros, avec la pulpe de casse, faites un bol à réitérer souvent.

Contre la peste & les fiévres malignes.

20. Prenez besoard minéral dix grains, os de cœur de cerf cinq grains, poudre de

perle un scrupule, avec une suffisante quantité de conserve de roses, faites un bol à prendre contre la peste & les fiévres malignes.

Contre les fiévres tierces, doubles tierces, & quartes.

21. Prenez pulpe de casse demi-once, diaphenic deux gros, résine de jalap six grains, crême de tartre deux scrupules pour plusieurs bols.

Contre la Gonorrhée.

22. Prenez demi-once de pulpe de casse, deux gros de térébenthine lavée dans l'eau de rose, quinze grains de mercure doux, jalap en poudre douze grains, faites plusieurs bols à prendre de tems en tems.

Contre l'hydropisie.

23. Prenez suc d'Iris purifié demi-once, jalap en poudre quinze grains, avec le suc & la réglisse, faites un bol à prendre dans l'hydropisie ascite.

Contre la jaunisse.

24. Prenez racines de garance en poudre un gros, safran de Mars apéritif douze grains, aloës succotrin deux scrupules, avec une suffisante quantité de syrop des cinq

racines apéritives, faites un bol à prendre le matin.

Contre la passion hystérique.

25. Prenez des sommités de matricaire & de tanaisie en poudre de chacune un scrupule, crême de tartre un gros, avec la conserve de fleurs de calendula, faites un bol.

Contre les suites de couche.

26. Prenez racines d'aristoloche ronde & dictame de Crete en poudre de chacune demi-gros, safran oriental vingt grains, avec s. q. de pulpe de casse, faites un bol pour procurer l'écoulement des vuidanges & la sortie de l'arriére-faix retenu.

Contre les vers.

27. Prenez rhubarbe en poudre demi-gros, semences de rhue un scrupule, mercure doux vingt grains, avec la conserve de roses, faites un bol contre les vers.

Contre la suppression des mois & des urines.

28. Prenez de la semence d'ancholie mise en poudre un gros, safran & myrrhe en poudre de chacune dix grains, avec un peu de conserve de fleurs de souci, faites un bol à prendre dans la suppression des mois & des urines.

BOL

Contre l'hydropisie.

29. Prenez racines d'arum en poudre un gros, avec une suffisante quantité de caffe récente, faites un bol à prendre dans l'hydropisie.

Contre la passion histérique.

30. Prenez un demi-gros de racines de bryone en poudre, vingt grains de crême de tartre, avec une suffisante quantité de caffe récente, faites un bol à prendre dans la passion histérique.

Contre la néphrétique.

31. Prenez un gros des semences de millepertuis, de la conserve d'absynthe en suffisante quantité pour faire un bol contre la néphrétique.

Contre l'hydropisie ascite, & la suppression d'urine.

32. Prenez suc d'iris purifié une demi-once, pulpe de caffe une once, racine de bryone en poudre un demi-gros, faites des bols à prendre contre l'hydropisie ascite, & la suppression d'urine.

Contre la cachexie, & les fiévres inter-mittentes.

33. Prenez racines d'iris en poudre une

demi-once, crême de tartre un demi-gros, avec une suffisante quantité de casse récente, faites un bol contre la cachexie & les fiévres intermittentes.

Purgatif.

34. Prenez huit grains de lauréole séchés & mis en poudre, avec une suffisante quantité de pulpe de casse, faites un bol.

Contre la pierre.

35. Prenez un gros de noyaux de nefles mis en poudre, des bayes de geniévre, de la poudre diatragant froide de chacune demi-gros, avec une suffisante quantité de casse récente, faites un bol pour ceux qui ont la pierre.

Vermifuge.

bis 35 Prenez des semences de rhue & de tanaisie de chacune un scrupule, douze grains de sublimé doux, avec la conserve de fleurs de pêchers, faites un bol vermifuge.

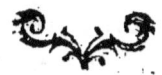

CHAPITRE V.

Bouillons
Contre le crachement de sang.

36. Prenez des feuilles de buglose, de pourpier, de plantain & de pulmonaire de chacune demi-poignée, avec un morceau de veau pour un bouillon, auquel on ajoutera deux onces de suc de buglose, & dont l'on continuera l'usage pendant quinze jours.

Contre la passion iliaque.

37. Prenez des racines de chicorée & de buglose de chacune une once, feuilles de chicorée, de laitue, de buglose & d'aigremoine de chacune demi-poignée, que vous ferez cuire avec un jarret de veau, & un quartier de poule pour des bouillons.

Contre les obstructions.

38. Prenez racines de petit houx & d'asperge de chacune une once, feuilles de chicorée, de pimprenelle & de céterach de chacune une demi-poignée, faites-les cuire avec une poule ou un morceau de

BOU

mouton pour un bouillon à prendre le matin pendant quinze jours.

Autre.

39. Prenez safran de Mars apéritif demi-once, séné mondé & rhubarbe de chacune deux gros, jalap un gros & demi, sel d'absynthe un gros, mettez le tout en poudre & mêlez-le pour en prendre tous les matins deux scrupules dans un bouillon.

Contre le Pica.

40. Prenez des racines d'asperges & de bruscus de chacune demi-once, feuilles de chicorée, d'aigremoine, cerfeuil de chacune demi-poignée, faites cuire le tout avec un morceau de mouton ou une poule pour un bouillon à prendre tous les matins pendant 9 ou 10 jours.

Contre le scorbut & la cacochymie.

41. Prenez racine de grand raifort une once, feuilles de beccabunga, de cresson, de cochlearia de chacune une poignée; faites-les cuire avec un morceau de mouton au bain-marie dans un vaisseau bien bouché, pour un bouillon à prendre le matin pendant 9 ou 10 jours.

Contre l'effervescence du sang.

42. Prenez des racines d'oseille & de fraisier de chacune une once, des feuilles

d'oseille, d'endive & de laitue de chacune demi-poignée, avec un morceau de veau ou une poule, faites un bouillon auquel vous ajouterez demi-gros de sel de prunelle.

Contre l'hydropisie, la jaunisse & les pâles couleurs.

43. Prenez des racines de petit houx, d'asperges, d'arrête-bœuf & de garance de chacune une demi-once, des feuilles d'aigremoine, de pimprenelle & de capillaire de chacune demi-poignée, fleurs de souci une pincée, safran de mars apéritif suspendu dans un nouet deux gros, avec un morceau de mouton; faites un bouillon à prendre le matin dans l'hydropisie, la jaunisse & les pâles couleurs, que l'on doit réitérer l'espace de 8 ou 9 jours.

Contre les obstructions de la rate.

44. Prenez feuilles d'adiante & de cétérach de chacune une poignée, sel végétal un demi-gros, avec un morceau du col d'un mouton, faites un bouillon à prendre pendant 8 ou 9 jours dans les obstructions de la rate.

Contre la colique venteuse.

45. Prenez racines de carvi demi-once, de ses semences deux gros, faites-les cuire avec un morceau de mouton ou une poule pour un bouillon à prendre dans la colique venteuse. CHAPITRE

CHAPITRE VI.

CATAPLASMES

Pour faire sortir l'arriere-faix & l'enfant mort.

46. Prenez des feuilles d'armoise & de matricaire de chacune deux poignées, pilez-les & faites-les cuire dans une suffisante quantité d'eau, les ayant passé par le tamis ; vous ajouterez à la pulpe une poignée de farine d'orge pour un cataplasme qu'il faut appliquer sur le ventre dans les accouchemens difficiles, pour faire sortir l'arriere-faix & l'enfant mort.

Contre la fiévre ardente.

47. Prenez des feuilles de grande joubarbe, de plantain, & de saule de chacune une poignée ; après les avoir fait bouillir dans une suffisante quantité de bon vinaigre, pilez-les avec une once de miel rosat pour un cataplasme à appliquer sur la région du cœur.

Pour faire résoudre les hémorrhoïdes.

48. Prenez des limaçons calcinés & ré-

duits en cendre, incorporez avec du sain-doux, appliquez-les sur le mal.

Pour le même sujet.

49. Prenez des mucilages de psyllium & de coings de chacune demi-once, appliquez-les sur la partie malade.

Pour le même sujet.

50. Prenez feuilles de jusquiame quatre poignées, semences de lin une once ; après les avoir broyés & passés par le tamis, ajoutez à la pulpe une suffisante quantité de beurre frais pour un cataplasme.

Contre les hernies des enfans.

51. Prenez des semences de cresson avec un blanc d'œuf, faites un cataplasme pour appliquer sur les hernies des enfans.

Contre le phlegmon.

52. Prenez racines de guimauve & de lys de chacune deux onces, feuilles de branche ursine & de violettes de chacune deux poignées, semences de lin une once, fleurs de camomille & de mélilot de chacune une pincée, faites-les cuire dans une suffisante quantité d'eau, ensuite étant bien broyés, passez-les par le tamis ; vous ajouterez à la pulpe une suffisante quantité de

farine d'orge pour un cataplasme que l'on applique sur le mal.

Contre la pierre ou le calcul.

53. Prenez racines de guimauve cinq onces, semences de lin une once, faites-les bouillir dans une livre de lait de vache, ensuite broyez-les & passez-les par le tamis; vous ajouterez à la pulpe une suffisante quantité d'huile de lin, pour un cataplasme applicable sur le bas-ventre.

Contre les scrophules.

54. Prenez des feuilles de gratteron & d'oseille de chacune une poignée, deux onces de graisse de porc sans être salé, pilez-les & faites un cataplasme pour appliquer sur la partie scrophuleuse.

Contre la squinancie.

55. Prenez deux poignées de poireaux coupés menus, faites-les bouillir dans une pareille quantité d'eau & de vinaigre pour un cataplasme applicable sur la partie malade. Le cataplasme avec les cloportes pilées fait aussi un bon effet.

Contre les tumeurs des testicules.

56. Prenez de la terre de Coutelier, appliquez-là en forme de cataplasme sur la partie malade.

Contre les tumeurs dures.

57. Prenez deux poignées de feuilles d'oseille, faites-les cuire sur la cendre chaude avec une suffisante quantité de levain & de graisse de porc, faites un cataplasme qu'il faut appliquer sur les tumeurs dures quand il est question de les amollir.

Contre les hémorrhoïdes.

58. Prenez des racines d'orpin deux onces, pilez-les avec une suffisante quantité d'eau de rose pour un cataplasme qu'il faut appliquer sur les hémorrhoïdes.

Pour le relâchement de l'utérus ou des intestins.

59. Prenez racines de bistorte trois onces, feuilles de bistorte & de bourse à pasteur de chacune une poignée, roses rouges une demi-poignée, faites cuire le tout & appliquez la pulpe sur l'intestin ou la matrice relâchée, après en avoir fait la réduction.

Contre la suppression d'urine.

60. Prenez quatre oignons découpés, des feuilles de mauve, de pariétaire & de violette de chacune deux poignées, une once de semences de lin, faites-les cuire

dans une suffisante quantité d'eau de fontaine, prenez la pulpe après l'avoir passée par un tamis, pour un cataplasme qu'il faut appliquer sur le bas-ventre dans la suppression d'urine.

Pour faire perdre le lait, & dans la rétention d'urine.

61. Prenez deux poignées de cerfeuil échauffé sur la pelle à feu & arrosé d'huile rosat, faites un cataplasme sur les mammelles des femmes pour leur faire perdre le lait, & pour appliquer sur le bas-ventre contre la rétention d'urine.

Contre la goutte.

62. Prenez des feuilles de bonhenri avant que la plante soit en fleur trois poignées, fleurs de sureau, de camomille de chacune deux poignées; après les avoir pilées, faites-les bouillir dans une suffisante quantité d'eau de sureau : vous ajouterez à la pulpe, lorsqu'elle sera passée, demi-once de gomme de caragne, un demi-gros de camphre pour un cataplasme qu'il faut appliquer sur la partie malade. Remede recommandé par *Simon Pauli*.

Contre les tumeurs dures des testicules.

63. Prenez de la farine de féves & des

semences de lin de chacune demi-once, faites-les bouillir dans de l'oximel, & ajoutez-y une suffisante quantité d'huile de lys pour un cataplasme à appliquer sur les tumeurs dures des testicules.

Pour une artere ouverte.

64. Prenez la moitié d'une grosse féve que vous appliquerez sur une artere ouverte, en la comprimant avec une forte ligature.

Contre la douleur des jointures.

65. Prenez feuilles de jusquiame pilées demi-livre, fiente de vache une livre, que vous mêlerez avec du lait pour appliquer en forme de cataplasme sur les douleurs des jointures.

Contre les tumeurs dures des jointures.

66. Prenez une poignée de son & autant de feuilles récentes de bardane, que l'on fera bouillir dans une suffisante quantité d'urine, jusqu'à consistance de cataplasme, qu'il faut appliquer sur les tumeurs dures des jointures, & renouveller deux fois le jour.

Contre l'inflammation.

67. Prenez farines de lentilles cinq on-

ces, que vous ferez cuire dans l'oxicrat jusqu'à consistance de bouillon, en ajoutant une once de beurre frais pour un cataplasme que l'on appliquera sur la partie enflammée.

Contre les tumeurs dures & enflammées.

68. Prenez des racines de lys & de guimauve deux onces, des feuilles de mauve, de pariétaire & de violettes de chacune une poignée, des semences d'herbes aux puces, de lin & de fénugrec de chacune demi-once, faites-les cuire dans une suffisante quantité d'eau de lys ; l'on ajoutera à la pulpe, après l'avoir passé, deux onces d'huile de lys pour un cataplasme propre à faire suppurer ou résoudre les tumeurs dures & enflammées.

Pour les hernies des enfans.

69. Prenez une suffisante quantité de mucilage d'osmonde pour appliquer pendant 8 ou 9 jours sur les hernies des enfans.

Pour procurer la suppuration aux tumeurs dures.

70. Prenez un quarteron de mie de pain blanc, du lait de vache récemment bouilli demi-livre, un jaune d'œuf, un scrupule de safran pour un cataplasme propre à procurer la suppuration aux tumeurs dures.

B iv

CHAPITRE VII.

Collyres.

Contre la fluxion aux yeux.

71 P RENEZ vitriol blanc, iris de florence en poudre de chacun dix grains, que vous délayerez dans un verre d'eau de fontaine, pour un collyre dont on laissera tomber de tems en tems quelques gouttes dans les yeux enflammés.

Contre le glaucome & la suffusion.

72. Prenez une once de *crocus metallorum* concassé, que vous ferez infuser dans six onces d'eau de grande chélidoine ; on laissera couler trois ou quatre gouttes de ce collyre dans l'œil malade, en réitérant trois ou quatre fois le jour.

Contre les taïes qui surviennent aux yeux après la petite vérole.

73. Prenez suc de calcitrappe trois onces, eau-de-vie une once, faites un collyre propre à effacer les taïes qui surviennent aux yeux après la petite verole.

COLLYRES.

Pour les yeux pendant la petite vérole.

74. Prenez semences de sumach une once, faites-les infuser dans les eaux de fenouil, de roses & de plantain de chacune deux onces, pour un collyre ou préservatif pour les yeux pendant la petite vérole.

Contre la suffusion.

75. Prenez des eaux de fenouil & de fraisier de chacune trois onces, tuthie préparée deux scrupules, sucre candi un scrupule, vitriol blanc cinq grains, mêlez le tout pour un collyre.

Autre au même sujet.

75. Prenez des mucilages des semences de psyllium & de coings extraits dans l'eau de roses de chacune deux onces, de la décoction de fleurs de camomille & de mélilot cinq onces pour un collyre, dont on imbibera une compresse pour appliquer sur les yeux malades dans la suffusion provenant de la petite vérole.

Contre les taïes des yeux.

77. Prenez une once de *crocus metallorum* concassé, eau de fenouil & de grande chélidoine de chacune trois onces pour un

collyre dont on laiſſera tomber quelques gouttes dans les yeux 3 ou 4 fois le jour [1].

Contre les taïes, ou inflammation des yeux.

78. Prenez tuthie préparée, vitriol blanc & racines d'iris de florence en poudre de chacune un gros, infuſez le tout dans un demi-ſeptier de vin blanc pour un collyre.

Contre la fiſtule lacrymale.

79. Prenez parties égales de ſuc de choux & de rhue pour un collyre dont on lavera ſouvent les yeux fiſtuleux.

Contre les inflammations des yeux.

80. Prenez des ſemences de fenouil, d'hormin & de coignaſſiers de chacune deux gros, faites un mucilage avec l'eau de fleurs de bluet, auquel on ajoutera dix grains de ſel de ſaturne pour appliquer ſur les inflammations des yeux.

Contre la ſuffuſion.

81. Prenez un gros de *crocus metallorum* réduit en poudre très-fine, eau

---

[1] Il faut bien ſe donner de garde de laiſſer ce remede à la portée de tout le monde : c'eſt un vomitif dont l'uſage, ſans précaution, deviendroit dangereux.

d'euphraise quatre onces pour un collyre dont on mettra quatre gouttes dans les yeux, étant couché sur le dos, 3 ou 4 fois le jour dans la suffusion & les fluxions des yeux.

Contre l'inflammation des yeux.

82. Prenez des eaux d'euphraise, de verveine & de roses de chacune demi-once, tuthie préparée un gros, nacre de perles mise en poudre très-subtile deux gros, mêlez-les & faites un collyre dont il faut faire couler quelques gouttes dans les yeux enflammés.

Contre la chassie des yeux.

83. Prenez eau de plantain cinq onces, ceruse lavée, tuthie préparée, & racines d'iris de florence en poudre de chacun un scrupule pour un collyre contre la chassie des yeux.

Contre l'inflammation des yeux après quelques coups.

84. Prenez eau de roses trois onces, un jaune d'œuf, agitez-les ensemble; ajoutez-y un demi-gros d'alun de roche pour un collyre qu'il faut appliquer sur l'inflammation des yeux après quelques coups.

Contre les ulceres des yeux.

85. Prenez des eaux de verveine & de grande chélidoine de chacune trois onces, de la tuthie préparée & du vitriol blanc de chacun demi-gros, faites un collyre contre la chaffie, & pour déterger les ulceres des yeux.

CHAPITRE VIII.

DÉCOCTIONS

Contre la cacochymie.

89. Prenez racines de tithymale un gros & demi, que vous ferez bouillir dans un demi-septier de lait pour prendre le matin.

Contre l'épilepsie.

90. Prenez des bois de buis, de geniévre, racine de pivoine mâle, de la grande valériane & du guy de chêne de chacune demi-once, râclures d'ivoire & de corne de cerf de chacune deux gros, semences de chardon bénit, écorce de citron de chacune un gros, faites-les macérer pendant 24 heures dans trois chopines d'eau tiede, & cuire ensuite jusqu'à la consomption d'un tiers, en ajoutant sur la fin de la décoction fleurs de tilleul, de muguet de chacune deux pincées, vous passerez ensuite par la manche d'hypocrate : la dose est un grand verre.

Contre les fleurs-blanches.

91. Prenez squine, faites-la bouillir

dans de l'eau, coupez la décoction avec du lait.

Contre l'hydropisie.

92. Prenez deux onces des cinq racines apéritives, feuilles de pimprenelle, de cétérach de chacune une poignée, écorce de fresne, de sureau de chacune demi-once, bayes de geniévre deux gros, que vous ferez cuire dans une pinte de vin pour en prendre deux ou trois goblets par jour.

Contre la néphrétique.

93. Prenez trois poignées de feuilles d'herniole, que vous ferez bouillir légerement dans une pinte de vin, vous ajouterez à la colature une once de conserve de fleurs d'orange pour prendre de tems à autre par gobelets.

Pour le même sujet.

94. Prenez une once de bayes de geniévre, racines de lys & d'althæa de chacune demi-once, semences de lin deux gros, sommités de millepertuis une pincée; faites-les bouillir pendant un quart-d'heure dans un pot d'eau de fontaine, ajoutez à la colature une chopine de vin blanc pour boisson ordinaire.

Contre la peste.

95. Prenez racines de pétasite demi-once, feuilles de reine-des-prés, de chardon bénit & de chamædrys de chacune demi-poignée, fleurs de calendula & de pavot rouge de chacune une pincée, faites-les cuire dans trois chopines d'eau de fontaine pendant un quart-d'heure pour boisson ordinaire.

Contre la petite vérole.

96. Prenez feuilles de fenouil demi-poignée, lentilles demi-once, cinq ou six figues que vous ferez bouillir dans une chopine d'eau de fontaine, vous ajouterez à la colature quinze grains de sel de corne de cerf, six grains de castoreum pour prendre à la cuillerée.

Contre le scorbut.

97. Prenez feuilles de cresson de jardin & de sisymbrium de chacune une poignée, sommités d'absynthe demi poignée, faites-les cuire dans deux livres de lait; prenez tous les matins un verre de la colature faite avec expression, & autant le soir.

Pour éviter les suites de couches.

98. Faites cuire dans de l'eau de fontaine de l'anis, de la coriandre, de la cannelle,

de la muscade & du sucre pour un bochet à prendre pour boisson après les couches.

Contre vers.

99. Prenez racines de chiendent une once, sommités de petite absynthe une demi-poignée, fleurs de pêcher une pincée, faites-les bouillir pendant un quart-d'heure dans six onces d'eau de fontaine ; vous délayerez dans la colature une once de syrop de limon.

Contre le vomissement.

100. Prenez du corail rouge préparé, des yeux d'écrevisses de chacun un gros, des roses rouges une pincée, rhubarbe un gros ; faites-les bouillir dans huit onces de suc de coing, jusqu'à la consomption d'un tiers ; l'on prendra la colature contre le vomissement.

Contre les puces.

101. Prenez des feuilles d'aulne & de rhue de chacune deux poignées, faites les bouillir pendant une demi-heure dans deux livres d'eau, dont vous arroserez votre chambre pour faire mourir les puces.

Pour déterger les ulceres sordides.

102. Prenez des sommités d'*androsæ-*
mum,

mum, de millepertuis, de petite centaurée de chacune une poignée, des semences d'*androsæmum*, de millepertuis de chacune deux gros, pilez le tout & faites-le bouillir pendant un demi quart d'heure dans deux livres d'eau : l'on se servira de cette décoction pour laver & déterger les ulceres sordides.

Contre les plaies & les ulceres.

103. Prenez des feuilles de brunelle, de pyrole, de sanicle & de bugle de chacune demi-poignée, des roses rouges & des sommités de millepertuis de chacune une pincée, de l'huile d'olive & du bon vin rouge de chacun demi-livre ; faites cuire le tout légerement, ensuite laissez le infuser pendant 24 heures, les ayant coulés & exprimés, vous y ajouterez une once de térébenthine dissoute dans un jaune d'œuf, vous aurez une décoction balsamique pour laver les plaies & ulceres.

Contre le pissement de sang.

104. Prenez des feuilles de prêle, de plantain, de bourse à pasteur de chacune une poignée, que vous ferez bouillir dans de l'eau de fontaine jusqu'à la réduction de cinq onces : ajoutez à la colature une once de syrop de coing pour une potion à prendre contre le pissement de sang.

C

Contre la pleurésie.

105. Prenez deux poignées de feuilles d'hyssope que vous ferez bouillir dans une pinte de bon vin ; vous délayerez dans la colature deux cuillerées de bon miel, dont le malade prendra un verre le matin, ensuite on le couvrira bien.

Vulnéraire.

106. Prenez des racines de grande consoude une once, feuille de pyrole, de sanicle, de bugle de chacune deux poignées, fleurs de millepertuis & de roses rouges de chacune une pincée, avec une pinte de bon vin, faites une décoction vulnéraire.

CHAPITRE IX.

Dentrifices.

Gargarisme contre la douleur des dents.

86. Prenez feuilles de lierre une poignée, roses rouges demi-poignée que vous ferez bouillir dans un demi-septier de vin rouge pour un gargarisme propre pour appaiser la douleur des dents.

Autre pour le même sujet.

87. Prenez demi-once de la seconde écorce de sureau, une pincée de fleurs de romarin, faites les cuire dans une livre d'eau pour un gargarisme contre la douleur des dents.

Remede contre la douleur des dents.

88. Prenez des racines d'iris de florence deux gros, des semences de staphysaigre un gros, des feuilles de marjolaine & de bétoine de chacune un demi-gros, mettez le tout en poudre dans un petit linge qu'il faut mâcher en baissant la tête.

CHAPITRE X.

EMPLATRES
Contre les duretés de la rate.

107. Prenez la pulpe des racines de concombre sauvage passée dans le vinaigre, une once & demie; du galbanum une demi-once, avec une suffisante quantité d'huile d'amandes douces & de cire, faites un emplâtre pour appliquer sur les duretés de la rate.

Purgatif.

108. Prenez suc d'yeble demi-livre, fine farine de froment deux onces; après les avoir fait bouillir pendant une demi-heure, faites une emplâtre purgative pour appliquer sur le bas-ventre.

CHAPITRE XI.

Emulsions
Contre l'âcreté de poitrine.

109. Prenez une douzaine d'amandes douces pelées, semences froides deux gros,

semences de pavot blanc demi-once; pilez le tout dans un mortier de marbre, en versant par-dessus peu à peu six onces d'eau de lys; ajoutez à la colature une once de syrop de nymphæa pour une émulsion à prendre à l'heure du sommeil.

Contre la dyssurie ou ardeur d'urine.

100. Prenez une douzaine d'amandes douces pelées, semences de melon & de courges de chacune un gros & demi, semences de pavots blancs une demi-once, que vous pilerez dans un mortier de pierre en versant peu à peu dessus cinq onces de décoction d'orge entier; l'on délayera dans la colature six gros de syrop de nénuphar, pour une émulsion à prendre le soir.

Autre dans la même maladie.

111. Prenez une douzaine d'amandes douces pilées, des semences de pin demi-once, que vous pilerez dans un mortier de marbre, en versant peu à peu dessus cinq onces d'eau de pariétaire; vous ajouterez à la colature une once de syrop de limon pour une émulsion à prendre le matin & le soir.

Contre la cacochymie.

112. Prenez dix grains d'épurge, aman-

des douces une douzaine, que vous pilerez dans un mortier de pierre, en versant peu à peu par-dessus jusqu'à six onces d'eau & une once de syrop de capillaire, pour une émulsion purgative, fort agréable à prendre.

Contre le flux hépatique.

113. Prenez une douzaine d'amandes douces pelées, des quatre grandes semences froides, des semences de pourpier & de plantain de chacune un gros, que vous pilerez dans un mortier de pierre en versant par-dessus des eaux de pourpier & de pavot blanc cinq onces, syrop de limon une once, pour une émulsion à prendre tous les soirs.

Contre la Gonorrhée.

114. Prenez semences de senevé & de peuplier blanc de chacune deux gros, pilez-les dans un mortier de marbre en versant peu à peu par-dessus cinq onces d'eau de nénuphar; ajoutez à la colature syrop de nénuphar une once, sel de prunelle un scrupule pour une émulsion à prendre deux heures après souper.

Contre la jaunisse.

115. Prenez semences d'ancholie & d'alkekenge de chacune demi-gros, pilez-les

dans un mortier de marbre en verfant peu à peu deſſus cinq onces d'eau de grande chélidoine, & une once de ſyrop d'abſynthe, pour une émulſion.

Contre la phréneſie.

116. Prenez des quatre grandes ſemences froides ſix gros, ſemences de pavot blanc deux gros, demi-livre de décoction d'orge, eau de laitue & de nénuphar de chacune deux onces, eau de roſes une once, pour une émulſion pour deux doſes; vous ajouterez à chaque doſe ſyrop violat une once.

Contre la pierre.

117. Prenez des ſemences d'herbe aux perles, d'ortie & de creſſon d'eau de chacune un gros, broyez-les dans un mortier de marbre, en verſant peu à peu par-deſſus ſix onces d'eau de pariétaire, une once de ſyrop de nénuphar, pour une émulſion.

Contre la rétention d'urine.

118. Prenez des amandes douces pelées douze ou quinze, ſemences de bardane demi-once, pilez-les dans un mortier de marbre, en verſant peu à peu par-deſſus cinq onces d'eau de bardane; vous délayerez dans la colature une once de ſyrop des cinq racines apéritives pour une émulſion.

C iv

Contre la pierre & rétention d'urine.

119. Prenez des amandes de noyaux de cerises & de pin, de l'huile tirée par expression des mêmes amandes de cerises de chacune deux gros, pilez-les dans un mortier de marbre en versant peu à peu de l'eau de pariétaire jusqu'à la quantité de six onces ; vous y ajouterez six gros de syrop de limon pour une émulsion à prendre dans la pierre & la rétention d'urine.

Contre la toux.

120. Prenez des semences de pavot blanc une once, pilez-les dans un mortier de marbre en versant peu à peu par-dessus cinq onces d'eau de lys ; ajoutez à la colature syrop de tussilage une once pour une émulsion.

Contre la pierre, la colique néphrétique & suppression d'urine.

121. Prenez six bayes d'alkekenge, après les avoir pilés, faites-les infuser dans un grand verre de vin blanc ; on se servira de la colature contre la pierre, la colique néphrétique & la suppression d'urine.

Contre l'âcreté du gosier.

122. Prenez amandes douces pelées trois

onces, pilez-les dans un mortier de marbre en versant peu à peu dessus une livre de décoction d'orge & de réglisse; on y ajoutera deux onces de syrop de tussilage, pour une émulsion à prendre en deux fois contre l'âcreté du gosier.

Décoction purgative.

123. Prenez dix grains de racine de jalap, dix amandes douces sans écorce, pilez-les dans un mortier de marbre, en les arrosant peu à peu avec six onces d'eau de fontaine; vous y ajouterez une once de syrop de capillaire pour une émulsion purgative très-agréable.

Contre la rougeole & la petite vérole.

124. Prenez un gros de semences de melon, deux scrupules de semences d'ancholie, avec cinq onces d'eau de pavot rouge; faites une émulsion dans laquelle on délayera une once de syrop de coquelicot, pour prendre contre la rougeole & la petite vérole.

Contre la pleurésie.

125. Prenez dix amandes douces pelées, semences de chardon bénit deux gros, pilez-les dans un mortier de marbre, en versant par-dessus peu à peu quatre onces d'eau de chardon bénit; ajoutez à la colature une

once de syrop de coquelicot pour une émulsion contre la pleurésie.

Contre la toux invétérée.

126. Prenez une once de noyaux de noisettes pelés & lavés dans l'eau chaude, pilez-les dans un mortier de marbre en versant peu à peu par-dessus cinq onces de vin blanc ; ajoutez à la colature une once de fleurs de pas-d'âne, pour une émulsion à prendre dans la toux invétérée.

Contre la pierre, la colique néphrétique, & la rétention d'urine.

127. Prenez cinq paires d'amandes douces sans écorces, semences de bardane demi-once, pilez-les dans un mortier de marbre, en les arrosant peu à peu avec cinq onces de syrop des cinq racines apéritives, pour une émulsion à prendre dans la pierre, la colique néphrétique, & la rétention d'urine.

Contre les tranchées.

128. Prenez douze amandes douces pelées, demi-once de semence de pavot blanc, que vous pilerez dans un mortier de marbre, en ajoutant peu à peu cinq onces d'eau de lys ; l'on délayera dans la colature une once de syrop de capillaire, une demi-once de syrop de pavot blanc, pour une émul

fion propre à appaifer les tranchées des femmes en couches.

Contre l'apoplexie.

129. Prenez feize amandes de pêches, dépouillées de leurs écorces, pilez-les dans un mortier de marbre, y ajoutant peu à peu quatre onces d'eau de pouliot, pour une émulfion à prendre dans l'apoplexie, l'épilepfie, le catharre & les convulfions.

Contre la rétention d'urine.

130. Prenez une once de femences de violettes, pilez-les dans un mortier de marbre, en verfant peu à peu par-deffus fix onces d'eau de gramen; l'on délayera dans la colature une once de fyrop violat pour prendre dans la rétention d'urine.

Contre le piffement de fang.

131. Prenez des amandes douces dépouillées de leurs écorces cinq paires, des femences d'ortie un gros, que vous pilerez dans un mortier de marbre, verfant peu à peu par-deffus quatre onces de fuc d'ortie, & une once de fyrop violat pour une émulfion à prendre quand on piffe le fang.

CHAPITRE XII.

Epithéme
Contre la palpitation du cœur.

132. Prenez eau de mélisse deux onces, safran oriental dix grains, faites un épithéme pour appliquer sur la région du cœur.

CHAPITRE XIII.

Errins
Contre l'enchifrenement.

133. Prenez une pincée de feuilles de marjolaine, semences de melanthium ou nielle un gros, que vous ferez infuser à froid dans un verre de vin blanc, dont on tirera quelque peu de tems-en-tems par les narines.

Contre la migraine.

134. Prenez suc de marjolaine trois onces, suc de menthe pareille quantité, faites

un errhin dont on tirera de tems-en-tems quelque peu par les narines.

Contre la catarre & l'apoplexie.

135. Prenez des feuilles de bétoine, de marjolaine & de nicotiane fechées à l'ombre de chacune deux gros; étant mises en poudre & passées par un tamis, faites un errhin à prendre dans le catarre & l'apoplexie.

Errhin.

136. Prenez un gros de racine d'iris commun, des feuilles de bétoine, d'hyssope, de nicotaine de chacune demi-poignée; fleurs de muguet une pincée; mettez le tout en poudre pour un errhin à prendre de tems-en-tems en guise de thé.

CHAPITRE XIV.

FOMENTATIONS
Pour les hémorrhoïdes externes.

137. Prenez racines de grande consoude & de guimauve de chacune une once, feuilles de bouillon blanc & de jusquiame de chacune une poignée, faites-les bouillir dans une pinte d'eau pour fomenter plusieurs fois le jour les hémorrhoïdes externes.

Contre l'œdéme.

138. Prenez racines de bryone récente deux onces, écorce d'hyeble & de sureau de chacune une once, sommités de camomille & de mélilot de chacune une poignée, faites bouillir le tout dans un pot de vin blanc, jusqu'à la consommation d'un quart; fomentez-en soir & matin les parties œdémateuses.

Autre pour le même sujet.

139. Prenez racines d'iris deux onces, feuilles d'hyeble cinq poignées, faites-les cuire dans trois chopines de vin blanc; étuvez, avec cette décoction, deux ou trois

fois le jour, les jambes & les pieds œdémateux.

Contre les rhumatismes.

140. Prenez fleurs de millepertuis, remplissez-en une bouteille en versant par-dessus de l'esprit de vin, que vous exposerez au soleil pendant un mois, ensuite coulez la liqueur avec forte expression, faites-y dissoudre un gros de camphre; on fomentera soir & matin les parties malades auprès d'un feu clair.

Contre le sckirrhe.

141. Prenez racines de patience cinq onces, feuilles de pariétaire, de laitue, d'oseille & de violettes de chacune une poignée, fleurs de camomille & de mélilot de chacune une pincée, semences de lin une once, que vous ferez bouillir dans une chopine & demie d'eau de fontaine, ensuite vous ajouterez un petit verre de vinaigre pour une fomentation.

Contre les ulceres sordides.

142. Prenez des sommités d'*androsæmum* & d'*hypericum*, de petite centaurée de chacune une poignée, semences d'*androsæmum* & d'*hypericum* de chacune deux gros, pilez-les & faites-les bouillir pendant une dem-

heure dans une chopine & demie d'eau; on lavera avec cette décoction les ulceres fordides.

Contre la goutte, ou le rhumatifme.

143. Prenez des feuilles de germandrée & d'ivette de chacune une poignée, des fleurs de millepertuis, de primevere de chacune une pincée, faites-les cuire dans une f. q. de petit-lait, dont on fomentera la partie malade.

Pour raffermir les mammelles & le racofis.

144. Prenez des feuilles de pied-de lion & de biftorte de chacune deux poignées, rofes rouges demi-poignée, faites-les cuire dans deux livres de vin rouge pour une fomentation propre pour affermir les mammelles des filles & contre le racofis.

Contre la brûlure.

145. Prenez deux oignons coupés par tranches, feuilles d'hyeble une poignée, faites cuire le tout dans une chopine de vin rouge, dont vous fomenterez la partie malade.

Contre les ulceres fiftuleux.

146. Prenez des racines d'ariftoloche & de gentiane de chacune une once, des feuilles

les de scordium, des sommités d'absynthe, de petite centaurée, de millepertuis & de roses de chacune demi-poignée ; faites cuire le tout dans une pinte de vin blanc ; faites dissoudre dans la colature du miel rosat & de l'eau de chaux purifiée de chacune deux onces, faites une décoction vulnéraire, dont on fomentera les ulceres sordides, & dont on fera des injections avec une seringue, s'ils sont fistuleux.

Contre l'hydrocele.

147. Prenez des sommités d'origan & de marjolaine de chacune deux poignées, des fleurs de stæchas, de romarin & de roses rouges de chacune demi-poignée, faites-les cuire dans trois livres de vin blanc ; vous ajouterez à la colature une once d'esprit de vin, pour fomenter le scrotum attaqué d'hydrocele.

CHAPITRE XV.

GARGARISMES

Contre le scorbut.

148. Prenez une once d'écorce de la racine de *frangula*, que vous ferez cuire dans un demi-septier de vinaigre pour un gargarisme.

Contre la squinancie.

149. Prenez des eaux de fleurs de prunier sauvage & de solanum de chacune trois onces, syrop de meures une once, sel de saturne dix grains, pour un gargarisme.

Autre au même sujet.

150. Prenez feuilles de grande joubarbe une poignée, 5 ou 6 figues, fleurs de mauve & de nénuphar de chacune une pincée, faites-les bouillir dans une livre de décoction d'orge; vous délayerez dans la colature une once de syrop de grande joubarbe pour un gargarisme.

Autre.

151. Prenez une poignée d'orge entier,

feuilles d'aigremoine, de capillaire de chacune demi-poignée, réglisse deux gros, fleurs de millepertuis & de tussilage de chacune une pincée, faites bouillir le tout dans une livre d'eau de fontaine; vous délayerez dans la colature deux onces de miel rosat, un scrupule de sel de saturne pour un gargarisme contre la squinancie.

Contre l'inflammation des gencives.

152. Prenez des feuilles de nombril de vénus & de laitue de chacune une poignée, des fleurs de nénuphar deux pincées, faites-les cuire dans une livre d'eau de fontaine; vous délayerez dans la colature cinq onces de verjus clarifié, sel de saturne un demi-gros pour un gargarisme.

Contre le relâchement de la luette.

153. Prenez sommités de ronces une poignée, feuilles de plantain & de roses rouges de chacune demi-poignée, faites les cuire dans une suffisante quantité d'eau de fontaine jusqu'à la réduction d'une livre; vous délayerez dans la colature une once de diamorum & autant de syrop de meures simple, pour un gargarisme dont on se servira dans le relâchement de la luette.

D ij

CHAPITRE XVI.

INFUSIONS
Pour les pâles couleurs.

154. Prenez une pincée & demi de cuscute, feuilles d'abſynthe & ſommités de petite centaurée de chacune demi-poignée, faites infuſer le tout à froid dans une pinte de vin, pour en prendre un bon verre matin & ſoir.

Contre le dégoût.

155. Prenez deux poignées de feuilles d'abſynthe, ſommités d'hyſſope, de ſauge, de petite centaurée de chacune demi-poignée, bayes de génievre demi-once, que vous ferez infuſer pendant 24 heures dans un pot de vin blanc, dont le malade prendra tous les matins un verre.

Contre la fiévre intermittente.

156. Prenez des feuilles & racines de calcitrappe, faites-les infuſer dans du vin, preſcrivez-en l'infuſion au malade.

Contre les fleurs-blanches.

157. Prenez des feuilles d'hormin, de

marjolaine, de romarin & de fariette de chacune une poignée que vous ferez infuser pendant la nuit fur des cendres chaudes, dont le malade prendra tous les matins un verre.

Contre la gravelle.

158. Prenez des racines d'anonis, de chiendent & de perfil de chacune une once, racine extérieure de chauffetrappe demi-once, bayes de geniévre deux gros, fleurs de millepertuis deux pincées, que vous ferez macérer pandant 24 heures dans un pot de vin blanc, dans un vaiffeau bien bouché ; vous délayerez dans la colature cinq onces de fucre, que vous clarifierez enfuite avec la manche d'hypocrate : la dofe eft un bon verre à prendre tous les matins & foirs.

Contre l'hydropifie.

159. Prenez racines d'azarum deux gros, faites-les infufer pendant la nuit dans un grand gobelet de vin pour prendre le matin, & enfuite un bouillon.

Autre pour le même fujet.

160. Prenez racines de bryone deux onces, que vous ferez infufer dans huit onces de vin blanc pour prendre le matin.

Infusions *contre la manie.*

161. Prenez une pinte de bon vin, racines d'ellebre coupées menu quatre onces, trois onces de sucre ; faites macérer le tout pendant 12 ou 15 jours, clarifiez l'infusion & la coulez par la manche d'hyppocrate, que vous garderez dans une bouteille bien bouchée, pour l'usage : le malade en prendra tous les matins deux onces.

Contre la néphrétique.

162. Prenez feuilles de pariétaire demi-poignée, bois de sassafras & semences d'anis de chacune un gros, canelle un scrupule ; après une légere ébullition dans un gobelet d'eau, laissez-les infuser pendant la nuit sur des cendres chaudes ; le lendemain faites-les bouillir de rechef, & délayez dans la colature une once de sucre pour prendre le matin.

Contre la paralysie.

163. Prenez des feuilles de thim, de serpolet & de marjolaine de chacune une demi-poignée, fleurs d'origan une pincée, racines de pyretre demi-once, faites infuser le tout dans un pot de vin, dont on se servira intérieurement & extérieurement.

Infusions

Contre la pleuréfie, & la péripneumonie.

164. Prenez feuilles de pervenche une poignée, fiente de mulet ou de cheval une once, canelle un fcrupule; faites infuſer le tout dans dix onces de vin blanc, pour deux prifes contre la pleuréfie & la péripneumonie.

Contre la rage.

165. Prenez racines d'ellebore blanc féchées à l'ombre deux fcrupules, canelle, fenouil & gingembre de chacune dix grains, faites-les infuſer pendant la nuit fur des cendres chaudes dans quatre onces de vin blanc; l'on prendra la colature le matin contre la rage.

Contre la vérole.

166. Prenez de l'antimoine cru, concaffé & noué dans un linge quatre onces, fquine & guayac de chacun deux onces, faites-les infuſer pendant 24 heures fur des cendres chaudes dans un pot d'eau, enſuite on les fera bouillir jufqu'à la diminution de moitié, après quoi on fera infuſer pendant l'efpace de 8 heures auffi fur des cendres chaudes du turbith & des hermodactes de chacune deux gros, de la pulpe de colo-

quinthe un demi-gros; après une légere ébullition, on passera le tout, dont le malade prendra un verre le matin, un autre verre deux heures après le dîner, & un troisieme à l'heure du sommeil.

Contre le vertige.

167. Prenez feuilles de sauge, de bétoine de chacune une poignée, faites-les infuser dans une pinte de vin pour boisson ordinaire.

Autre pour le même sujet.

168. Prenez racines de *calamus aromaticus*, faites-les infuser dans du vin, dont vous prendrez tous les matins un bon verre.

Contre l'épilepsie.

169. Prenez des raclures de bois de buis deux onces, de celles de bois de geniévre, des racines de pivoine, de grande valériane, de guy de chêne de chacune une once, de la raclure de corne de cerf, d'yvoire de chacune demi-once, des semences de chardon bénit, de l'écorce de citron de chacune six gros, faites-les macérer pendant l'espace de 24 heures dans sept livres d'eau de fontaine, que vous cuirez ensuite jusqu'à la diminution d'un tiers, ajoutant sur la fin de la coction des fleurs de tilleul

& de lys des vallées de chacune une pincée, coulez-le par la manche d'hypocrate : la dose est de cinq onces à prendre contre l'épilepsie.

Contre l'hydropisie.

170. Prenez deux poignées de cerfeuil, après les avoir pilées, faites-les infuser dans du vin blanc ; prescrivez la colature pour l'hydropisie à réitérer souvent.

Contre les obstructions des visceres.

171. Prenez des feuilles d'eupatoire, d'aigremoine, de cétérach de chacune deux poignées, faites-les infuser dans un pot de vin blanc pour prendre dans les obstructions des visceres.

Contre la syncope, l'apopléxie, les vertiges.

172. Prenez une poignée de feuilles de mélisse, coupez-les menu & faites-les infuser dans deux onces d'esprit de vin ; vous y ajouterez ensuite deux gros de perles préparées, la dose est d'une cuillerée ou deux.

Contre la fiévre quarte.

173. Prenez feuilles de piloselle une poignée, que vous ferez infuser dans deux verres de vin blanc, dont on boira la colature contre la fiévre quarte.

CHAPITRE XVII.

INJECTIONS
Contre les ulceres fistuleux.

174. Prenez du suc d'herbe à robert, ou d'illecebra, faites des injections dans l'ulcere fistuleux; on pourra même allier l'un avec l'autre.

Autre pour le même sujet.

175. Prenez des racines d'aristoloche & de gentiane de chacune une once, des feuilles de scordium, des sommités d'absynthe, de millepertuis & de petite centaurée de chacune une demi poignée, faites-les cuire dans une pinte de vin blanc; délayez dans la colature du miel rosat & de l'eau de chaux purifiée de chacun deux onces, pour une décoction vulnéraire, dont on fera des injections dans les ulceres fistuleux.

Autre pour idem.

176. Prenez des feuilles de morelle, de verveine de chacune une poignée, faites-les bouillir dans huit onces d'eau pour des injections; ou bien prenez lait ou suc de

tithymale, & autant d'huile de millepertuis; après les avoir fait bouillir pendant quelque tems, faites des injections.

Contre le tintement d'oreilles.

177. Prenez suc de poireaux deux onces, miel rosat & huile d'hypericum de chacune demi-once, faites des injections avec cette liqueur tiéde dans l'oreille : l'huile de fourmis & de cloportes, l'huile de noyaux de pêches mêlé avec le castoreum, est aussi un excellent remede pour le tintement d'oreilles.

Autre pour le même sujet.

178. Prenez de l'ellebore blanc & du castoreum de chacun deux gros, un gros & demi de costus, deux scrupules de rhue, demi-gros d'euphorbe, une once d'amandes ameres, faites cuire le tout dans de l'huile de rhue au bain-marie durant une heure : on instille cette huile tiéde dans l'oreille.

Pour le tintement d'oreilles.

179. Prenez des huiles tirées par expression d'amandes ameres & de noyaux d'abricots de chacune demi-once, pour injection dont on fera instiller quelques gouttes dans l'oreille attaquée de tintement, en-

suite on la bouchera avec du coton inbibé de la même liqueur.

Contre la surdité.

180. Prenez un gros oignon creusé au milieu, remplissez sa cavité d'huile de rhue, de racine de souchet en poudre, de bayes de laurier, d'anis, de cumin de chacune un gros, faites cuire le tout sur des charbons ardens; l'ayant exprimé, vous garderez cette liqueur dans une petite bouteille, dont vous ferez injection, pour en couler quelques gouttes soir & matin dans les oreilles d'un sourd, les bouchant ensuite avec un peu de coton.

Contre la surdité & les tintemens d'oreilles.

281. Prenez deux onces de la racine de cyclamen découpée menu, que vous ferez bouillir dans l'huile d'anet, de rhue & d'amandes douces de chacune deux onces; on se servira de la colature pour des injections contre la surdité & les tintemens d'oreilles.

Contre la surdité.

182. Prenez du bois de frêne lorsqu'il est encore verd autant que vous jugerez à propos, faites-le brûler & amassez-en l'eau qui en sort, que vous garderez dans une

bouteille : cette liqueur eſt propre contre la ſurdité, ſi l'on introduit dans l'oreille du coton imbibé de la même liqueur.

Injection à faire après l'opération de la pierre.

183. Prenez une poignée d'orge entier, une demi-once de régliſſe, des fleurs de mauves & de violettes de chacune une pincée, que vous ferez cuire dans une chopine d'eau, délayez dans la colature une once de ſucre candi pour une injection par l'urétre après l'opération de la pierre.

Contre la ſurdité & l'odontalgie.

184. Prenez huile d'origan quatre gouttes, dont vous imbiberez un peu de coton pour introduire dans l'oreille ou dans la dent creuſe.

Contre les ulceres fiſtuleux.

185. Prenez partie égale de lait de tithymale & d'huile de millepertuis ; après les avoir fait bouillir pendant quelque tems, faites des injections dans les ulceres fiſtuleux.

CHAPITRE XVIII.

JULEPS

Contre l'asthme.

186. Prenez des feuilles d'adianthe, de scolopendre & de lierre terrestre, de chacune demi-poignée, fleurs de tussilage une pincée, faites cuire le tout dans une suffisante quantité d'eau de fontaine, que vous réduirez à six onces; ajoutez à la colature une once de syrop d'althæa de fernel pour un julep.

Contre le miserere.

187. Prenez des eaux de pourpier & de laitue de chacune deux onces, syrop de limon six gros, esprit de soufre six gouttes pour un julep à prendre à l'instant.

Contre la colique venteuse & la néphrétique.

188. Prenez des semences d'anis & de fenouil de chacune demi-gros, feuilles de fenouil une demi-poignée, faites-les bouillir dans cinq onces d'eau de fontaine; vous ajouterez à la colature deux onces d'huile

d'amande douce, pour un julep à prendre dans la colique venteuse & nephrétique.

Contre les fiévres malignes.

189. Prenez eau de chardon bénit quatre onces, eau thériacale trois gros, besoard minéral demi-gros, camphre dix grains pour un julep.

Contre le flux hépatique.

190. Prenez des eaux de nénuphar & de plantain de chacune deux onces, syrop de pavot blanc une once pour un julep.

Contre le hoquet.

191. Prenez deux onces d'eau de menthe, demi-once d'eau thériacale, confection d'alkermes demi-gros, laudanum un grain, syrop de menthe six gros pour un julep.

Contre l'inappétence occasionnée par les vents.

192. Prenez des eaux de chicorée & de laitue de chacune deux onces, poudre contre vers deux scrupules, syrop de limon une once pour un julep à prendre le matin trois ou quatre jours de suite.

Contre la néphrétique.

193. Prenez cinq onces d'eau de laitue,

du suc de pariétaire bien dépuré deux onces, du syrop de raves de fernel une once, esprit de sel dulcifié dix gouttes, pour un julep à prendre le soir pendant trois jours.

Contre le scorbut.

194. Prenez des eaux distillées de fumeterre & de grand raifort de chacune deux onces & demi, sel de fumeterre demi-gros, syrop d'absynthe une once pour un julep à prendre le matin, & qu'il faudra réitérer souvent.

Contre la soif.

195. Prenez feuilles d'oseille & fruits d'épinevinette de chacune trois onces, syrop d'épinevinette une once, sel de prunelle demi-gros, faites un julep contre la soif.

Contre les vers.

196. Prenez demi-poignée de feuilles d'aurone, un gros de ses semences, faites infuser le tout pendant une nuit dans cinq onces de vin blanc; ajoutez à la colature une once de syrop d'absynthe pour un julep vermifuge à prendre à jeun.

Contre le vomissement.

197. Prenez un gros de sel d'absynthe, quatre onces d'eau de chicorée, une once
de

de syrop de limon ; prenez à la cuillerée pour arrêter le vomissement.

Contre la peste, la petite vérole & les fièvres malignes.

198. Prenez des eaux distillées de scabieuse & de charbon bénit de chacune trois onces, racines de dompte venin en poudre un demi-gros, poudre de viperes douze grains, confection d'hyacinthe un demi-gros, avec une once de syrop d'œillets, faites un julep sudorifique à prendre dans la peste, la petite vérole & les fièvres malignes.

Contre l'effervescence de la bile.

199. Prenez des eaux d'endive & d'oseille de chacune deux onces, du sel de prunelle demi-gros, syrop d'endive une once pour un julep à prendre dans la grande effervescence de la bile.

Contre l'ischurie & l'ulcere des reins.

200. Prenez de la térébenthine de Venise dissoute dans un jaune d'œuf deux gros, miel rosat une once, faites-les dissoudre dans cinq onces d'eau de chiendent, pour un julep à prendre contre l'ischurie & l'ulcere des reins.

E

JUL

JULEP rafraîchissant contre la dissolution des humeurs.

201. Prenez des eaux de chicorée & de nénuphar de chacune deux onces, sel de prunelle demi-gros, syrop de groseilles rouges une once, faites un julep rafraîchissant contre la dissolution des humeurs.

Contre l'effervescence du sang.

202. Prenez des eaux de lys & de nénuphar de chacune trois onces, suc de bourrache purifié deux onces, syrop de nénuphar une once, faites un julep à prendre dans la grande effervescence du sang qu'il faut réitérer souvent.

Contre les maladies aigues.

203. Prenez cinq onces de décoction de têtes de pavots blancs, syrop de nénuphar une once, laudanum un grain pour un julep à prendre à l'heure du sommeil contre les maladies aigues.

Contre la diarrhée.

204. Prenez eaux de roses & de plantain de chacune trois onces, du corail rouge préparé & du sang de dragon de chacune demi-gros, du suc de plantain purifié demi-

once, du syrop de coing une once, faites un julep à prendre dans la diarrhée.

Contre la pleurésie & la péripneumonie.

205. Prenez eaux de scabieuse & de chardon bénit de chacune trois onces, confection d'hyacinthe un demi-gros, syrop de lierre terrestre une once pour un julep à prendre dans la pleurésie & la péripneumonie.

Contre la fiévre maligne vermineuse.

206. Prenez eaux de scorsonere & de chardon bénit de chacune deux onces, poudre de viperes & de *semen contra* de chacune un scrupule, syrop de limon six gros, faites un julep à prendre contre la fiévre maligne causée par les vers.

Contre l'asthme & la phtisie.

207. Prenez feuilles de véronique une pincée, bayes de geniévre concassées quinze, faites-les infuser dans quatre onces d'eau de véronique ; on ajoutera à la colature une once de syrop de capillaire pour un julep à prendre dans l'asthme & la phtisie, qu'il faut réitérer souvent.

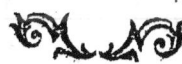

E ij

CHAPITRE XIX.

LAVEMENS

Contre le flux céliaque.

208. Prenez des racines de grande consoude, de biſtorte, de tormentille de chacune une once, feuilles de plantain, de pourpier, de centinode & de menthe de chacune une poignée, ſemences d'oſeille deux gros, roſes rouges & balauſtes de chacune une pincée; faites cuire le tout dans une ſuffiſante quantité d'eau : l'on délayera dans une chopine de la colature deux onces de miel roſat pour un lavement.

Contre la colique.

209. Prenez des feuilles de mauve, de pariétaire, de brancurſine & de violettes de chacune demi-poignée, fleurs de camomille & de mélilot de chacune une pincée, ſemences d'anis & de fenouil de chacune demi-gros, faites-les cuire dans une ſuffiſante quantité d'eau juſqu'à la réduction d'une livre, dans laquelle vous délayerez une once de catholicon & deux onces d'huile de lin pour un lavement émollient.

Contre la colique venteuse & néphrétique.

210. Prenez semences d'anis & de coriandre de chacune une pincée, feuilles de sauge une poignée, que vous ferez bouillir dans une chopine de vin ; vous ajouterez dans la colature demi-once de catholicon fin, demi-once de térébenthine délayée avec un jaune d'œuf & deux onces d'huile de lin pour un lavement à prendre dans la colique venteuse & la néphrétique.

Contre la dyssenterie.

211. Prenez racines d'aristoloche ronde demi-once, feuilles d'aigremoine, de pilosselle & de dent de lion de chacune une poignée, roses rouges & fleurs de mille-pertuis de chacune une pincée, que vous ferez bouillir pendant un quart-d'heure dans une chopine d'eau ; délayez dans la colature deux onces de miel rosat & une demi-once de térébenthine dissoute dans un jaune d'œuf pour un lavement.

Autre pour le même sujet.

212. Prenez un demi-septier de lait & autant de décoction d'orge, une once de miel rosat, un jaune d'œuf, mêlez le tout pour un lavement.

E iij

Contre la passion iliaque.

213. Prenez une livre de décoction émolliente, dans laquelle vous délayerez une once de pulpe de casse, & une demi-once d'*hyera picra* pour un lavement.

Contre la léthargie & le coma.

214. Prenez une livre de décoction émolliente, diaphenic une once, vin émétique trouble deux onces pour un lavement.

Contre la lienterie.

215. Prenez une chopine de lait bouilli, dans laquelle vous ferez dissoudre deux onces de sucre rouge, & une once de miel rosat pour un lavement.

Contre la passion hystérique.

216. Prenez des feuilles de matricaire, d'armoise, de rhue, de pulegium de chacune demi-poignée, des semences d'anis & de coriandre de chacune une pincée, faites-les bouillir dans une chopine d'eau; délayez dans la colature une once de diaphenic pour un lavement.

Contre la phrénésie.

217. Prenez une livre de décoction rafraîchissante, dans laquelle vous délayerez

une once d'*hyera picra*, & une once de miel mercuriel pour un lavement.

Contre le pica.

218. Prenez feuilles & racines de guimauve, feuilles de mauve, de violettes, de pariétaire, de chicorée, de laitue de chacune une poignée, semences d'anis & de fenouil de chacune un gros, faites-les cuire dans une livre de la colature ; vous délayerez catholicon & miel rosat de chacun une once pour un lavement.

Contre la strangurie.

219. Prenez une livre de décoction émolliente, dans laquelle vous délayerez catholicon fin, pulpe de casse & huile de lin de chacun une once, térébenthine délayée avec un jaune d'œuf, demi-once pour un lavement qu'il faut réitérer souvent.

Dans les suites de couches.

220. Prenez une livre de décoction émolliente, à laquelle vous ajouterez deux onces d'huile de rhue, une once de catholicon, un scrupule de sel de genêt pour un lavement.

Contre la colique, & la passion hystérique.

221. Prenez des feuilles de mauve, de

mercurielle, de seneçon & de violettes de chacune une poignée, que vous ferez cuire dans une chopine d'eau de fontaine ; vous ajouterez à la colature demi-once de térébenthine dissoute avec un jaune d'œuf, du syrop de pavot blanc & du miel commun de chacun une once pour un lavement contre la colique & les vapeurs.

Contre la difficulté d'uriner.

222. Prenez feuilles de saule, de vigne & de pourpier de chacune deux poignées, faites-les cuire dans une livre d'eau de fontaine ; vous délayerez dans la colature deux onces de miel de nénuphar pour un lavement contre la difficulté d'uriner.

Contre la dyssenterie & la colique néphrétique.

223. Prenez des feuilles de mauve & de violette de chacune une poignée, des fleurs des mêmes plantes de chacune deux pincées, faites-les bouillir avec une livre d'eau ; l'on délayera dans la colature demi-once de térébenthine, après l'avoir délayée avec un jaune d'œuf, deux onces d'huile de lin, pour un lavement contre la dyssenterie & la néphrétique.

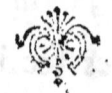

CHAPITRE XX.

Linimens
Contre la brûlure.

224. Prenez deux onces de pulpe de pommes cuites, onguent populeum une once, huiles d'amandes douces demi-once pour un liniment.

Contre la gale.

225. Prenez des racines de patience & d'anémone de chacune deux onces, faites-les cuire jusqu'à la putréfaction ; après les avoir broyées & passées par le tamis, ajoutez-y deux onces de beurre frais pour un liniment dont on frottera le soir les parties galeuses trois jours de suite.

Contre la teigne.

226. Prenez des feuilles de concombre sauvage & de grande chélidoine de chacune une poignée, faites-les cuire dans une livre d'eau pour un liniment contre la teigne.

Contre la gale.

227. Prenez de l'huile de bayes de lau-

rier, de la pulpe de racines de patience de chacune demi-once, mercure doux un gros, mêlez le tout pour un liniment contre la gale.

Contre la brûlure, & l'inflammation des hémorrhoïdes.

228. Prenez mucilage de semences de lin, de psyllium & de coings de chacune demi-once, sucre de saturne un gros, avec une suffisante quantité d'huile de lin, faites un liniment contre la brûlure & l'inflammation des hémorrhoïdes.

Contre la goutte sciatique.

229. Prenez du suc de raifort sauvage & de l'huile de petits chats de chacune trois onces, esprit de vin camphré & laudanum liquide de chacun deux gros, faites un liniment dont on fomentera la partie attaquée de goutte sciatique, après l'avoir frottée avec un linge un peu rude.

CHAPITRE XXI.

Loochs

Contre le crachement de sang.

230. Prenez du syrop de jujubes une once, du syrop de pavots blancs demi-once,

des mucilages de semences de coings & de psyllium extrait dans l'eau de roses six gros, du suc d'orge trois gros, avec une suffisante quantité de syrop de coquelicot pour un looch.

Contre l'empyeme.

231. Prenez syrop de tussilage & de lierre terrestre de chacune deux onces, baume de judée quinze gouttes pour un looch à prendre à la cuillerée.

Contre la toux.

232. Prenez racines de tussilage deux onces, faites-les cuire dans l'eau jusqu'à ce qu'elles soient ramollies, alors tirez-en la pulpe par le tamis, faites-la dissoudre dans la décoction ; ajoutez cinq onces de miel bien écumé pour un looch.

Le looch blanc de la Pharmacopée de Paris, auquel on ajoutera un grain de kermés minéral, est aussi très-bien indiqué.

Contre la toux & la squinancie.

233. Prenez syrop de tussilage deux onces, sucre d'orge une demi-once, avec un peu d'eau de lys, faites un looch à prendre plusieurs fois le jour à la cuillerée contre la toux & la squinancie.

LOO

Pour procurer l'expectoration.

234. Prenez syrop violat deux onces, fleurs de souffre un gros, faites un looch dont on se servira à la cuillerée pour procurer l'expectoration.

CHAPITRE XXII.

MÉDECINES
A prendre dans la colique.

235. Prenez huiles d'amandes douces deux onces, manne une once ; délayez dans un bouillon pour prendre le matin.

Autre pour la même maladie.

236. Prenez séné mondé deux gros, rhubarbe un gros, semences d'anis deux scrupules, que vous ferez infuser dans cinq onces d'eau ; vous délayerez dans la colature manne & syrop de chicorée composé de chacune une once pour une médecine à prendre dans la colique venteuse.

Médecine à prendre dans le coma.

237. Prenez tablettes diacarthame demi-once, castoreum douze grains, faites-les dissoudre dans cinq onces d'eau de sauge pour une médecine.

Contre l'hydropisie.

238. Prenez des feuilles & racines de gratiole un gros & demi, faites-les infuser

pendant la nuit dans cinq onces d'eau de fontaine ; délayez dans la colature une once de manne pour une médecine à prendre le matin.

Autre contre la même maladie.

239. Prenez une once de racines d'iris, que vous ferez cuire dans un bouillon ; vous délayerez dans la colature une once de manne pour une médecine à prendre deux ou trois fois la semaine.

Contre la jauniſſe.

240. Prenez des feuilles de concombres sauvages deux gros, faites-les infuser dans six onces d'eau de fontaine ; faites diſſoudre dans la colature une once de manne pour une médecine à prendre le matin.

Contre l'inappétence.

241. Prenez demi-once de tamarin, feuilles de chicorée, d'oseille, d'aigremoine de chacune une poignée, orge entier & roses rouges de chacune une pincée, que vous ferez bouillir dans une ſuffiſante quantité d'eau ; dans six onces de la colature, vous ferez infuser trois gros de séné, un gros de rhubarbe, anis & santal citrin de chacun un scrupule : ajoutez à l'expreſſion une once de syrop de roses solutif pour une médecine à prendre contre l'inappétence.

Potion cathartico-émétique contre la léthargie.

242. Prenez séné mondé trois gros, semences d'anis & de coriandre de chacune demi-gros, faites-les infuser dans cinq onces d'eau de fontaine; vous ajouterez à la colature manne & vin émétique de chacune une once pour une médecine à prendre dans la léthargie.

Contre la lienterie.

243. Prenez un gros de rhubarbe que vous ferez infuser pendant la nuit dans un gobelet de décoction de tamarins; vous délayerez dans la colature une once de manne & une once de syrop de chicorée composé pour une médecine.

Contre le pica

244. Prenez séné mondé deux gros, crème de tartre demi-gros, que vous ferez infuser dans six onces d'eau de chicorée; vous délayerez dans l'expression manne & syrop de fleurs de pêchers de chacune une once, & deux gros de tablettes de *citro* pour une médecine.

Potion vomitive.

245. Prenez demi-once de semences de genêt, séné mondé deux gros, faites-les infuser dans cinq onces d'eau de fontaine;

délayez dans la colature une once de manne, pour une potion vomitive à prendre le matin.

Médecine.

246. Prenez de la seconde écorce de *frangula* un gros, de la canelle un scrupule; que vous ferez infuser dans cinq onces d'eau de fontaine; vous délayerez dans la colature un gros de sel végétal, de la manne & du syrop de fleurs de pêchers de chacune une once, pour une médecine à prendre le matin.

Contre l'hydropisie.

247. Prenez huit onces de décoction de tamarin, dans laquelle vous ferez infuser un gros de feuilles de lauréole; vous délayerez dans la colature une once de manne fine pour une médecine à prendre dès l'aube du jour contre l'hydropisie.

Médecine vermifuge pour les enfans à la mammelle.

248. Prenez eau de pourpier deux onces, huile d'amandes douces une demi-once; syrop de fleurs de pêcher autant, pour une médecine vermifuge que l'on donnera aux enfans à la mammelle.

Médecine douce.

249. Prenez une once de fleurs de roses muscates,

muscates, que vous ferez infuser pendant la nuit dans six onces d'eau de fontaine ; ajoutez à la colature une once & demie de manne, pour une médecine à prendre le matin.

Contre l'hydropisie & les vapeurs histériques.

250. Prenez feuilles de sureau sechées six gros, sel végétal demi-gros, canelle un scrupule, faites-les cuire avec cinq onces d'eau de fontaine ; vous délayerez dans la colature de la manne, du syrop rosat solutif de chacun une once ; mêlez, faites une médecine à prendre contre les vapeurs histériques & l'hydropisie.

Contre la cachexie.

251. Prenez des racines de tithymale un gros & demi ; faites-les cuire dans huit onces de lait pour une médecine à prendre dans la cachexie.

CHAPITRE XXIII.

MIXTIONS

Contre la soif immodérée.

252. Prenez une once de gelée des fruits d'épinevinette, que vous ferez dissoudre

F

dans six onces d'eau de fontaine à prendre contre la soif immodérée.

Mixtion contre la toux ou coqueluche des enfans.

253. Prenez du suc de persil demi-once, lait de femme une once, cumin un scrupule pour prendre tiéde : cette boisson est recommandée contre la toux ou coqueluche des enfans.

CHAPITRE XXIV.

ONGUENTS

Contre la gale.

254. Prenez racines de parelle & beurre frais de chacune deux onces, faites un onguent contre la gale, dont on frottera les parties affectées.

Contre la paralysie, la goutte & les rhumatismes.

255. Prenez de l'écorce de la racine de passerage cinq onces, racines d'*enula campana* trois onces, avec une suffisante quantité de sain-doux, faites un onguent pour s'en servir dans la paralysie, la goutte & les rhumatismes.

Préservatif contre les taches de la petite vérole.

256. Prenez demi-once de craie blanche en poudre, de la crême fraîche deux onces, mêlez le tout pour un onguent dont on oignera le visage le huitieme ou le neuvieme jour de la maladie, pour préserver des taches de la petite vérole.

ONG

Contre la gale.

257. Prenez des racines d'aunée, de bardane, de parelle de chacune une once, faites-les cuire jusqu'à putréfaction avec une suffisante quantité de beurre frais; vous vous servirez de la pulpe en maniere d'onguent contre la gale.

Contre la suppression d'urine.

258. Prenez de l'huile exprimée de bayes de laurier une demi-once, onguent *martiatum* une once, mêlez le tout pour un onguent dont on frottera le bas-ventre dans la suppression d'urine.

CHAPITRE XXV.

Opiates

Pour les glaires & aigreurs d'estomach.

259. Prenez des extraits de fumeterre, de gentiane, de petite centaurée de chacun deux onces, poudre de cachou une demi-once, poudre de macis, fleurs de benjoin de chacune vingt-quatre grains, faites du tout un opiate avec le syrop de kermés: la dose est d'un gros à prendre tous les matins, & par-dessus une tasse de thé.

Contre le cancer.

260. Prenez du quinquina en poudre, de la raclure de corne de cerf & du corail rouge aussi pulvérisés de chacune demi-once, du plomb brûlé, & des yeux d'écrevisse de chacune deux gros, avec le syrop de nénuphar, faites un opiate : la dose est un gros tous les matins & soirs.

Contre la cordialgie.

261. Prenez racines d'aristoloche ronde en poudre un gros, mêlez-les avec un œuf frais pour prendre le matin.

Contre le catarre.

262. Prenez deux onces de conserve de roses de Provins, deux gros de bol d'Arménie, autant de corail préparé, trois gros de sang de dragon, un gros de mastic, pulvérisez le tout ensemble, & battez-le dans un mortier avec autant de syrop violat qu'il en faudra pour faire ledit opiate. La prise est de la grosseur d'une muscade soir & matin.

Contre le chlorosis ou pâles couleurs.

263. Prenez demi-once de safran de mars apéritif, séné mondé deux gros, rhubarbe un gros, jalap & sel d'absynthe de

chacun deux scrupules, avec une suffisante quantité de syrop composé, faites un opiate à prendre tous les matins à la dose d'un gros pendant neuf jours.

Contre la dyssenterie.

264. Prenez conserve de kinorrhodon & de grande consoude de chacune une once, diascordium, corail rouge & terre sigillée préparée de chacun trois gros, avec une suffisante quantité de syrop de roses sèches, faites un opiate dont le malade prendra tous les matins deux gros.

Contre l'épilepsie.

265. Prenez racines de pivoine mâle une once, raclure d'yvoire deux gros, extrait de pivoine une once, avec une suffisante quantité de syrop de kermés, faites un opiate anti-épileptique, dont la dose est depuis un demi-gros jusqu'à deux.

Contre les fiévres malignes.

266. Prenez des racines d'angélique & d'impératoire en poudre de chacune deux gros, de la poudre contre vers & de coralline de chacune un gros, du quinquina six gros, avec le syrop de fleurs de pêcher, faites un opiate à prendre à la dose d'un gros ou deux de quatre heures en quatre heures.

Contre l'hypocondriacie.

267. Prenez extrait d'aloës, de rhubarbe & sel végétal de chacun un gros, résine de jalap trente grains, mercure doux, diaphorétique minéral, sel de tartre, sel de tamarisc, safran de mars apéritif, sagapenum, gomme ammoniac de chacun deux scrupules; avec le syrop de roses solutif, faites une opiate: la dose est d'un gros tous les matins.

Contre l'inappétence.

268. Prenez des conserves d'absynthe & de kinorrhodon de chacun une once, écorce de citron confite, noix muscades de chacune demi-once, confection d'alkermés deux gros, corail rouge & nacres de perles préparés de chacun un gros, safran dix grains; avec le syrop de coings, faites une opiate dont la dose est la grosseur d'une noix muscade matin & soir.

Contre la lienterie.

269. Prenez extrait de mars astringent & conserve de kinorrhodon de chacun demi-once, extraits d'absynthe & de petite centaurée de chacun deux gros; avec le syrop de roses sèches, faites une opiate dont le malade prendra un gros & demi matin & soir.

Contre la palpitation du cœur.

270. Prenez safran de mars apéritif une demi-once, extrait de fumeterre, de chicorée, de rhubarbe, d'aloës & sel végétal de chacune deux gros, résine de jalap un demi-gros, crême de tartre, sagapenum, gomme ammoniac & sel de tamarisc de chacun deux scrupules, mercure doux, diaphorétique minéral & sel de tartre de mars soluble de chacune un scrupule; avec le syrop d'absynthe, faites une opiate dont la dose sera depuis un demi-gros, jusqu'à un gros & demi.

Contre la phtysie.

271. Prenez sang de bouquetin, sperme de baleine, baume de leucatel, machoires de brochet de chacune trois gros, cloportes en poudre, antimoine diaphorétique de chacun un gros ; avec une suffisante quantité de syrop de pavot blanc, faites une opiate dont on prendra tous les matins un gros, & par-dessus un gobelet de décoction de feuilles de scabieuse.

Contre la vérole.

272. Prenez du guayac, de la salsepareille & de la squine de chacune demi-once, séné mondé & rhubarbe de chacun

deux gros, jalap & mercure doux de chacun un gros & demi, éthiops minéral deux gros, scammonée un scrupule; avec le syrop de roses solutif faites un opiate dont le malade prendra deux gros de deux jours l'un.

Contre les foiblesses d'estomach.

273. Prenez deux onces de semences de coriandre préparée, semences d'anis & de fenouil de chacune deux gros, canelle un gros; avec une suffisante quantité de syrop d'absynthe, faites un opiate à prendre contre les foiblesses d'estomach : la dose est depuis un gros jusqu'à deux.

Opiate échauffant.

274. Prenez des racines d'orchis une once, des semences de raquette deux gros, de la canelle & des écorces d'orange de chacun un gros, dix grains d'ambre gris, une once de conserve de roses; avec une suffisante quantité de syrop violat, faites un opiate dont on prendra un gros avant de se coucher.

Opiate rafraîchissant contre l'effervescence du sang.

275. Prenez deux onces de conserve de kinorrhodon, sel de prunelle une demi-

once; avec suffisante quantité de syrop de nymphæa, faites un opiate rafraîchissant à en prendre chaque jour deux gros dans la grande effervescence du sang.

CHAPITRE XXVI.

PILULES

Contre l'épilepsie.

275. Prenez du cinnabre artificiel, gui de chêne, racines de pivoine mâle chacun deux gros, castoreum un demi-gros, assa fœtida un scrupule; avec le syrop de pivoine, faites des pilules dont la dose est d'un gros matin & soir.

Contre les fiévres intermittentes.

47. Prenez racines de gentiane, & quinquina en poudre, de chacune demi-once, sel d'absynthe & de petite centaurée de chacune un gros; avec extrait d'absynthe formez des pilules dont la dose sera d'un gros de quatre heures en quatre heures.

Contre la Gonorrhée.

278. Prenez une once de térébenthine lavée dans l'eau de roses & cuite jusqu'à consistence, une noix muscade, une demi-once de glands de chêne, faites des pilules pour arrêter la chaudepisse pour quatre pri-

ses à prendre le matin pendant quatre jours de suite.

Autre pour le même sujet.

279. Prenez une once de mercure crud purifié & éteint avec la térébenthine, rhubarbe choisie deux gros, karabé un gros; avec le syrop de roses solutif, faites une masse de pilules dont la dose sera d'un demi-gros pour chaque prise.

Contre l'hypocondriacie.

280. Prenez de l'*hiera picra* & de la rhubarbe en poudre de chacune demi-gros, de la canelle & du mastic de chacun six grains, sel de tartre & diagrede de chacun quatre grains; avec le syrop de roses solutif pour quatre ou cinq pilules à prendre le matin, & ensuite un bouillon.

Contre l'inappétence.

281. Prenez de l'aloës succotrin demi-once, trochisques d'agaric & de rhubarbe de chacun deux gros, sel de tartre un demi-gros; avec le syrop d'absynthe, faites des pilules: la dose est depuis demi-gros jusqu'à un gros à prendre le matin.

Contre la difficulté d'uriner.

282. Prenez demi-gros de térébenthine

cuite jufqu'à ficcité, douze grains de cloportes féchés & pulvérifés pour une prife à prendre contre la difficulté d'uriner.

Contre la jauniffe & la goutte fciatique.

282. Prenez de la térébenthine de Venife, des feuilles d'ivette mifes en poudre de chacune une once, faites-les cuire pour des pilules à prendre dans la jauniffe & la goutte fciatique: la dofe eft d'un gros & demi.

Contre l'afthme & l'épilepfie.

284. Prenez des feuilles d'hyffope & de marrube blanc de chacune demi-pincée, racines de pivoine mâle deux gros, caftoreum un demi-gros, affa fœtida vingt grains; avec une fuffifante quantité de fuc d'hyffope, faites des pilules dont la dofe eft d'un gros, qu'il faut prendre matin & foir dans l'afthme & l'épilepfie.

Contre l'inappétence.

285. Prenez quinze bayes de geniévre, aloës un demi-gros; avec une fuffifante quantité de pulpe de caffe récente, faites des pilules pour une dofe à prendre contre la perte d'appétit.

CHAPITRE XXVII.

POMMADES
Contre les crevasses des mammelles.

286. Prenez huile d'amandes douces, & graisse de bouc de chacune une once; avec une suffisante quantité de cire blanche pour une pommade.

Contre les dartres & la teigne.

287. Prenez deux gros de mercure précipité rouge, une once de sain-doux, mêlez le tout pour une pommade.

CHAPITRE XXVIII.

POTIONS
Contre l'apoplexie.

288. Prenez des eaux de mélisse, de bétoine & de fleurs de tilleul de chacune deux onces, huile d'amandes douces une once, confection d'alkermes un gros, pou-

dre de guttete un scrupule, kermes minéral quatre grains, eau de canelle & de fleurs d'oranges de chacune six gros, lilium de paracelse vingt gouttes, syrop d'œillets une once pour une potion à prendre à la cuillerée.

Contre la cardialgie.

289. Prenez des eaux de chicorée quatre onces, eau de fleurs d'orange une once, poudre contre vers demi-gros, quinquina un gros, sel d'absynthe un scrupule, confection d'hyacinthe un demi-gros, syrop d'absynthe une once pour une potion à prendre à l'instant.

Potion émético-cathartique contre le cholera.

291. Prenez trois grains de tartre stibié que vous délayerez dans trois verres d'eau, à prendre par verrées jusqu'à ce que le malade ait assez vomi.

Contre la Diarrhée.

291. Prenez du corail rouge & des yeux d'écrevisses préparées de chacun un gros, roses rouges une pincée, rhubarbe un gros; faites bouillir le tout dans un bon gobelet de suc de coings, jusqu'à la réduction d'un tiers pour une potion.

Autre au même sujet.

292. Prenez des eaux de roses & de plan-

tain de chacune trois onces, corail & sang de dragon préparé de chacun demi-gros, suc de plantain deux onces, syrop de coing une once pour une potion.

Contre les fiévres malignes.

293. Prenez des eaux de scabieuse & de chardon bénit de chacune trois onces, racines de domptevenin pulvérisées & poudres contre vers de chacune demi-gros, poudre de viperes douze grains, confection d'hyacinthe un gros, syrop d'œillets une once; mêlez pour une potion à prendre à la cuillerée dans les fiévres malignes.

Potion sudorifique contre les fiévres malignes.

294. Prenez eau de chardon bénit cinq onces, semences de la même plante un gros, thériaque deux scrupules, syrop de marrube blanc une once pour une potion sudorifique.

Pour le même sujet.

295. Prenez des eaux de scorsonere & de chardon bénit de chacune deux onces, poudre de viperes & de *semen contra* de chacune demi-gros, syrop d'œillets une once pour une potion à prendre à la cuillerée.

Contre l'hémorragie.

296. Prenez des eaux de plantain, de bourse

à pasteur & de centinode de chacune deux onces, sang de dragon, confection d'hyacinthe, & pierre hématite de chacune demi-gros, syrop de corail une once pour une potion.

Contre l'hydropisie.

297. Prenez des feuilles de sureau desséchées six gros, sel végétal un demi-gros, canelle un scrupule, faites-les cuire dans huit onces d'eau de fontaine; vous délayerez dans la colature de la manne & du syrop de nerprun de chacun une once, pour une potion forte à prendre dans l'hydropisie.

Contre la jaunisse.

298. Prenez racines de garance demi-once, feuilles de grande chélidoine une poignée, sommités de petite centaurée une demi-pincée, canelle deux gros, safran un demi-scrupule, faites infuser le tout pendant la nuit dans huit onces de vin blanc; vous ajouterez à la colature demi-once de sucre pour une potion à prendre le matin, qu'il faudra réitérer pendant quatre ou cinq jours.

Potion à prendre dans la passion iliaque.

296. Prenez eau de lys & huiles d'aman-

G

des douces de chacune deux onces, manne une once & demie pour une potion.

Contre la néphrétique.

300. Prenez quatre onces d'eau de raves, jalap en poudre & sel de tartre de chacun demi-gros, faites une potion à prendre le matin, à laquelle vous ajouterez une once de syrop des cinq racines apéritives.

Potion hystérique.

301. Prenez des eaux de matricaire, d'armoises & de fleurs d'oranges de chacune une once & demie, eau de canelle demi-once, safran dix grains, teinture de castoreum trente gouttes, laudanum liquide vingt gouttes, syrop de *prassio* une once pour une potion hystérique à prendre à la cuillerée.

Contre la péripneumonie.

302. Prenez des eaux de scabieuse & de chardon bénit de chacune trois onces, du sang de bouquetin, du blanc de baleine & de la machoire de brochet de chacun demi-gros, antimoine diaphorétique vingt grains, syrop de pavot blanc une once pour une potion à prendre le soir.

Contre la phrénésie.

303. Prenez demi-once de tamarin,

feuilles de chicorée, d'oseille & de laitue de chacune demi-poignée, faites-les bouillir dans huit onces d'eau. Vous ferez infuser dans la colature deux gros de séné, un demi-gros de *semen contra*, une once de casse récemment extraite ; vous ajouterez dans l'expression une demi-once de vin émétique pour une potion à prendre le matin.

Autre pour le même sujet.

304. Prenez eau de laitue quatre onces, sel de prunelle deux gros, syrop de diacode une once, laudanum un grain, mêlez & faites une potion.

Contre la toux des enfans.

305. Prenez suc de persil demi-once, lait de femme une once, cumin un scrupule : cette potion est recommandée par *Forestus* contre la toux des enfans.

Contre les vers.

306. Prenez cinq onces de décoction de gramen, confection d'hyacinthe & poudre à vers de chacune demi gros, syrop de limon six gros pour une potion.

Autre pour le même sujet.

307. Prenez eau de pourpier deux onces, huile d'amandes douces & syrop de fleurs

de pêcher de chacun demi-once pour une potion contre vers.

Autre pour idem.

308. Prenez racines de chiendent une once, une demi-poignée de sommités d'absynthe, une pincée de fleurs de pêcher, faites bouillir le tout pendant un quart-d'heure dans six onces d'eau de fontaine; vous délayerez dans la colature six onces de syrop de limon pour une potion contre vers à prendre le matin ou le soir.

Contre la colique.

309. Prenez deux onces d'huile d'amandes douces, une once de manne de calabre, faites-les dissoudre dans un bouillon gras; on se servira de la colature contre la colique.

Contre la manie.

310. Prenez la pulpe des semences de mouron, de lin & de millepertuis de chacune deux gros; faites-les dissoudre dans une pinte de petit-lait pour prendre par verre dans la manie, la mélancholie & le flux de sang.

Contre les fièvres malignes.

311. Prenez cinq onces d'eau de chardon bénit, confection d'hyacinte un demi-gros,

poudre de viperes quinze grains, racines d'angélique sauvage un gros, faites une potion sudorifique à prendre dans les fiévres malignes.

Potion purgative contre la colique venteuse.

312. Prenez séné mondé deux gros, rhubarbe demi-gros, anis deux scrupules, faites-les infuser dans cinq onces d'eau de fontaine; vous délayerez dans la colature une once de manne & autant de syrop de chicorée composé, pour une potion purgative à prendre dans la colique venteuse.

Contre le mal de mere.

313. Prenez des eaux d'armoise, de roses & de fleurs d'oranges de chacune une once, eau de canelle trois gros, confection d'hyacinthe un gros, safran quatre grains pour une potion contre le mal de mere.

Contre la suppression des menstrues.

314. Prenez des feuilles d'armoise une poignée, de la canelle pilée dix grains, faites-les infuser à froid l'espace de douze heures dans cinq onces de vin blanc; vous ajouterez à la colature deux gros de teinture de mars pour une potion à prendre dans la suppression des menstrues.

Contre la rougeole, la petite vérole, les fiévres malignes & le Plica Polonica.

315. Prenez des racines de cabaret mises en poudre un demi-gros, six onces d'eau de chardon bénit pour boire le matin à l'aube du jour ; il faut bien couvrir le malade pour exciter la sueur, ensuite il vomira.

Contre l'hydropisie.

316. Prenez deux gros de racines de bryone, faites-les infuser dans cinq onces de vin blanc pour une boisson à prendre le matin dans l'hydropisie.

Contre la diarrhée, le crachement de sang & l'hémorrhagie.

317. Prenez feuilles de bourse à pasteur, d'argentine & de plantain de chacune demi-poignée, mastic un gros, bol d'Arménie un scrupule, faites cuire le tout dans six onces d'eau de pluie ; ajoutez à la colature une once de syrop de coings pour une potion à prendre dans la diarrhée, le crachement de sang & les hémorrhagies.

Potion sudorifique contre les fiévres pourpreuses & la petite vérole.

318. Prenez cinq onces de chardon bé-

nit, demi gros de confection d'hyacinthe, deux scrupules de thériaque, une once de syrop de marube blanc, faites une potion sudorifique à prendre dans les fiévres pourpreuses & la petite vérole.

Contre la pleurésie & la péripneumonie.

319. Prenez cinq onces de décoction de chardon bénit, sel de viperes un demi-scrupule, syrop de pavot rouge une demi-once, faites une potion à prendre dans la pleurésie & la péripneumonie.

Contre les pustules de la petite vérole.

320. Prenez racines de scorsonere une once, feuilles de fenouil & de scabieuse de chacune une demi-poignée, figues demi-douzaine, que vous ferez cuire dans une suffisante quantité d'eau de fontaine; vous ajouterez à la colature quinze grains de sel de corne de cerf, six grains de castoreum pour une potion à prendre à la cuillerée pour faire sortir les pustules de la petite vérole.

Contre la palpitation.

321. Prenez eau de mélisse deux onces, safran oriental dix grains, faites une potion ou un épithéme contre la palpitation du cœur.

G iv

Contre l'épilepsie ou gargarisme contre la douleur des dents.

322. Prenez eau de pivoine quatre onces, huile de buis dix gouttes, faites une potion contre l'épilepsie ou un gargarisme contre la douleur des dents.

Contre la suppression d'urine.

323. Prenez décoction de pariétaire cinq onces, esprit de sel bien préparé dix gouttes, syrop de nénuphar six gros, huile d'amandes douces une once pour une potion à prendre dans la suppression d'urine.

Contre la pierre, la colique néphrétique.

324. Prenez feuilles *duva ursi* demi-poignée, bois de sassafras & anis de chacun un gros, canelle un scrupule, faites bouillir le tout pendant un quart-d'heure dans six onces d'eau de fontaine, & laissez infuser pendant la nuit sur des cendres chaudes, le lendemain faites-les bouillir de rechef; vous délayerez dans la colature une once de sucre candi pour une potion à prendre dans la pierre & la colique néphrétique.

Contre l'hémorragie du nez.

325. Prenez semences d'ortie un gros, suc de la même plante trois onces, syrop

de pavot rouge une once pour prendre dans les hémorragies du nez.

CHAPITRE XXIX.

Poudres
Contre la gouëttre.

326. Prenez alun de roche deux onces, os de séche, éponge sabloneuse de chacune une once, faites-les calciner dans un pot de terre non vernis dans un four, lorsque le pain en est dehors, du soir au matin; mettez le soir une petite pincée de cette poudre sur la langue, ayant soin d'en frotter bien fort le gosier de bas en haut le matin, & d'avaler par-dessus cette poudre une cuillerée d'eau-de-vie bonne & forte, ce que vous continuerez pendant quinze jours.

Contre la cacochymie.

327. Prenez une once de séné en poudre, rhubarbe deux gros, jalap & racines d'iris de chacun un gros & demi, scammonée un gros, faites du tout une poudre selon l'art: la dose est un gros délayé dans du bouillon.

Contre la fiévre intermittente.

328. Prenez de la seconde écorce de frêne & de celle de saule pareille quantité, faites-en une poudre que vous prescrirez au malade en substance, depuis un demi-gros jusqu'à un gros.

Contre les fiévres tierces, doubles tierces, & quartes.

329. Prenez de la racine de cabaret ou *azarum* un gros, crême de tartre un demi-gros, faites une poudre à prendre dans un bouillon; cette poudre produira à-peu-près le même effet que la suivante, qui ne sont l'un & l'autre que des remedes généraux contre ces maladies.

Autre au même sujet.

330. Prenez stybié cinq grains, crême de tartre demi-gros, délayez le tout dans une écuelle d'eau tiéde à prendre en trois doses, à l'intervalle d'une demi-heure chacune.

Autre pour idem.

331. Prenez tous les matins, trois jours de suite, deux gros de quinquina en poudre, délayez dans un verre d'eau de fontaine; après avoir été auparavant saigné &

purgé, on prend la poudre ci-dessus, la fièvre ne manquera pas de passer.

Contre les hernies des enfans.

332. Prenez de l'herbe appellée herniole une poignée, racines de grande consoude demi-once, des cendres de limaçons rouges deux gros, faites du tout une poudre pour en donner tous les matins, depuis un scrupule jusqu'à un gros, aux enfans herniaires.

Contre la manie.

333. Prenez hellebore blanc en poudre un demi-gros, tartre de mars soluble un gros pour prendre le matin dans une écuelle de lait.

Contre la colique néphrétique.

334. Prenez de la racine de calcitrappe sechée à l'ombre un gros, mettez-la en poudre & délayez-la dans un verre de vin blanc pour prendre contre la colique néphrétique.

Contre les paveurs nocturnes.

335. Prenez racines de pivoine mâle & guy de chêne de chacune un scrupule, cinnabre d'antimoine trois grains, mêlez le tout pour une poudre dont on donnera quinze ou vingt grains à l'enfant malade.

Contre le rachitis.

336. Prenez saffran de mars apéritif quatre grains, mercure doux deux ou trois grains pour une poudre à prendre le matin de huit jours en huit jours.

Contre vers.

337. Prenez racines de fougere mâle un gros, d'hellebore noir dix grains, faites une poudre à prendre le matin dans un bouillon.

Contre la fiévre intermittente.

338. Prenez huit feuilles de plantain à cinq nerveuses, faites les sécher & mettez-les en poudre; délayez cette poudre dans du vin ou quelqu'autre liqueur appropriée, que vous prescrivez au commencement de l'accès.

Contre la rétention d'urine.

339. Prenez semences de persil, de chardon bénit, de genêt de chacune une pincée, faites une poudre à prendre dans un verre de vin blanc.

Contre la rage.

340. Prenez de la reine-des-prés, du polype de chêne, de la petite centaurée, de

l'absynthe, du millepertuis, du plantain, de la rhue, de la bétoine, de l'armoise, de la mélisse dite piment, de la sauge, de la verveine, de la menthe & des écailles d'huîtres calcinées. Cueillez ces plantes quand elles sont en fleur, faites-les sécher à l'ombre, réduisez-les en poudre, passez-les au tamis séparément, mettez de chacune partie égale, & trois fois autant de poudre d'écailles d'huîtres calcinées, mêlez le tout exactement & conservez-le dans un pot de terre récemment cuit & sans vernis; il faut renouveller ces plantes tous les ans. Prenez un gros de ces poudres, faites-les infuser du soir au matin dans un bon verre de vin blanc, & donnez-les à boire à jeun à celui qui a été mordu : on le laissera trois heures tranquille sans lui donner aucune nourriture, & on le fera tenir au lit pour qu'il se maintienne en sueur; on réitère pendant trois jours les mêmes prises. On fera de plus saigner les plaies, & on les tiendra ouvertes en les bassinant avec du vin blanc très-chargé de sel commun, & en y appliquant des cataplasmes faits avec les poudres ci-dessus infusées dans du vin ordinaire : on continue les remedes extérieurs jusqu'à la guérison. Si les plaies paroissoient fort envenimées, il faudroit les scarifier. Comme le vice de la rage fait quelquefois des progrès très-rapides, on n'attendra pas que celui qui a été mordu soit à jeun, mais seulement on lui donnera le remede trois heures après avoir mangé. On augmentera le poid & le nombre des doses à proportion de la morsure, de la grande force du malade.

Contre la peste.

341. Prenez racines d'angélique & de pétasite de chacune deux gros, faites une poudre subtile que vous délayerez dans un verre de bon vin vieux pour boire en tems de peste.

Contre le mal de cœur.

342. Prenez de la racine d'aristoloche en poudre un gros, que vous mêlerez dans un œuf frais, à prendre contre le mal de cœur, ce qui a passé pour un sécret.

Contre les os cariés.

343. Prenez des racines d'aristoloche ronde & longue, d'iris de florence de chacune un scrupule, de la myrrhe, d'aloës, de la tuthie préparée de chacune un gros, euphorbe vingt grains, faites une poudre dont vous saupoudrerez les os corrompus.

Contre les maladies de l'estomach.

344. Prenez racines d'arum pulvérisées

deux onces, racines de chicorée, de pimprenelle de chacune une once, yeux d'écrevisse de riviere & de la canelle de chacune demi-once, sel d'absynthe & de geniévre de chacun un gros, avec une suffisante quantité de sucre rosat, faites une poudre pour toutes les maladies de l'estomach, à prendre depuis un scrupule jusqu'à un gros.

Contre la pleurésie & la péripneumonie.

345. Prenez racines d'asphodele un gros, faites une poudre subtile que vous délayerez dans un verre de vin à prendre dans la pleurésie & la péripneumonie.

Contre le calcul & la colique néphrétique.

346. Prenez racine de corline un gros, faites-la sécher & réduisez-la en poudre; délayez cette poudre dans une infusion de cresson de roche pour la colique néphrétique.

Poudre pour blanchir les dents & raffermir les gencives.

347. Prenez des feuilles de romarin demi-poignée, faites-les sécher & réduire en poudre, du pain blanc brûlé & pulvérisé deux gros, du corail rouge un gros, albâtre un demi-gros, mêlez le tout pour une poudre

propre à blanchir les dents & raffermir les gencives.

Contre la dyssenterie.

348. Prenez du suc exprimé des baies de sureau lorsqu'elles sont dans leur maturité autant qu'il vous plaira, & avec de la farine de seigle, faites une pâte, ensuite des petits pains pour cuire au four jusqu'à la consistance de biscuit, réduisez les en poudre, faites de rechef une pâte avec le même suc, pour cuire dans le four comme auparavant ; ce qu'ayant réitéré une troisieme fois, faites une nouvelle poudre que vous garderez : c'est un reméde spécifique contre la dyssenterie ; la dose est d'un gros.

Pour faire mourir les poux.

349. Prenez des semences de staphysaigre, & du poivre long de chacun deux gros, faites une poudre dont on poudrera les cheveux pour faire mourir les poux de la tête.

CHAPITRE

CHAPITRE XXX.

SUCS

Contre l'épilepsie.

350. Prenez suc de la plante de caillelait amassé avant le jour quatre onces; prescrivez-le au malade pendant cinq jours de suite à pareille dose.

Contre la péripneumonie.

351. Prenez demi-once de racines de bardane en poudre, que vous délayerez dans cinq onces de suc de la même plante pour prendre le matin.

Contre la surdité.

352. Prenez un gros oignon creusé dans son milieu, dont on remplira la cavité d'huile de rhue, de poudre de cyprès, de bayes de laurier, d'anis & de cumin de chacune un gros, du castoreum en poudre demi-gros, faites cuire le tout sur des charbons ardens, gardez ensuite l'expression dans une bouteille, dont on laissera couler quelques gouttes soir & matin dans les

H

oreilles d'un sourd en mettant du coton par-dessus.

CHAPITRE XXXI.

Suffumigation
Contre les rhumatismes.

353. Prenez sel une poignée, faites-le bouillir dans une chopine d'eau pour une suffumigation.

CHAPITRE XXXII.

Syrops
Contre les acrimonies de la poitrine.

354. Prenez des feuilles de capillaire, de scolopendre, de cétérach & de rhue de muraille de chacune une poignée, de la réglisse ratissée & concassée une once, que vous ferez infuser pendant la nuit sur des cendres chaudes dans un pot d'eau de fontaine, & que vous ferez ensuite bouillir; vous ajouterez à la colature quatre livres

de sucre, & vous clarifierez le tout pour un syrop anodin contre les acrimonies de la poitrine.

Autre pour la même maladie.

355. Prenez deux onces de racine de grande consoude, une once de réglisse, feuilles de tussilage avec les racines deux poignées, demi-once de pignons, vingt jujubes, semences de mauve deux gros, une tête de pavot blanc; faites bouillir le tout dans une suffisante quantité d'eau de fontaine; ajoutez à la colature du sucre & du miel blanc de chacune six onces, que vous cuirez de rechef jusqu'à consistance de syrop.

Contre l'asthme & la toux violente.

356. Prenez deux onces de figues sèches, une once de passerilles, une chopine d'eau-de-vie dans laquelle vous ferez macérer le tout; après l'expression vous y mettrez le feu jusqu'à consistance de syrop; vous y ajouterez une suffisante quantité de sucre que vous prendrez à la cuillerée dans l'asthme & la toux violente.

Contre la grande effervescence du sang.

357. Prenez du suc des feuilles d'épine-vinette dans leur maturité récemment ex-

H ij

primé & nettoyé, du sucre blanc de chacune deux livres, faites-les cuire par un feu lent jusqu'à consistance de syrop, dont on se servira contre la trop grande effervescence du sang.

Syrop laxatif.

358. Prenez prunes de damas trois onces, séné mondé renfermé dans un linge une once, sel de prunelle deux gros, canelle un gros, faites cuire le tout dans une suffisante quantité d'eau de fontaine, jusqu'à consistance de syrop, que vous prescrirez à la cuillerée pour lâcher le ventre.

Syrop de nerprun contre l'hydropisie.

359. Prenez des bayes de nerprun autant qu'il vous plaira, les ayant mis dans un pot de terre vernisé & couvert, on les laissera pendant quelque tems sur des cendres chaudes, ensuite on les exprimera & on fera cuire le suc avec une suffisante quantité de sucre, à petit feu, jusqu'à consistance de syrop ; la dose est depuis une demi-once jusqu'à deux.

Contre le crachement de sang.

360. Prenez du suc d'ortie bien purifié, & du sucre rosat de chacune une livre, faites-les cuire selon l'art pour un syrop à prendre à la cuillerée pour arrêter le crachement de sang.

CHAPITRE XXXIII.

TABLETTES

Contre l'asthme.

361. Prenez demi-once de fleurs de soufre, fleurs de benjoin deux gros, quatre onces de sucre, que vous ferez cuire dans l'eau d'orge jusqu'à consistance pour des tablettes du poids d'un gros.

Contre la toux.

362. Prenez la pulpe de racines de polypode, d'althæa cuites dans la décoction de grande consoude, du sucre en suffisante quantité, que vous ferez cuire dans l'eau d'orge, jusqu'à consistance de tablettes.

Contre la toux férine.

363. Prenez trois onces de la pulpe de racines de guimauve cuite dans l'eau d'orge, du sucre blanc une suffisante quantité, faites-les cuire selon l'art dans l'eau d'orge à la consistance de tablettes du poids d'un gros, dont on en tiendra une dans la bouche pendant la toux violente.

CHAPITRE XXXIV.

Tisanes
Contre la dyssurie.

364. Prenez des racines de nénuphar quatre onces, racines d'althæa une once, réglisse demi-once que vous ferez cuire pendant une demi-heure dans cinq chopines d'eau de fontaine ; vous délayerez dans la colature trois gros de nitre purifié pour une tisane à prendre pour boisson ordinaire.

Contre l'asthme.

365. Prenez racines d'ache, de bardane, de gramen & d'énula-campana de chacune une once, des feuilles de capillaire, de pimprenelle de chacune une poignée, des sommités de marrube & d'hyssope de chacune une pincée, des semences de fenouil demi-once, réglisse six gros, faites cuire le tout dans trois pintes d'eau pour une tisane à prendre pour boisson ordinaire.

Autre pour le même sujet.

366. Prenez de la racine d'énula-campana une once, feuilles d'hyssope, de marrube

blanc de chacune une demi-poignée, des figues, des raisins secs, de la gomme arabique de chacune une demi-once, faites-les cuire dans une pinte d'eau pour une tisane à prendre tiéde.

Contre les pâles couleurs.

367. Prenez de la racine de cyprès une once, sommités d'hyssope, de marrube blanc de chacune une poignée, que vous ferez cuire dans une pinte d'eau; vous ajouterez sur la fin de la décoction une demi-once de réglisse pour une tisane à prendre pour boisson ordinaire.

Contre le crachement de sang.

368. Prenez des racines de bistorte, de tormentille & de grande consoude de chacune une once, des feuilles de bugle, de pyrole, de pied-de-lion de chacune une poignée, des fleurs de coquelicot, de sumach de chacune une pincée, de la réglisse une demi-once, que vous ferez bouillir pendant une demi-heure dans trois pintes d'eau de fontaine pour une tisane à prendre pour boisson ordinaire.

Contre le diabete.

369. Prenez des racines de grande consoude & de bistorte de chacune une once,

des écorces de grenades, fleurs de fumach de chacune demi-once, feuilles de plantain, de centinode, d'équisetum, de bourse à pasteur de chacune une poignée, balaustes, roses rouges de chacune une pincée, semences de pavot blanc, de plantain de chacune deux gros, réglisse une once, une tête de pavot, faites bouillir le tout dans cinq chopines d'eau de fontaine, pour une tisane à prendre pour boisson ordinaire.

Contre le flux.

370. Prenez des racines de grande consoude & de buglosse de chacune une once, de la réglisse demi-once, feuilles d'argentine, de centinode, de bourse à pasteur de chacune une poignée, roses rouges & fleurs de sumach de chacune une pincée, faites bouillir le tout dans trois chopines d'eau jusqu'à la réduction d'un quart, pour une tisane à prendre pour boisson ordinaire.

Contre l'hémorragie.

371. Prenez des feuilles de plantain & de pied-de-lion de chacune une poignée, racines de bistorte, de tormentille & de grande consoude de chacune une once, réglisse une demi-once, fleurs de coquelicot, de sumach & roses rouges de chacune une pincée, que vous ferez bouillir dans un pot

d'eau pour une tisane à prendre pour boisson ordinaire.

Contre la péripneumonie.

372. Prenez orge entier demi-poignée, feuilles de capillaire une poignée, fleurs de tussilage, de pavot rouge & de violettes de chacune une pincée, raisins secs une once, faites cuire le tout dans un pot d'eau de fontaine réduit aux deux tiers, en ajoutant sur la fin de la coction demi-once de réglisse pour une tisane à prendre tiède pour boisson ordinaire.

Contre la petite vérole.

473. Prenez de la raclure de corne de cerf & d'yvoire de chacune deux gros, que vous ferez cuire dans une pinte d'eau réduite aux trois quarts; sur la fin de la décoction vous ajouterez deux gros de réglisse pour une tisane à prendre pour boisson ordinaire.

Contre le priapisme.

374. Prenez des racines d'oseille, de chicorée, de fraisier, de guimauve & de nénuphar de chacune une once, réglisse demi-poignée, faites bouillir le tout dans un pot d'eau de fontaine pour une tisane à prendre pour boisson ordinaire.

Tisane contre la rétention d'urine, & la gonorrhée.

375. Prenez des racines de nénuphar, de guimauve de chacune une once, des fleurs de mauves, de violettes de chacune une pincée, des semences de lin demi-once, de la réglisse ratissée trois gros, faites cuire le tout dans trois pintes d'eau de fontaine; vous ajouterez à la colature quatre onces de syrop de nénuphar, pour une tisane dans la néphrétique, la rétention d'urine & la chaudepisse.

Contre les rhumatismes.

376. Prenez des bois & racines de squine, de salsepareille, de guayac & de sassafras de chacun une once, réglisse & polypode de chêne de chacun demi-once, fleurs de coquelicot une pincée, faites bouillir le tout pendant une demi-heure dans cinq chopines d'eau de fontaine, que vous laisserez ensuite infuser pendant la nuit sur des cendres chaudes, pour une tisane dont le malade prendra un grand gobelet le matin à jeun, un autre gobelet deux heures après dîner, & un troisieme à l'heure du sommeil.

Tisane contre la dyssenterie, la colique néphrétique, la rétention d'urine & la chaudepisse.

377. Prenez une demi-poignée d'orge entier, racines de buglosse & de nénuphar de chacune deux onces, de la racine de guimauve une once, des fleurs de mauve & de violettes de chacune une pincée, réglisse trois gros, faites cuire le tout dans un pot d'eau de fontaine pour une tisane propre pour adoucir la trop grande âcreté des humeurs dans la dyssenterie, la colique néphrétique, la rétention d'urine & au commencement de la chaudepisse.

Contre la colique néphrétique, l'ardeur d'urine & la chaudepisse.

378. Prenez des racines de nénuphar quatre onces, de la racine de guimauve une once, de la réglisse ratissée & concassée une demi-once, faites cuire le tout dans six livres d'eau de fontaine ; vous délayerez dans la colature du nitre & du crystal minéral de chacun deux gros pour une tisane à prendre contre la colique néphrétique, l'ardeur d'urine & la gonorrhée virulente.

Contre les pâles couleurs.

379. Prenez des racines d'éryngium,

d'arrête-bœuf & de garance de chacune une once, feuilles d'aigremoine, de pimprenelle, de capillaire de chacune une poignée, de la réglisse ratissée & concassée demionce, faites cuire le tout dans trois chopines d'eau de fontaine pour une tisane à prendre dans les pâles couleurs.

Contre l'asthme, la toux, la pleurésie, la péripneumonie, la pthysie, le crachement de sang, la rétention d'urine, la pierre, la gravelle, les ulceres du poumon, des reins & de la vessie.

380. Prenez une demi-poignée d'orge entier, des racines de réglisse deux onces, des feuilles de mauve, de pas-d'âne & de violettes de chacune une pincée, demi-once de passerilles, six jujubes & autant de figues grasses, que vous ferez bouillir dans un pot d'eau de fontaine jusqu'à la diminution d'un tiers, faites une tisane à prendre pour boisson ordinaire contre les maladies susdites.

Contre l'asthme, & la toux invétérée.

381. Prenez racines d'aunée demi-once, sommités d'hyssope & de marrube blanc de chacune demi-poignée, fleurs de pavot rouge une pincée, faites-les cuire dans une

suffisante quantité d'eau de fontaine; vous ajouterez à chaque verre de cette tisane une once de lierre terrestre, qu'il faut prendre contre l'asthme & la toux.

Contre la colique néphrétique & la pierre.

382. Prenez une once de bayes de genièvre écrasées, racines de lys & de guimauve de chacune une demi-once, semences de lin deux gros, feuilles de mauve & de violettes de chacune une demi-poignée, faites bouillir le tout pendant un quart-d'heure dans un pot d'eau de fontaine; vous ajouterez à la colature une chopine de bon vin blanc: gardez cette tisane dans un vaisseau de fayance bien bouché, que vous prescrirez pour boisson ordinaire contre la pierre & la colique néphrétique.

Contre la gale, la teigne, la goutte & les maladies vénériennes.

383. Prenez racines de bardane cinq onces, une once de ces semences pilées, faites-les cuire dans un pot d'eau de fontaine; vous délayerez dans la colature sel végétal deux gros, pour une tisane à prendre contre la gale, &c.

Contre la rétention d'urine.

384. Prenez des feuilles de marrube

blanc, de romarin de chacune une poignée, des semences de persil demi-poignée, des passerilles de corinthe, des sebestes & des jujubes de chacune une once, que vous ferez bouillir pendant une demi-heure dans un pot d'eau de fontaine; vous ajouterez sur la fin de l'ébulition trois gros de réglisse raclés & concassés, trois cuillerées de miel commun, pour une tisane contre la rétention d'urine.

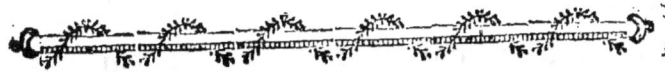

LISTE
DES MÉDICAMENS,
TANT SIMPLES QUE COMPOSÉS,
EMPLOYÉS DANS CETTE PHARMACOPÉE.

§ 2.

CHAPITRE PREMIER.

Médicamens tirés du regne animal.

1. BEURRE. Le beurre frais & naturel prescrit à l'intérieur, est émollient & laxatif ; mais comme il cause souvent des nausées, on ne le prescrit intérieurement que lorsqu'il s'agit d'envelopper & d'émousser les particules des poisons corrosifs. L'usage externe du beurre est très-étendu ; il est émollient, adoucissant, maturatif, digestif & résolutif : on en frotte les gencives des enfans dans le tems de la dentition. Le beurre appliqué sur la peau en liniment ou en pommade, calme la douleur,

la grande chaleur & la démangeaison ; il ramollit les parties enflammées, diminue l'ardeur qui s'y trouve communément. On l'emploie dans les cataplasmes ; les lavemens émolliens & adoucissans, depuis une once jusqu'à trois : il faut éviter l'usage du beurre rance. Le beurre entre dans les formules 50, 67, 225, 254 & 257.

2. *Bouc.* Sa chair est d'un goût & d'une odeur forte & désagréable, principalement quand cet animal est en chaleur, c'est pourquoi on l'emploie peu parmi les alimens ; son suif & sa moëlle sont propres pour ramollir, résoudre & adoucir : il passe aussi pour fortifier les nerfs. Le suif de bouc entre dans la formule 286 de cette Pharmacopée.

3. *Brochet.* Le brochet, principalement celui de riviere, est d'un goût délicieux ; les petites pierres qui se trouvent dans sa tête sont propres pour hâter l'accouchement, purifier le sang, faire venir les mois aux femmes, & provoquer l'uriner ; la dose est depuis 25 grains jusqu'à un gros : sa graisse est résolutive, adoucissante & propre pour les catarres & les rhumatismes. On prétend que son fiel peut, au commencement de l'accès de la fiévre, la guérir radicalement ; la dose est de 7 ou 8 gouttes dans une liqueur appropriée : on prétend aussi

aussi que son cœur produit le même effet. Notre Pharmacopée emploie ses mâchoires dans les formules 271 & 302.

4. *Castoreum*. Le castoreum est une espece de vésicule membraneuse pleine d'une matiere molle, qui ressemble à une testicule, & qui se trouve vers les aînes du castor, qu'on a soin de faire sécher à la cheminée, & qui se change pour lors en une matiere dure, cassante, brune, entrelassée de membranes fort déliées, & d'une odeur forte & pénétrante. On attribue au castoreum la vertu de fortifier le cerveau, d'abaisser les vapeurs, d'atténuer les humeurs grossieres & de les chasser par la transpiration : on l'emploie dans l'épilepsie, la paralysie, l'apoplexie, la surdité & dans plusieurs autres cas pareils. Il entre dans les formules 96, 177, 178, 237, 284, 301, 320 & 352.

5. *Chats*. La graisse de chats est résolutive, adoucissante & émolliente. L'animal entier, lorsqu'il est encore petit, fait partie de la 229e formule de cette Pharmacopée.

6. *Cire*. La cire est émolliente & résolutive ; on s'en sert dans les emplâtres, les cérats & les onguents. Cette Pharmacopée l'emploie dans sa 107 formule.

7. *Cloportes*. On attribue à ces insectes une vertu apéritive, incisive, diurétique &

dépurative. On en fait usage dans la jaunisse & l'hydropisie, dans les embarras skirreux & dans les virus scrophuleux & cancéreux. Plusieurs asthmatiques ont été soulagés en prenant intérieurement des cloportes : on prétend que ces animaux chassent les graviers des reins & des ureteres, & qu'ils sont même assez efficaces pour briser les pierres ou calculs humains. On lave les cloportes dans du vin blanc, ensuite on les pile & on en fait un nouet qu'on met dans les tisanes, les apozêmes, les bouillons, le petit-lait ; on les y laisse bouillir pendant quelques minutes. On ordonne aussi de simples infusions de cloportes dans le vin blanc ou la décoction de pariétaire. La dose des cloportes doit être depuis 10 jusqu'à 30. On en prescrit aussi le suc par expression, & pour lors on les prend en plus grand nombre : on mêle ordinairement le suc dans un bouillon. Les cloportes séchés & mis en poudre s'ordonnent depuis 6 grains jusqu'à un demi-gros. Notre Pharmacopée les emploie dans les 55, 177, 271 & 282 formules.

8. *Corail.* Le corail est un remede absorbant des plus efficaces & des plus usités ; on le prépare dans les boutiques avant que de s'en servir ; il convient très-bien pour faire

cesser cette grande ardeur de l'estomach, qui a pour cause une bile devenue trop acide: on le prescrit comme anodin, & anti-spasmodique dans les douleurs & convulsions produites par la saburre acide des premieres voies: la dose est depuis 15 grains jusqu'à un gros. Il fait partie des formules 264, 268, 291, 292 & 347.

9. *Coralline* ou *Mousse de mer*. C'est un puissant vermifuge & un grand absorbant; on en fait prendre aux enfans qui ont des vers; on s'en sert avec succès contre le flux de sang & la saburre acide de l'estomach: la dose pour un adulte est depuis un scrupule jusqu'à un gros, qu'on diminue pour les enfans suivant l'âge. On l'emploie dans les formules 266 & 294 de cette Pharmacopée.

10. *Corne de cerf*. Elle se donne en substance ou en décoction; elle est alexitere, diaphorétique, & convient dans les petites véroles, les fievres malignes & les autres maladies qui exigent la sueur: mise en poudre, elle est absorbante; sa rapure se prescrit à la dose d'une once en décoction pour deux livres d'eau: on en fait une gelée dont on se sert pour réparer les forces perdues, & mettre l'estomach en état de faire ses fonctions. On l'emploie dans les formules 260 & 320 de cette Pharmacopée.

I ij

CRÊ·

11. *Crême.* C'est la partie huileuse du lait qu'on emploie à faire le beurre. Notre Pharmacopée en fait usage dans sa 256ᵉ formule.

12. *Écailles d'huître.* On leur attribue une vertu absorbante, & elles font partie de la formule 340.

13. *Écrevisses.* Elles sont mises au nombre des médicamens dépuratifs, diurétiques & pectoraux : on les emploie fréquemment dans les maladies de la peau, les embarras des reins, l'asthme & la phtysie. Les pierres d'écrevisse sont absorbantes. *Voyez* les formules 99, 160, 291 & 344.

14. *Fiente de cheval ou de mulet.* C'est un sudorifique : elle fait partie de la 164 formule.

15. *Fiente de vache.* Elle est résolutive, rafraîchissante, anodine, propre pour les tumeurs enflammées, pour les douleurs de la gorge, pour les érésipelles, pour la gale. Notre Pharmacopée l'emploie dans sa 65 formule.

16. *Fourmis.* On prétend que les fourmis restaurent les esprits, excitent l'*aura seminalis* & qu'elles sont dessicatives : on les croit bonnes contre la surdité. Cette Pharmacopée en fait usage dans sa 177 formule.

17. *Lait de femme.* Il est tempéré, con-

vient pour les étiques, les rougeurs, les fluxions qui viennent aux yeux & les douleurs de la goutte. C'eſt de tous les laits, celui qu'on doit préférer dans nos maladies, comme celui qui a le plus de rapport à notre conſtitution : il entre dans les formules 253 & 305 de cette Pharmacopée.

18. *Lait de vache.* Le lait de vache eſt le lait le plus en uſage parmi les alimens, il eſt épais, gras & très-propre à rétablir les parties ſolides : il fait partie des formules 53, 89, 91, 97, 212, 251 & 333.

19. *Limaçons.* Ils ſont, ſuivant Lémery, rafraîchiſſans, adouciſſans, incraſſans ou conſolidans, propres pour emporter les taches du viſage : on en tire de l'eau par diſtillation. Ils font partie de la 332 formule.

20. *Miel.* Les plus habiles Praticiens le regardent comme un excellent adouciſſant & déterſif ; on le conſeille dans les maladies de poitrine, des reins & de la veſſie, accompagnées de beaucoup de chaleur & d'ulcération. Le miel s'emploie auſſi extérieurement dans les gargariſmes ; on en fait auſſi des cataplaſmes de même que des ſuppoſitoires : il eſt la baſe de différentes préparations & confections officinales. Notre Pharmacopée l'emploie dans ſes formules 105, 146, 151, 211, 215, 217, 218, 221, 222, 355.

21. *Mouton.* La chaire de mouton est tendre, d'un bon goût, & fort souvent tempérée; son fiel est employé pour déterger les ulceres des yeux; on se sert de son suif intérieurement pour arrêter la dyssenterie; on le mêle aussi dans les onguents, les emplâtres & les pommades pour résoudre & adoucir. *Voyez* les formules 38, 40, 41, 42, 43, 44 & 45.

22. *Nacre de perles.* C'est un alkali. Elle est propre pour arrêter les cours de ventre & les hémorragies, & pour adoucir les humeurs trop âcres du corps: elle entre dans la 268 formule de cette Pharmacopée.

23. *Oeuf.* Il fournit plusieurs remedes internes & externes. La coque d'œuf est absorbante, apéritive, diurétique, & même fébrifuge: la dose en poudre est depuis un scrupule jusqu'à un demi-gros. Le blanc d'œuf est un bon médicament externe, adoucissant & anodin, fortifiant & répercussif; son application est utile dans les cas de contusion & d'inflammation aux yeux: il diminue l'irritation de cet organe, & calme sa trop grande chaleur. On l'emploie avec succès contre la brûlure de quelque partie que ce soit. Le jaune d'œuf est également un remede interne & externe; pris intérieurement, il est adoucissant pectoral;

c'est avec le jaune d'œuf qu'on prépare le lait-de-poule, qui n'est rien autre chose qu'un jaune d'œuf frais délayé dans huit onces d'eau bouillante, à quoi l'on ajoute une quantité suffisante de sucre : ce remede est très-bon contre la toux, la chaleur & la sécheresse de poitrine. Les œufs durs resserrent le ventre ; c'est pourquoi on les conseille dans certain flux. Extérieurement, le jaune d'œuf est adoucissant, vulnéraire & digestif ; on l'emploie dans les lavemens anti-dyssenteriques les plus communs, dans les onguents digestifs & les emplâtres maturatifs. L'œuf est employé dans les formules 51, 70, 84, 103, 200, 210, 219, 223 & 342 de cette Pharmacopée.

24. *Poule.* On se sert en médecine de la graisse de poule pour adoucir, pour résoudre & pour ramollir les duretés ; on applique la poule ouverte & encore toute chaude sur la tête, pour ouvrir les pores, pour les fiévres malignes, pour les maladies du cerveau, comme l'apopléxie, la phrénésie, la léthargie & le délire. On fait sécher & pulvériser la membrane intérieure de l'estomach de la poule, & on l'emploie de cette maniere pour exciter l'urine, aider la digestion, pour fortifier l'estomach & arrêter les cours de ventre. Notre Pharmacopée

l'emploie dans ses 37, 38, 40 & 45 formules.

25 *Petit-lait*. Il est rafraîchissant, tempérant, laxatif, apéritif & diurétique; il convient dans les fiévres ardentes & inflammatoires, dans la dyssenterie & l'âcreté des humeurs; il soulage les hypocondriaques & les scorbutiques, calme les douleurs de rhumatisme ou de goutte, fait cesser les difficultés d'uriner. Notre Pharmacopée l'emploie dans sa 143 formule.

26. *Saindoux*. Il est émollient & résolutif, & fait partie des formules 48, 54, 57, 255 & 287.

27. *Sang de bouquetin*. Il est pectoral, résolutif & diaphorétique. Il entre dans les formules 271 & 302 de cette Pharmacopée.

28. *Seiche*. L'os de seiche est un absorbant; on le regarde aussi comme astringent: on le recommande contre la gonorrhée & les fleurs blanches. Il est aussi diurétique comme la plûpart des fortifians: les Médecins le prescrivent rarement intérieurement. L'os de seiche sert plus fréquemment pour les usages externes, comme détersif & dessicatif, tant pour effacer les taches du visage, que pour blanchir les dents. Il fait partie de la 326 formule de cette Pharmacopée.

29. *Sperme de baleine*, ou *blanc de baleine*. Il se prend intérieurement comme adoucissant & anodin dans la toux & la chaleur de poitrine, dans la fluxion de poitrine, l'asthme, les tranchées, les épreintes, les accès de néphrétique, la difficulté d'uriner; & on le met aussi au nombre des résolutifs externes. Notre Pharmacopée l'emploie dans les formules 271 & 302.

29. *Veau*. Sa chair est nourrissante, humectante & rafraîchissante; elle amollit & excite une liberté du ventre. La tête & les poumons de veau sont pectoraux, propres pour adoucir les âcretés de la poitrine & de la gorge, & pour la phthisie. Les pieds de veau sont aussi pectoraux, leur substance est glutineuse, humectante & adoucissante: on en met dans les bouillons pour modérer les pertes de sang des menstrues, d'hémorrhoïdes, & pour le crachement de sang: le foie de veau resserre & produit des humeurs grossieres. Notre Pharmacopée l'emploie dans ses formules 36, 37 & 42.

30. *Viperes*. On fait avec des viperes un bouillon propre à purifier le sang & augmenter la transpiration: sa poudre est sudorifique. Elles entrent dans les formules 1, 293 & 295 de cette Pharmacopée.

31. *Yvoire.* L'yvoire a une vertu diaphorétique & alexitere, & fait partie de la formule 265.

CHAPITRE II.

Médicamens tirés du regne végétal.

ARTICLE PREMIER.

Végétaux exotiques.

33. A L O E S. Il y en a de trois especes : le succotrin, l'hepatique & le cabalin. Celui qui est le plus en usage est le succotrin : on ne se sert que de son suc, qui est d'une couleur jaune fauve, très-amer ; il est purgatif, hystérique, apéritif, stomachique : la dose en substance est depuis un scrupule jusqu'à deux, en bols ou pilules. Extérieurement, il est vulnéraire & détersif. Il entre dans les formules 17, 24, 267, 270, 281, 285 & 343 de cette Pharmacopée.

33. *Anis.* La partie de cette plante, qui est en usage en médecine, est la semence. Cette semence est aromatique, très-gracieuse & un peu douce ; elle est stomachique & carminative, anodine & antispasmodique ; on prétend qu'elle est encore

apéritive, diurétique & emménagogue : on la donne en substance depuis dix grains jusqu'à un demi-gros. Notre Pharmacopée l'emploie dans ses formules 98, 180, 188, 209, 210, 218, 236, 242, 273, 324, 346 & 352.

34. *Assa fœtida*. C'est une substance gommeuse & résineuse, jaunâtre, molle, d'une mauvaise odeur qui approche de celle de l'ail. L'assa fœtida se met au nombre des médicamens sédatifs & antispasmodiques ; il est aussi carminatif. On le prescrit dans les affections hystériques, la suppression de regles & l'accouchement difficile ; on le recommande aussi dans la colique venteuse & la tympanite. Extérieurement, il est émollient & résolutif ; on s'en sert principalement en fumigations pour procurer du soulagement aux personnes hystériques. Notre Pharmacopée l'emploie dans ses formules 18, 276 & 284.

35. *Baume de Judée*. C'est un suc résineux, jaunâtre, qui, par sa saveur & son odeur, approche de l'écorce de citron. Le baume de judée ou de la mecque intérieurement est vulnéraire & détersif ; pourvu qu'il ne soit pas ancien, il mérite d'être placé parmi les analeptiques, les alexiteres & les apéritifs. On le prescrit dans les ulceres des poumons, des reins & de la vessie : il est utile dans les fiévres d'un mau-

vais caractere, leve les obstructions, procure du soulagement aux asthmatiques, favorise & même provoque l'apparition des regles. Il fait partie de la formule 231.

36. *Benjoin*. C'est une substance solide, transparente, tachée & d'une odeur gracieuse, qui découle d'un arbre des Indes; on le met au rang des bechiques vulnéraires & incisifs; il convient dans la toux invétérée, dans la phthysie & dans l'asthme: on le place aussi parmi les apéritifs & les toniques : il est recommandé contre les écrouelles, la fiévre quarte & même la fiévre quotidienne. On l'emploie aussi extérieurement : il est fortifiant & résolutif. Il entre dans les formules 259 & 361 de cette Pharmacopée.

37. *Canelle*. La canelle est la seconde écorce d'un arbre qui est très-commun dans l'isle de Ceylan; elle est apéritive, résolutive, alexipharmaque, fortifiante, carminative, stomachale & hystérique : on l'emploie en substance depuis un scrupule jusqu'à un gros, & en infusion depuis un gros jusqu'à deux. Notre Pharmacopée l'emploie dans ses formules 4, 11, 15, 18, 98, 164, 165, 246, 250, 280, 288, 298, 313, 314, 344, 346 & 358.

38. *Caragne*. C'est une gomme résineuse, grise, mollasse & de bonne odeur, un peu aromatique, qui découle du tronc d'un

arbre semblable au palmier. Cette gomme fortifie les nerfs, appaise les douleurs des jointures, déterge, consolide les plaies & est bonne pour le mal des dents & des yeux, appliqué sur la tempe. Notre Pharmacopée s'en sert dans la formule 62.

39. *Casse.* C'est une silique de la moëlle de laquelle on se sert en médecine. Cette moëlle est un purgatif doux & altérant ; la dose est en substance depuis deux gros jusqu'à une demi-once, & en décoction, depuis une demi-once jusqu'à quatre onces. Elle est très-usitée dans notre Pharmacopée. *Voyez* les formules 17, 19, 21, 22, 26, 29, 30, 32, 33, 34, 35, 219, 285, 290 & 303.

40. *Coloquinte.* La pulpe de son fruit est un violent purgatif : on l'emploie ordinairement en lavement. Elle fait partie de la formule 166 de cette Pharmacopée.

41. *Coriandre.* Sa graine est carminative, stomachale, un peu astringente. Elle entre dans les formules 98, 216 & 273 de cette Pharmacopée.

42. *Cumin.* Sa graine est stomachale & carminative. *Voyez* les formules 180, 253, 305 & 352 de cette Pharmacopée, dans lesquelles on l'a fait entrer.

43. *Cyprès.* Ses fruits sont très-astringens, fébrifuges pris à la dose d'un gros dans du vin. On les emploie dans les formules 352 & 367.

44. *Dictamne de Crete.* Ses feuilles & ses sommités sont hystériques, alexipharmaques : la dose en poudre est depuis un demi-gros jusqu'à un gros. Notre Pharmacopée l'emploie dans ses formules 18 & 26.

45. *Euphorbe.* C'est un suc gommeux & résineux, qui découle par incision d'un arbrisseau qui croît dans l'Afrique ; ce suc est laiteux, âcre, un peu brûlant & sans odeur : il devient couleur d'or. C'est un purgatif hydragogue trop violent pour s'en servir intérieurement ; extérieurement il est incisif & digestif. Il fait partie des formules 178 & 343 de cette Pharmacopée.

46. *Galbanum.* C'est un suc gommeux & résineux, il est pectoral, apéritif, carminatif, hystérique & alexitere ; extérieurement, il est incisif, maturatif & émollient. On le trouve employé dans notre formule 107.

47. *Gayac.* C'est le bois d'un arbre qui croît a Saint-Domingue. Ce bois seul, ou avec son écorce, est incisif, détersif, sudorifique, stomachal, apéritif, pectoral, nervin ; sa dose en décoction est depuis deux gros jusqu'à une demi-once ou une once. Notre Pharmacopée s'en sert dans ses formules 166, 272 & 276.

48. *Gingembre.* Le gingembre est une racine qu'on emploie dans la médecine.

Cette racine est stomachale, pectorale, carminative, alexipharmaque : sa dose en substance est depuis 5 jusqu'à 15 grains. Nous en faisons usage dans notre formule 165.

49. *Gomme ammoniac*. Cette gomme est jaune en dehors, & blanche en dedans, d'une odeur désagréable, & d'une saveur amere ; elle est becchique, adoucissante, incisive, résolutive, vulnéraire, & même antihystérique & emménagogue ; elle convient dans les embarras sckirreux des visceres, dans l'hypocondriacie & le scorbut: on la prescrit aussi dans la toux, l'asthme & les ulceres internes ; on peut même la prescrire dans les fleurs blanches. La dose de la gomme ammoniac en substance est depuis douze grains jusqu'à un demi-gros & même davantage, sous la forme d'émulsion, de bol & de pilules. Ce médicament appliqué extérieurement est émollient, résolutif & maturatif : il dissipe les cors des pieds. Notre Pharmacopée l'emploie dans sa 267 formule.

50. *Gomme arabique*. Cette gomme est adoucissante, pectorale, tempérante ; la dose en poudre est depuis un scrupule jusqu'à deux gros : on la fond aussi dans une liqueur appropriée. On l'emploie dans la 366 formule.

51.

51. *Hermodactes.* C'est une racine tubéreuse en forme de cœur, qu'on nous apporte seche d'Egypte & de Syrie : cette racine purge doucement les humeurs pituiteuses du cerveau & des jointures, & excite la sueur. Notre Pharmacopée emploie cette racine dans sa 166 formule.

52. *Jalap.* Le jalap est une racine en partie gommeuse, en partie résineuse, & presque sans saveur; on le regarde comme un des meilleurs purgatifs & des plus doux hydragogues : on le donne en substance depuis douze grains jusqu'à un scrupule. Il entre dans les formules 21, 22, 23, 123, 263, 267, 272, 281, 300 & 327.

53. *Iris de Florence.* La racine d'iris de Florence est incisive, pectorale; la dose en poudre est depuis un scrupule jusqu'à un gros : extérieurement elle est sternutatoire. Notre Pharmacopée l'emploie dans ses formules 71, 78, 83, 88 & 342.

54. *Macis.* C'est la seconde enveloppe du fruit du muscadier; il est stomachique, carminatif, cordial, alexipharmaque, astringent. Il entre dans la formule 259.

55. *Manne.* La manne est un purgatif doux, hydragogue. La manne grasse passe pour être plus purgative que la manne en larmes : elle est très-usitée dans cette Pharmacopée. *Voyez* les formules 235, 238

K

239, 240, 242, 243, 245, 246, 247, 249, 250, 299, 309 & 312.

56. *Mastic.* C'est une résine jaune pâle, seche, s'amollissant par la chaleur, & répandant sur les charbons une odeur agréable, d'un goût aromatique, un peu astringent; sa vertu est d'être stomachale, astringente, fortifiante & adoucissante intérieurement & extérieurement. Cette résine fait partie de la 280 formule.

57. *Myrrhe.* C'est une substance gommeuse & résineuse, dont la couleur est rougeâtre ou ferrugineuse, l'odeur désagréable & la saveur âcre & amere; elle est analeptique, stomachique, apéritive, diurétique, vulnéraire, antiseptique, antihystérique & emmenagogue. Notre Pharmacopée l'emploie dans ses formules 18, 28 & 343.

58. *Muscade.* Mêmes propriétés que le macis. On s'en sert dans les formules 98 & 268.

59. *Poivre long.* Il est résolutif, apéritif, atténuant, stomachique; la dose en substance est depuis un grain jusqu'à dix, & en infusion jusqu'à un scrupule : extérieurement il est masticatoire, sternutatoire. On le trouve dans la formule 349 de cette Pharmacopée.

60. *Pyretre.* C'est une racine d'une cou-

leur cendrée qui nous vient d'Afrique ; on la met au nombre des plus excellens sialagogues : on l'emploie avec succès contre les catarres & fluxions de la tête. La maniere de s'en servir est d'en tenir un morceau à la bouche ou de la mâcher : mise en poudre, c'est un excellent sternutatoire. *Voyez* la formule 163.

61. *Quinquina*. C'est une écorce qui nous vient du Pérou ; on lui attribue une vertu febrifuge, stomachale, carminative, diurétique, hystérique & anti-septique. Nous l'employons dans nos formules 260, 266, 277, 289 & 331.

62. *Rhubarbe*. C'est une racine qui nous vient de la Chine & de la Tartarie ; elle est purgative, stomachale, apéritive, cholagogue & vermifuge. Elle est d'usage dans nos formules 7, 27, 39, 236, 241, 243, 263, 267, 270, 279, 281, 291, 312 & 327.

63. *Safran*. Il est hystérique, anodin, apéritif, cordial, stomachique, pectoral ; la dose est depuis un demi-scrupule jusqu'à un : extérieurement il est adoucissant, résolutif, ophtalmique. Notre Pharmacopée l'emploie dans ses formules 4, 15, 28, 70, 132, 301, 313 & 321.

64. *Sagapenum*. C'est une gomme rouge en dehors, & blanchâtre en dedans ; on

lui attribue une vertu incisive, pénétrante, apéritive, un peu purgative & sudorifique. Elle fait partie de la formule 267.

65. *Salsepareille*. C'est une racine qui nous vient de la Virginie & du Canada; elle est sudorifique, incisive, atténuante: la dose en substance est depuis un demi-gros jusqu'à deux, & jusqu'à une demi-once en décoction. On l'emploie dans les formules 3, 272 & 376 de cette Pharmacopée.

66. *Sang de dragon*. C'est une résine rouge qui découle d'un arbre qui vient aux isles de Canaries & près de Madere. On trouve le sang de dragon dans les formules 204, 262, 292 & 296 de cette Pharmacopée.

67. *Sassafras*. Bois & écorce qui nous viennent de la Virginie, du Brésil & autres lieux de l'Amérique; ils sont incisifs, sudorifiques & diurétiques. Ils entrent dans les formules 162, 266, 324, 346 & 376 de cette Pharmacopée.

68. *Scammonée*. C'est un suc purgatif, hydragogue & dangereux, quand il n'est pas bien corrigé & administré. Il entre dans la formule 272.

69. *Semences contre vers, barbotine*. Son nom indique assez qu'elle est vermifuge; elle est encore stomachique, fortifiante, antihystérique & emmenagogue. Elle fait

partie des formules 3, 206, 266, 293, 295, 303 & 306.

70. *Sené.* Les feuilles & les gouffes de fené font purgatives, les fruits moins que les feuilles; la dofe eft en fubftance depuis un fcrupule jufqu'à un gros; & en infufion ou en légere décoction, depuis un gros jufqu'à une demi-once. Nous l'employons dans les formules 7, 236, 241, 242, 244, 245, 312 & 327 de cette Pharmacopée.

71. *Squine.* C'eft une racine qui eft apéritive, fudorifique & céphalique. Notre Pharmacopée l'emploie dans fes formules 91, 166 & 272.

72. *Stœchas.* Ses fommités font céphaliques, nervines, diurétiques & hiftériques. Elles font partie des formules 147 & 241.

73. *Sucre.* C'eft l'extrait d'une plante qu'on nomme canne à fucre; il eft becchique, adouciffant, ftomachal; il entre dans prefque tous les remedes internes: extérieurement il eft vulnéraire. On le trouve dans nos formules 98, 161, 215, 298, 344, 356, 357, 359 & 360.

74. *Sumach.* On fe fert de fon fruit, qui eft un puiffant aftringent. Il fait partie des formules 74, 368, 371 & 376.

75. *Tamarins.* C'eft une efpece de moëlle qui eft un purgatif doux & léger; elle eft adouciffante & tempérante. Nous l'em-

ployons dans les formules 242, 243, 247 & 303.

76. *Térébenthine.* C'est une liqueur qui découle par incision des sapins. Elle entre dans les formules 22, 103, 278, 279, 282 & 283.

77. *Turbith.* C'est l'écorce d'une racine qui nous vient de l'isle de Ceylan, de Malabar, de Guzarrate : le turbith est purgatif & hydragogue. Nous en faisons usage dans notre 166 formule.

ARTICLE II.

Végétaux indigens.

78. ABRICOTIER. Les fruits de cet arbre font cordiaux, humectans; ils rétablissent les forces, étanchent la soif; mais ils se corrompent quelquefois dans l'estomach. L'huile que l'on tire par expression de ses amandes convient dans la surdité, les bourdonnemens d'oreilles, les inflammations internes ou externes, & pour appaiser la douleur des hémorroïdes. *Voyez* la formule 179 de cette Pharmacopée.

79. *Absynthe.* L'infusion de l'absynthe est un puissant vermifuge : on lui attribue une vertu stomachale, apéritive, hystérique, febrifuge & vulnéraire détersive. Elle entre dans les formules 4, 5, 15, 31, 39, 97, 99, 115, 146, 154, 155, 175, 194, 196, 197, 263, 268, 269, 270, 273, 277, 281, 289, 308, 340 & 344.

80. *Ache.* Cette plante est propre pour atténuer les humeurs, lever les obstructions : elle est aussi diurétique, sudorifique, febrifuge. On la regarde encore comme vulnéraire & antiscorbutique; elle diminue

K iv

le lait des nourrices : les asthmatiques en font usage avec succès. On l'emploie dans les formules 12 & 365 de cette Pharmacopée.

81. *Adiante.* Espece de capillaire, dont la vertu est incisive, apéritive, pectorale & détersive. On l'emploie dans les formules 6, 44 & 186.

82. *Agaric.* L'agaric de meleze est un purgatif hydragogue ; celui de chêne est un spécifique contre les hémorragies. Nous faisons usage de celui de meleze dans nos formules 7 & 281.

83. *Aigremoine.* On attribue à cette plante une vertu incisive, détersive, dessicative, vulnéraire & astringente ; elle leve les obstructions & convient dans l'hydropisie, la jaunisse, les suppressions & les maladies chroniques : on en use aussi dans les gargarismes. Notre Pharmacopée l'emploie dans ses formules 5, 8, 37, 40, 43, 115, 171, 211, 241 & 379.

84. *Alkekenge.* Les bayes d'alkekenge sont diurétiques : on se sert du suc de ses bayes, à la dose d'une once, dans la jaunisse. Les formules 115 & 121 de cette Pharmacopée font usage de l'alkekenge.

85. *Amandes douces.* On en tire une huile fort en usage dans la Médecine : les amandes entrent dans toutes les émulsions.

Notre Pharmacopée s'en fert dans fes formules 107, 109, 110, 111, 112, 113, 118, 122, 123, 125, 127, 128, 131, 179, 181, 188, 224, 235, 248, 286, 299, 307, 309 & 323.

86. *Androfamum*, ou *toute-faine*. C'eſt une eſpèce de millepertuis; ſes fleurs & ſes ſemences ſont déterſives, apéritives, deſſicatives, vulnéraires, réſolutives, vermifuges; propres pour la pierre, la brûlure & la dûreté des mammelles; pour cicatriſer les plaies & ulceres, & pour la goutte ſciatique: ſa ſemence priſe à la doſe de deux gros, pouſſe par les ſelles les humeurs bilieuſes. La toute-faine entre dans les 102 & 142 formules de cette Pharmacopée.

87. *Ancholie*. Cette plante eſt apéritive & emmenagogue; elle excite les urines & les ſueurs: on prétend qu'elle eſt antiſcorbutique. On preſcrit ſa ſemence dans la jauniſſe; donnée en émulſion ou en poudre à la doſe d'un demi-gros de 3 heures en 3 heures, elle fait paroître & preſſer les boutons de la petite vérole: ſa racine miſe en poudre à la doſe d'un gros, & délayée dans du vin blanc, appaiſe la colique néphrétique. *Voyez*, ſur cette plante, les formules 28, 115 & 124.

88. *Anemone*. Cette plante eſt inciſive, apéritive, déterſive, vulnéraire & deſſica-

cative; elle contient un sel âcre qui la rend très-caustique & fort dangereuse prise intérieurement : on l'emploie plus communément comme sternutatoire. On fait avec sa racine un liniment très-vanté contre la gale & la gratelle. Elle entre dans la formule 225 de cette Pharmacopée.

89. *Anet.* Ses feuilles sont résolutives; sa semence augmente le lait, appaise le vomissement & le hoquet. Notre Pharmacopée emploie l'anet dans sa 14 formule.

90. *Angélique.* Cette plante est stomachale & cordiale : on confit sa tige. Elle fait partie des 266, 311 & 341 formules de cette Pharmacopée.

91. *Argentine.* La graine d'argentine broyée & infusée dans du vin blanc, est souvent prescrite dans la rétention d'urine; sa feuille est vulnéraire & astringente; elle guérit & consolide les plaies & les ulceres : on prétend que son eau distillée efface les taches du visage. Notre Pharmacopée l'emploie dans les 317 & 370 formules.

92. *Aristoloche.* On regarde cette plante comme vulnéraire, astringente, emmenagogue, utérine & hépatique; elle est bonne dans les obstructions; elle atténue les humeurs épaisses : on la recommande dans la passion hystérique. Notre Pharmacopée l'emploie dans la 15, 26, 146, 175, 211, 261, 342 & 343 de ses formules.

ARM

93. *Armoise*. Cette plante est utérine, antihistérique & antispasmodique. On la conseille pour faire sortir l'arriere-faix & l'enfant mort. Plusieurs prétendent que cette plante délasse; prise en infusion, elle est un excellent vermifuge; elle est aussi en usage dans les demi-bains & les lave-pieds: on la mêle pour lors avec autant de mercuriale. Elle fait partie des formules 12, 46, 216, 301, 313, 314 & 340 de cette Pharmacopée.

94. *Arrête-bœuf, anonis*. La racine d'arrête-bœuf est diurétique & emmenagogue; on la met au nombre des cinq racines apéritives; elle est bonne contre les obstructions du foie: on s'en sert en gargarismes pour les maladies de la bouche & des gencives. *Voyez* les formules 8, 9, 43, 158 & 379 de cette Pharmacopée.

95. *Asperge*. Sa racine est diurétique & mise au nombre des cinq racines apéritives. On l'emploie dans les formules 5, 8, 11, 38, 40 & 43 de cette Pharmacopée.

96. *Asphodele*. Sa racine est incisive, apéritive, détersive, vulnéraire & résolutive; elle excite les urines & les mois aux femmes; elle résiste au venin, & est propre pour appaiser les douleurs de côté, pour la toux & les inflammations: on l'emploie en décoction contre les dartres & feux volages

intérieurement ou extérieurement. On la prescrit en poudre depuis un demi-gros jusqu'à trois. Elle fait partie de la 345 formule.

97. *Aulne.* L'écorce & les feuilles de l'aulne sont astringentes, vulnéraires & résolutives ; on emploie leur décoction pour les cataplasmes. *Voyez* la formule 101.

98. *Aulnée, enula campana.* On prétend depuis peu que la racine de cette plante est un bon remede contre les vapeurs ; on lui attribue, avec raison, une vertu becchique & stomachique : on l'emploie à l'extérieur pour la gale, & intérieurement, toujours avec succès, dans la peste & les maladies contagieuses. Notre Pharmacopée en fait usage dans ses formules 3, 255, 257, 365, 366 & 381.

99. *Aurone.* On lui attribue une vertu carminative & stomachique ; on en fait usage dans les fomentations aromatiques & résolutives. Notre Pharmacopée l'emploie dans sa 196 formule.

100. *Balaustes, grenadier.* Ses fleurs, l'écorce de son fruit, son suc & ses pepins s'emploient avec succès dans les cours de ventre, la dyssenterie & les pertes de sang. Notre Pharmacopée en use dans ses 208 & 369 formules.

101. *Bardane.* La racine de cette plante

est sudorifique, cordiale, becchique, apéritive, détersive & vulnéraire; on s'en sert pour tisane dans les fièvres malignes & la petite vérole. Ses feuilles sont résolutives & vulnéraires: appliquées sur les cancers, elles en adoucissent la douleur & mondifient les ulceres. Un moderne prétend, avec Baglivi, que cette plante est très-bonne dans les maladies vénériennes. Notre Pharmacopée l'emploie dans les formules 66, 118, 127, 257, 361, 365 & 382.

102. *Beccabunga*, ou *mouron d'eau*, ou *beccabongue*. Cette plante est très-estimée contre le scorbut : on prétend qu'elle est vulnéraire & détersive. Le cataplasme fait avec le beccabunga appaise les douleurs des hémorrhoïdes, & souvent les guérit. Notre Pharmacopée le prescrit dans ses formules 10 & 41.

103. *Benoitte*. La benoitte est astringente & tonique ; elle est très-bonne dans les fluxions, la dyssenterie, les hémorragies & pertes de sang : on l'emploie aussi dans la rougeole & la petite vérole. Notre Pharmacopée l'a fait entrer dans sa 10 formule.

104. *Bétoine*. On donne pour sternutatoire ses feuilles en poudre : elles sont très-bien indiquées dans les maladies de la tête & les affections soporeuses. Si on les prend intérieurement, elles sont céphaliques,

hépatiques, spleniques, antiarthritiques & vulnéraires. Notre Pharmacopée domestique en fait usage dans les formules 88, 135, 136, 167, 188 & 340.

105. *Bistorte.* La racine de cette plante s'emploie dans les tisanes astringentes; ses feuilles sont aussi astringentes & vulnéraires. Elle fait partie des formules 59, 144, 288, 368, 369 & 371.

106. *Bled, froment.* Son grain est farineux, sans odeur, mucilagineux; le son qu'on en tire est un peu laxatif, détersif & adoucissant. Sa farine est émolliente, adoucissante, résolutive; elle s'emploie en cataplasme, le son en décoction & lavement. Son plus grand usage est de fournir la principale nourriture de l'homme, & l'une des plus saines; sa farine donne le meilleur pain : on en fait aussi de la bouillie. M. Rouelle a fait observer que pour rendre cette nourriture salutaire aux enfans, il convenoit d'y employer le molt du froment, tel qu'il entre dans la composition de la bierre, c'est-à-dire, le grain germé, parce qu'il a subi une fermentation équivalente à celle qu'éprouve la pâte dont on fait le pain : on peut y suppléer en faisant rôtir la farine au four. Notre Pharmacopée fait usage du son & de la farine. *Voyez* formules 70 & 108.

107. *Bluet*, ou *barbeau*. Il est d'usage dans les collyres ; on en fait une eau qu'on nomme *casse lunette* : il se prend aussi intérieurement en infusion avec l'euphraise, pour dissiper les nuages de la vue. Notre Pharmacopée l'emploie dans sa 109 formule.

108. *Bonhenri*. On prétend qu'il appaise les douleurs de la goutte ; on lui attribue une vertu détersive, vulnéraire, consolidante & anodine. Dodonée rapporte de grands effets de cette plante pour les plaies & les ulceres. *Voyez* la formule 62.

109. *Bouillon blanc*. On l'emploie dans les décoctions adoucissantes ; on en fait usage aussi intérieurement en tisane. Ses feuilles prises en guise de thé par infusion, sont un très-bon becchique. Sa semence pilée & délayée dans une liqueur appropriée, est un bon sudorifique. L'eau distillée des fleurs de bouillon blanc est bonne pour la brûlure. Notre Pharmacopée l'emploie dans sa formule 137.

110. *Bourrache*. Cette plante a de grandes propriétés ; elle rend le sang fluide, leve les obstructions, rétablit les sécretions, facilite l'expectoration, provoque la sueur & fait uriner. Elle est d'usage dans les pleurésies, inflammations, mélancholie, vapeurs hystériques & palpitations : il n'y a aucun bouillon rafraîchissant où on ne la

fasse entrer. Notre Pharmacopée domestique s'en sert dans sa formule 202.

111. *Bourse à Pasteur*, ou *tabouret*. Cette plante est très-astringente ; elle convient par cette raison dans les pertes & hémorragies : on la prescrit en tisane ou en infusion. *Voyez* les formules 59, 103, 296, 317, 369 & 370 de cette Pharmacopée.

112. *Branche ursine*. Toute cette plante est remplie d'un suc gluant & mucilagineux ; elle a un goût fade & visqueux ; elle est émolliente. On se sert de ses feuilles en décoction, lavemens ou fomentations. Notre Pharmacopée l'emploie dans ses formules 52 & 209.

113. *Brunelle*. Cette plante est vulnéraire & astringente ; elle est très-bien indiquée dans les pertes & la dyssenterie : on en fait usage dans les lavemens astringens & dans les gargarismes contre les aphtes & ulceres de la bouche. Un fameux Botaniste de nos jours la place parmi les antisceptiques & les meilleurs vulnéraires internes : elle raffermit aussi les dents devenues vacillantes par la salivation mercurielle. *Voyez* formule 103.

114. *Bryone*. Cette plante, lorsqu'elle est fraîche, est vomitive ; on ne fait usage que de sa racine : elle convient dans l'hydropisie, la passion hystérique, l'asthme & l'épilepsie ;
extérieurement

extérieurement elle est un bon résolutif. On l'emploie dans la sciatique & les écrouelles. Elle entre dans les formules 30, 32, 138, 160 & 316.

115. *Bugle.* Cette plante est vulnéraire & astringente ; elle est très bien indiquée dans les crachemens de sang & la dyssenterie ; elle est aussi antisceptique, résiste à la gangrene : on recommande sa décoction comme un bon spécifique dans les maux de gorge ulcérés & gangreneux, qui suppurent après des squinancies rebelles. Notre Pharmacopée l'emploie dans les formules 103, 106 & 368.

116. *Buglose.* Mêmes vertus que la bourrache. *Voyez* les formules 36, 37, 370 & 377.

117. *Buis.* Son bois entre dans les décoctions sudorifiques & antivulnéraires; on se sert de la décoction de ses feuilles pour gargarisme contre les fluxions & douleurs des dents. On tire de cette plante une huile qu'on dit excellente pour les dartres. Notre Pharmacopée fait usage du buis dans ses formules 90, 169 & 322.

118. *Cabaret, azarum.* C'est un puissant vomitif pris en infusion, & pulvérisé c'est un excellent sternutatoire, & un grand céphalique qui fait passer les douleurs de tête

L

les plus opiniâtres. Il entre dans les formules 159, 315 & 329.

119. *Caillelait.* Cette plante est propre contre les hémorragies ; elle appaise les inflammations & guérit les brûlures. On prétend qu'elle convient contre la gale farineuse, les vapeurs & l'épilepsie. Elle entre dans la formule 350.

120. *Calamus aromatique*, ou *roseau odorant & aromatique.* On mâche sa racine dans le mal des dents : c'est un remede tonique & cordial. Il fait partie de la formule 168.

121. *Calcitrappe, chauffetrappe.* On recommande l'écorce de sa racine dans la néphrétique. Cette plante est, ainsi que tous les chardons, apéritive, diurétique & vulnéraire. Notre Pharmacopée l'emploie dans ses formules 9, 73, 156, 158, 334 & 346.

122. *Camomille.* On se sert de la camomille pour les fomentations & cataplasmes émolliens, résolutifs & adoucissans. La poudre des fleurs de camomille est bonne contre les fiévres intermittentes. M. Eloy, Médecin de Mons, en fait grand usage. Notre Pharmacopée s'en sert dans ses formules 13, 52, 62, 76, 138, 141 & 209.

123. *Camphorata de Montpellier*, camphrée. L'herbe & les fleurs ont une odeur de camphre, & sont âcres; elles sont expectorantes, incisives, antiasthmatiques, emménagogues, sudorifiques & apéritives: quelques Auteurs regardent aussi cette plante comme vulnéraire. On s'en sert dans la formule 3e de cette Pharmacopée domestique.

124. *Capillaire*. Cette plante est un bon becchique : on en conseille l'infusion dans les maladies de poitrine. Elle entre dans les formules 3, 5, 6, 43, 112, 123, 128, 151, 207, 354, 365, 372 & 379.

125. *Carvi*. La semence de cette plante, qui est la seule en usage, est carminative, stomachique & diurétique. Elle entre dans la 45e formule de cette Pharmacopée.

126. *Centinode*. Elle est astringente & très-propre dans les diarrhées, le vomissement & la dyssenterie. *Voyez* les formules 208, 296, 369 & 370 de cette Pharmacopée.

127. *Cerfeuil*. C'est une plante vulnéraire, détersive & apéritive ; son jus pris à trois ou quatre onces dans du bouillon de veau, est très-propre dans la jaunisse, les pâles couleurs & l'enflure. Notre Pharmacopée en fait usage dans ses formules 8, 49, 61 & 170.

128. *Cerises*. On leur attribue une vertu

cordiale, stomachique & apéritive; elles sont très-bonnes pour rafraîchir, tenir le ventre libre & diminuer l'âcreté des humeurs: leurs noyaux sont diurétiques. *Voyez* formule 119.

129. *Ceterach.* Il est pectoral, bechique, apéritif & très bien indiqué dans la toux invétérée, les maladies de la rate, des reins & de la vessie. *Voyez* les formules 12, 38, 44, 92, 171 & 354.

130. *Chardon bénit.* L'eau distillée du chardon bénit est un excellent sudorifique; elle sert de base à toutes les potions sudorifiques & cordiales: on prétend que le jus de cette plante est un bon febrifuge. Notre Pharmacopée en fait usage dans ses formules 90, 95, 125, 189, 198, 206, 215, 293, 294, 295, 302, 311, 312, 315, 318, 319 & 336.

131. *Chardon roland*, ou *eryngium*. Sa racine est diurétique & apéritive; sa semence s'ordonnent dans les émulsions; l'eau distillée des feuilles naissantes de cette plante est febrifuge. *V.* formules 5 & 379.

132. *Chélidoine, éclaire.* Cette plante est indiquée dans la jaunisse, la cachexie, l'hydropisie & les obstructions: on lui attribue une vertu febrifuge. Elle fait partie des formules 4, 72, 77, 85 & 115 de cette Pharmacopée.

133. *Chichorée.* On emploie les racines & les feuilles de cette plante dans les bouillons, les apozémes & les tisanes rafraîchissantes. Elles entrent dans les formules 3, 8, 37, 38, 40, 192, 197, 201, 218, 236, 241, 243, 244, 270, 289, 303, 312, 344 & 374.

134. *Chou.* Cette plante est bechique; ses feuilles cuites dans du vin blanc, appliquées sur les tumeurs de la goutte, sont excellentes pour ramollir & adoucir la douleur & l'inflammation. Notre Pharmacopée en fait usage dans les formules 79, 146 & 175.

135. *Chiendent, Gramen.* La racine de cette plante est un léger apéritif; il n'y a presque aucune tisane où elle n'entre. Notre Pharmacopée l'emploie dans ses formules 9, 99, 130, 158, 200, 306, 307, 308 & 365.

136. *Citron.* Toutes les parties du citronnier, excepté les racines, sont roborantes, vermifuges, emmenagogues, céphaliques, anti-spasmodiques, stomachiques, cordiales & anti-septiques. On emploie le citron dans les formules 90, 169 & 268 de cette Pharmacopée.

137. *Cochlearia, herbe aux cueillers.* C'est un excellent anti-scorbutique: on emploie toute la plante en infusion ou en décoction.

Notre Pharmacopée en fait usage dans ses formules 10 & 41.

138. *Coing.* Ce fruit est astringent : on se sert de sa semence pour guérir les brûlures. Notre Pharmacopée l'emploie dans ses formules 49, 76, 80, 100, 104, 228, 230, 268, 291, 292 & 317.

139. *Concombre sauvage.* Toutes les parties de la plante sont purgatives ; les racines plus que les feuilles, moins que les fruits. Cette plante est encore hydragogue, & un puissant emménagogue : son suc épaissi se nomme *elaterium*. Notre Pharmacopée s'en sert dans ses formules 107, 226 & 240.

140. *Coquelicot.* Cette plante est béchique ; on ordonne ses fleurs en infusion. Notre Pharmacopée l'emploie dans ses formules 124, 125, 368 & 376.

141. *Courge, Calebasse.* Sa semence entre dans les émulsions, & fait partie des quatre semences froides. Notre Pharmacopée l'emploie dans sa formule 110.

142. *Cresson de fontaine.* On fait avec cette herbe des bouillons rafraîchissans ; c'est aussi un anti-scorbutique : on lui attribue une vertu apéritive. Elle entre dans les formules 41, 51, 97 & 117 de cette Pharmacopée.

143. *Cuscute.* Elle est apéritive, déter-

sive & propre à purifier le sang : on la prescrit dans les maladies du foie, de la rate, la gale, les rhumatismes & la goutte. Elle fait partie de la formule 154.

144. *Cyclamen*, *pain de pourceau*. La racine fraîche de cette plante est mucilagineuse, caustique, âcre ; elle est encore résolutive, errhine, vermifuge, fortement purgative & apéritive. Elle entre dans la formule 181 de cette Pharmacopée.

145. *Dent-de-lion*, *pissenlit*. Sa racine prise en tisane tempere l'ardeur des urines : ses feuilles sont aussi rafraîchissantes, & purifient la masse du sang. *Voyez* formules 5, 7 & 211.

146. *Dompte-main*. Sa racine est alexitere, sudorifique, apéritive & hystérique ; ses feuilles sont résolutives. Notre Pharmacopée fait usage de cette plante dans ses formules 198 & 293.

147. *Endive*, *plante potagere*. Elle est rafraîchissante : on la fait entrer dans les boissons. *Voyez* les formules 42 & 199.

148. *Epinevinette*. Son fruit est aigrelet ; on le confit & on le donne aux malades pour les rafraîchir. *V.* Formules 195, 252, 357.

149. *Epurge*. Sa semence est purgative & même vomitive ; 25 grains purgent violemment la personne la plus robuste : son

L iv

correctif est le lait. Elle fait partie de la formule 112.

150. *Eupatoire.* On lui attribue une vertu diurétique & emménagogue ; elle convient dans l'hydropisie, la jaunisse & les maladies de la peau. Notre Pharmacopée s'en sert dans sa formule 171.

151. *Euphraise, casse-lunette.* Cette plante est céphalique & ophtalmique. On en fait une eau distillée, & elle entre dans les formules 81 & 82 de cette Pharmacopée.

152. *Fenouil.* On attribue à cette plante une vertu ophtalmique : on prescrit son eau distillée pour les inflammations des yeux. Notre Pharmacopée l'emploie dans les formules 5, 12, 74, 75, 77, 80, 96, 188, 209, 218, 273 & 320.

153. *Feves.* Les gousses sont très-bonnes prises en infusion pour la néphrétique ; la farine est résolutive. *Voyez* les formules 63 & 64.

154. *Figues.* Elles sont becchiques prises intérieurement, résolutives & émollientes appliquées extérieurement. Formules 96, 150, 356, 366 & 380.

155. *Fougere mâle.* Sa racine est un excellent vermifuge : on fait avec cette racine une préparation très-bonne pour faire périr le vers solitaire. Notre Pharmacopée s'en sert dans la formule 337.

156. *Fraisier.* Sa racine est rafraîchissante; on la prescrit dans les tisanes. *V.* les formules 42, 75 & 374.

157. *Frangula*, ou *aulne noir.* Son écorce moyenne est vomitive lorsqu'elle est fraîche, & purgative lorsqu'elle est seche: les gens de campagne s'en servent dans les fiévres intermittentes. *V.* Formules 148 & 246.

158 *Fresne.* Le fresne est astringent; on peut l'employer dans les hémorragies. Il fait partie des formules 92, 282 & 328.

159. *Fumeterre.* Son suc est stomachique, apéritif & diurétique; il est bien indiqué dans le scorbut, la gale & autres maladies de la peau. *V.* les formules 198, 259 & 270.

160. *Garance.* Cette plante est apéritive & vulnéraire: elle est très-bien indiquée dans les obstructions, la jaunisse & la gravelle. Notre Pharmacopée l'emploie dans ses formules 4, 7, 24, 43, 398 & 379.

161. *Genest.* Ses feuilles & ses sommités sont apéritives & anti-scorbutiques. On tire des cendres de cette plante un sel qu'on prescrit dans du vin blanc contre la leucophlegmatie: on attribue à ses grains une vertu purgative & hydragogue. *V.* les formules 220, 245, 339, 368 & 369.

162. *Geniévre.* On fait un extrait avec la graine de geniévre, qui est un très-bon stomachique : on emploie aussi les mêmes graines en infusion pour aider la digestion. On la fait entrer dans les formules 9, 35, 90, 92, 94, 155, 158, 169, 207, 285 & 344.

163. *Gentiane..* Cette plante est un très-bon amer : on l'emploie contre les fiévres intermittentes ; on donne son infusion dans les pâles couleurs, & pour fortifier le cœur ; on s'en sert aussi en masticatoire. *Voyez* les formules 146, 259 & 277 de cette Pharmacopée.

164. *Germandrée, Camædris, petit chêne.* On emploie son infusion, coupée avec du lait, contre la goutte. On s'en sert aussi contre les fiévres intermittentes. *V.* les formules 95 & 143.

165. *Grande Chélidoine.* Elle a les mêmes qualités que la chélidoine ordinaire. Notre Pharmacopée l'emploie dans ses formules 226 & 298.

166. *Grande Cousoude.* Cette plante est astringente ; on l'emploie dans les hémorragies, les pertes & les flux. Notre Pharmacopée en fait usage dans ses formules 106, 137, 208, 264, 355, 362, 370 & 371.

167. *Grande Joubarbe.* Cette plante est rafraîchissante & astringente, propre pour

adoucir les inflammations & les douleurs des hémorrhoïdes. Elle entre dans les formules 47 & 150.

168. *Grande Valeriane*. Cette plante est anti-épileptique, céphalique, emménagogue & sudorifique. Elle entre dans les formules 90 & 169 de cette Pharmacopée.

169. *Gratiole*. Plante purgative; on ne l'emploie qu'avec des correctifs : c'est la médecine des gens de campagne. Elle est d'usage dans la formule 238.

170. *Gratteron*. Il est incisif, diurétique & sudorifique; il leve les obstructions, & est très-bien indiqué dans les hydropisies. Il s'emploie dans la formule 54.

171. *Groseilles*. Le suc de groseilles est un des meilleurs gargarismes pour les maux de gorge. On les emploie dans la formule 201.

172. *Guimauve*, *Althæa*. La guimauve est mucilagineuse, & par conséquent émolliente, relâchante, discussive; elle appaise les inflammations qui proviennent de piquures d'abeilles & d'autres insectes : on la recommande dans les affections de poitrine. Elle entre dans les formules 6, 13, 52, 53, 68, 94, 137, 186, 363, 364, 375, 377 & 378.

173. *Gui de chêne*. C'est, suivant plusieurs Auteurs, un excellent anti-épilepti-

que. *Voyez* formules 90, 169 & 276.

174. *Herbe à Robert*, ou *bec de grue*. Cette plante est astringente & vulnéraire ; elle s'emploie avec succès dans les cours de ventre & la dyssenterie : on l'emploie aussi utilement pour les maux de gorge, appliquée extérieurement, après l'avoir pilée avec du bon vinaigre. Elle entre dans la formule 174 de cette Pharmacopée.

175. *Herbe aux perles*, ou *gremil*. Ses semences sont diurétiques & anodines ; elles sont très-bonnes pour débarrasser les humeurs gluantes, & pour faciliter la sortie des graviers. *Voyez* formule 174.

176. *Herbe aux puces*. On donne le mucilage de sa semence en lavement pour la dyssenterie : ce mucilage convient aussi dans les hémorrhoïdes internes. Notre Pharmacopée s'en sert dans ses formules 8 & 68.

177. *Hellebore blanc*. Cette plante est un puissant purgatif ; on en use comme sternutatoire dans l'apoplexie : on s'en sert dans les formules 161, 165, 178 & 333.

178. *Hellebore noir*. La décoction de sa racine nettoie la vermine des enfans ; on l'emploie aussi extérieurement pour la gale, les dartres & les maladies de la peau. Elle entre dans la formule 337.

179. *Herniole*, *Turquette*. On fait prendre toute la plante en infusion pour les her-

nies ; on l'applique auſſi en cataplaſme. *Voyez* les formules 93 & 332.

180. *Hormin., oruale*. Cette plante eſt réſolutive appliquée extérieurement. *V.* les formules 80 & 157.

181. *Houblon*. Ses jeunes pouſſes ſont apéritives & diurétiques ; on les preſcrit dans les maladies du foie, de la rate & de la peau. Notre Pharmacopée emploie le houblon dans les formules 10 & 136.

182. *Hyſope*. L'hyſope eſt céphalique ; une chopine de ſon infuſion tous les matins ſoulage les aſthmatiques. Cette plante entre dans les formules 10, 105, 155, 284, 365, 366, 367 & 381.

183. *Illecebra*, ou *petite joubarbe*. C'eſt un ſpécifique contre le cancer, le charbon & la gangrene. Nous l'employons dans notre formule 174.

184. *Impératoire*. La racine de cette plante eſt ſudorifique, carminative, emménagogue, cordiale, céphalique & ſtomachique par excellence. Notre Pharmacopée l'emploie dans ſa 266e formule.

185. *Jujubes*. Les fruits ſont nourriſſans, doux, agréables, quoiqu'un peu fades ; ils ſont expectorans, adouciſſans, légerement diurétiques : on les emploie en tiſane ou dans les apozémes pectoraux. Ils entrent dans les formules 230, 355, 380 & 384.

186. *Iris.* Sa racine est odorante & purgative. Elle fait partie des formules 23, 32, 33, 136, 139, 239 & 327.

187. *Jusquiame.* On attribue à cette plante la vertu de guérir la folie; mais elle est dangereuse: son usage extérieur est de calmer, amollir & résoudre. Notre Pharmacopée l'emploie dans ses formules 50, 65 & 137.

188. *Kinorrhodon, grattecu.* On fait avec le kinorrhodon une conserve qu'on prescrit dans les flux de ventre. *Voyez* les formules 264, 268, 269 & 275.

189. *Laitue.* L'eau de laitue sert de base aux juleps rafraîchissans : on emploie ses feuilles intérieurement dans les bouillons & lavemens rafraîchissans. On fait entrer cette plante dans les formules 14, 37, 42, 116, 141, 152, 187, 192, 193, 218, 303 & 304.

190. *Laureole*, ou *Garou*, ou *Sainbois*. C'est un puissant purgatif par haut & par bas; mais l'usage intérieur en est dangereux; il demande des correctifs. Dans le pays d'Aunis, on l'emploie extérieurement en forme de cautere potentiel dans tous les cas où il s'agit de détourner les humeurs. *V.* formules 34 & 247.

191. *Laurier.* On tire du laurier une huile excellente pour les maladies des nerfs, la paralysie, les convulsions, la colique & la

foiblesse d'estomach. Nous nous servons du laurier ou de ses baies dans nos formules 227, 258 & 352.

192. *Lentilles*. On s'en sert comme aliment ; elles sont échauffantes : leur farine est résolutive. Elles entrent dans les formules 67 & 96.

193. *Lierre*. Ses feuilles sont vulnéraires, on se sert de leur décoction dans les douleurs d'oreilles & des dents : on les fait aussi infuser à froid dans l'eau-de-vie, pour appliquer sur les cors. *V.* la formule 86.

194. *Lierre terrestre*. On fait avec cette plante un syrop anti-asthmatique ; elle est becchique, astringente, vulnéraire & foiblement incisive. Notre Pharmacopée s'en sert dans ses formules 186, 205, 231 & 381.

195. *Limon*. Son suc est un excellent vermifuge ; on fait avec le limon une espece de liqueur connue sous le nom de limonade, qui est très-bonne dans les fièvres malignes & putrides. On s'en sert dans les formules 111, 113, 119, 187, 192, 197, 206, 306 & 308.

196. *Lin*. Sa semence est émolliente & adoucissante ; on s'en sert dans les tisanes pour la gravelle. *V.* les formules 13, 50, 52, 53, 94, 141, 187, 192, 197, 209, 219, 223, 306, 308, 375 & 382.

197. *Lys.* Cette plante est anodine, émolliente, résolutive, rafraîchissante & détersive. Notre Pharmacopée l'emploie dans ses formules 13, 52, 68, 94, 109, 120, 128, 202, 233, 299 & 382.

198. *Marjolaine.* C'est une plante céphalique, pectorale, stomachale, hystérique & sternutatoire: les feuilles & les bouquets des fleurs forment un errhin très-vanté. *V.* les formules 88, 133, 134, 135, 147, 157 & 163.

199. *Marrube blanc.* On attribue à cette plante une vertu anti-asthmatique; il est aussi emménagogue & très-bon dans les obstructions du foie. *V.* les formules 284, 291, 313, 365, 366, 367, 381 & 384.

200. *Matricaire.* La matricaire est emménagogue, émolliente & résolutive; on l'emploie dans les cataplasmes. Notre Pharmacopée en fait usage dans les formules 25, 46, 216 & 301.

201. *Mauve.* C'est un becchique adoucissant; on prend cette plante en infusion: on s'en sert aussi dans les lavemens émolliens. On en fait usage dans les formules 13, 60, 68, 141, 147, 183, 203, 209, 218, 221, 223, 355, 377, 380 & 382.

202. *Mélilot.* Le mélilot résout, digere, ramollit & calme les douleurs: on s'en sert dans les lavemens, cataplasmes, bains & fomentations

fomentations émollientes. Cette plante s'emploie dans les formules 13, 52, 76, 138, 141 & 209.

203. *Melon*. Sa semence est une des quatre semences froides. On l'emploie dans les formules 110 & 124.

204. *Mélisse*. Cette plante est anti-histérique & emménagogue. Elle entre dans les formules 10, 132, 172, 288 & 321.

205. *Menthe*. Elle est aussi emménagogue & anti-hystérique : on prescrit son eau distillée dans les potions contre les vapeurs & le hoquet. Cette plante fait partie des formules 134, 191, 208 & 340.

206. *Mercuriale*. Elle entre dans les lavemens émolliens & purgatifs, & dans la formule 221.

207. *Meures*. Elles servent de base aux gargarismes qu'on prescrit contre la squinancie. *Voyez* formules 149 & 153.

208. *Millepertuis, hypericum*. Il est vulnéraire ; on l'emploie extérieurement pour les plaies & ulceres, & intérieurement pour le crachement de sang : il est vermifuge, diurétique, emménagogue & anti-hystérique. Notre Pharmacopée l'emploie dans les formules 9, 31, 94, 102, 103, 106, 140, 142, 143, 146, 151, 158, 175, 176, 177, 211, 310, 340.

209. *Morelle, solanum*. Le suc de mo-

M

relle, ou à son défaut la poudre de cette plante, est un errhin spécifique contre les polypes du nez. *Voyez* formules 149 & 176.

210. *Mouron.* Un cataplasme de mouron bouilli dans l'urine, est un remede très-bon appliqué sur les pieds & les mains des gouteux : son eau distillée appaise les tranchées des enfans, & fait revenir les regles. *V*. formule 310.

211. *Muguet.*, ou *Lys des vallées.* Ses fleurs sont céphaliques & sternutatoires ; on en fait usage dans l'apoplexie & la paralysie. Notre Pharmacopée les emploie dans les formules 90 & 169.

212. *Nefflier.* Son fruit est astringent ; ses semences passent pour être diurétiques : on s'en sert avant sa maturité dans les gargarismes contre les inflammations de la gorge, comme tonique. Il entre dans la formule 35.

213. *Nénuphar.* La racine de nénuphar est rafraîchissante ; on s'en sert pour les émulsions : elle est très-bien indiquée dans les chaudepisses. Elle fait partie des formules 109, 110, 114, 116, 117, 150, 190, 201, 202, 203, 222, 260, 275, 323, 364, 374, 375, 377 & 378.

214. *Nerprun.* C'est un violent purgatif : on emploie son syrop dans l'hydropisie &

les affections apoplectiques. *V.* formules 297 & 359.

215. *Nicotiane*, *tabac*. C'est un grand vulnéraire. Nous faisons faire avec cette plante une eau distillée, qui est très-bonne contre le charbon & la gangrene. *Voyez* la formule 135.

216. *Nielle*. C'est un sternutatoire. *Voy.* formule 135.

217. *Noisettier*. Les chatons ou fleurs de noisettier sont astringentes & propres dans les cours de ventre : on tire des fruits une huile adoucissante, anodine & becchique. *V.* formule 126.

218. *Nombril de Vénus*. Ses feuilles sont rafraîchissantes, délayantes & diurétiques; on s'en sert contre les duretés des mammelles. *V.* formule 152.

219. *Oeillet*. C'est un bon cordial & céphalique. Il entre dans les formules 198 & 295.

220. *Oignon*. L'oignon est pectoral & apéritif; lorsqu'il est cuit, il est très-bon sur les brûlures : on lui attribue aussi une vertu diaphorétique & propre contre la peste. Il entre dans les formules 60, 145, 180 & 352.

221. *Olivier*. Le fruit d'olivier, avant d'être lessivé, est stomachique, âcre, échauffant; après la lessive, il conserve les mêmes

M ij

vertus, mais à un moindre degré, & devient indigeste : l'huile qu'on en tire est adoucissante, émolliente, laxative : ses feuilles sont astringentes. *V*. formule 103.

222. *Oranger*. Les fleurs d'oranger sont cordiales, hystériques, céphaliques ; ses feuilles sont en usage depuis peu pour l'épilepsie, & le fruit est un bon vermifuge. Notre Pharmacopée l'emploie dans les formules 10, 93, 274, 288, 301 & 313.

223. *Orchique*. Sa racine est visqueuse au goût, & d'une odeur forte : elle est aphrodisiaque, incrassante. Elle entre dans la formule 244.

244. *Orge*. C'est un becchique ; on l'emploie dans les tisanes pectorales & les gargarismes. *Voyez* les formules 3, 30, 52, 110, 116, 122, 150, 151, 183, 212, 241, 372, 377 & 380.

225. *Origan*. Plante céphalique. On l'emploie dans les formules 147, 163 & 184.

226. *Orpin*. Cette plante a une vertu résolutive, rafraîchissante, détersive & vulnéraire. *V*. formule 58.

227. *Ortie*. Il y en a de deux especes ; l'ortie grieche, & l'ortie blanche ; la blanche s'ordonne dans les fleurs blanches des femmes ; la grieche est sudorifique. Notre Pharmacopée emploie l'ortie dans ses formules 117, 131, 325 & 360.

228. *Oseille.* Sa racine est rafraîchissante; ses feuilles sont un peu anti-scorbutiques. Elle entre dans les formules 42, 54, 57, 141, 195, 199, 208, 241, 303 & 374.

229. *Osmonde.* Cette plante est incisive, vulnéraire, astringente: on la conseille dans les obstructions & la colique néphrétique. Elle fait partie de la formule 69.

230. *Pariétaire.* Elle est diurétique, émolliente; on la conseille dans la gravelle & la pierre. Notre Pharmacopée en fait usage dans les formules 13, 60, 68, 111, 117, 119, 162, 209, 218, 323, 324 & 346.

231. *Passerage.* On lui attribue une vertu apéritive & diurétique; on s'en sert pour effacer les cicatrices, les taches de la peau, & guérir les dartres. Formule 255.

232. *Patience, parelle.* Sa racine est laxative & apéritive; on s'en sert dans les tisanes qu'on prescrit intérieurement pour les dartres & gratelles. Elle entre dans les formules 141, 223, 225 & 254.

233. *Pavot.* Cette plante est anodine & assoupissante. Le pavot rouge ou coquelicot a une vertu becchique. Notre Pharmacopée l'emploie dans ses formules 6, 14, 95, 109, 110, 113, 116, 120, 124, 128, 203, 221, 230, 271, 303, 319, 355, 369, 372 & 381.

M iij

234. *Pêcher*. Ses fleurs sont purgatives & vermifuges. *Voyez* Formules 35, 99, 129, 177, 244, 246, 248, 266, 307 & 308.

235. *Persil*. La décoction des racines de persil coupée avec du lait, est recommandée chez les Bretons dans la petite vérole; on lui attribue une vertu apéritive. Notre Pharmacopée l'emploie dans ses formules 9, 10, 158, 253, 339 & 384.

236. *Pervenche*. Elle est vulnéraire; on la conseille dans les hémorragies. *Voyez* formule 164.

237. *Perasite*. Cette plante est sudorifique & apéritive; on applique ses feuilles sur la tête des enfans qui ont la teigne. Elle fait partie des formules 4, 19, 102, 146, 154, 155, 175, 259, 269, 277, 298 & 340.

238. *Petit Houx*, *Bruscus*. La racine & la seconde écorce de cette plante sont très-apéritives & diurétiques. Elle fait partie des cinq racines majeures, & entre dans les formules 5, 38, 40 & 43.

239. *Peuplier*. Ses boutons sont résineux, émolliens, soporifiques: on tire des boutons, avec l'esprit de vin, une teinture usitée dans le cours de ventre & pour les ulceres internes. L'onguent *populeum* est un excellent remede contre les hémorrhoïdes. *Voyez* formule 114.

240. *Pied-de-chat*. C'est un excellent vulnéraire, & un très-bon becchique. *V.* formule 6.

241. *Pied-de-lion*. C'est aussi un vulnéraire : on le prescrit intérieurement, ou on l'applique extérieurement. *V.* les formules 144, 368 & 371.

242. *Pied-de-veau*, *arum*. Cette plante est hépatique, hystérique, becchique & purgative. On vient de donner la méthode de faire du pain avec sa graine. Elle fait partie des formules 9 & 244.

243. *Piloselle*. Elle est vulnéraire & astringente ; on s'en sert dans les vomissemens bilieux, les flux, les pertes & les ulceres récens. Notre Pharmacopée l'emploie dans ses formules 173 & 271.

244. *Piment*. Cette plante est stomachique, résolutive, expectorante & incisive. Elle fait partie de la formule 340.

245. *Pimprenelle*. Cette plante est dessicative, rafraîchissante, vulnéraire, & entre dans les formules 7, 8, 11, 38, 43, 92, 344, 365 & 379.

246. *Pin*. La décoction de ses feuilles prise intérieurement, est un remede domestique pour guérir l'hydropisie. *V.* formules 111, 119.

247. *Pivoine mâle*. Cette plante est antiépileptique : elle entre dans la poudre de

M iv

guttete, & dans les formules 10, 90, 169, 265, 276, 284, 322 & 335.

248. *Plantain.* Le plantain est astringent; son suc est très-estimé contre les piquures des guepes. Notre Pharmacopée l'emploie dans ses formules 47, 74, 83, 103, 113, 190, 204, 208, 292, 317, 338, 340, 369, 370 & 371.

249. *Poireau.* Cette plante est diurétique & becchique. Notre Pharmacopée en fait usage dans ses formules 45 & 177.

250. *Polypode.* Sa racine est un léger purgatif: on emploie sa décoction contre la gale & les douleurs de la goutte. Elle fait partie des formules 340, 362 & 376.

251. *Pommier.* Son fruit est acidule, savoureux, d'une odeur agréable, rafraîchissant, becchique, diurétique; il communique ses vertus à toutes les préparations : on le fait entrer dans les tisanes délayantes, apéritives & laxatives. Il fait partie de la formule 224.

252. *Pouliot, pulegium.* Cette plante est diurétique, emménagogue, hépatique, céphalique, cordiale & stomachique : on l'indique dans la coqueluche, les envies de vomir & les douleurs d'estomach ou de ventre. *V.* Formules 17, 129 & 216.

253. *Pourpier.* C'est un excellent vermifuge. *V.* les formules 36, 113, 187, 208, 222, 248 & 307.

PRE

254. *Prêle*, *equisetum*. C'est un puissant astringent; il guérit les ulceres & les plaies de la vessie, des reins & des intestins. *V.* formules 103 & 369.

255. *Primevere*. C'est un excellent becchique. *V.* formules 13 & 143.

256. *Prunellier*. Ses feuilles prises en gargarisme sont très-bonnes contre les sécheresses de la gorge.

257. *Prunier*. Son fruit est doux, fade, nourrissant, rafraîchissant, délayant & laxatif : on l'emploie sous le nom de pruneau. On s'en sert dans les formules 149 & 358 de cette Pharmacopée.

258. *Psyllium*. *V.* herbe aux puces, & les formules 49, 76, 228 & 230.

259. *Pulmonaire*. On prescrit cette plante en infusion dans les maladies de poitrine. Elle entre dans la formule 36.

260. *Pyrole*. La pyrole est rafraîchissante & très-bien indiquée dans les flux, les hémorragies & les inflammations de poitrine. *V.* formules 103, 106 & 368.

261. *Raifort sauvage*. On lui attribue une vertu apéritive, diurétique & anti-scorbutique. La Pharmacopée Domestique l'emploie dans sa formule 229.

262. *Rave*. Sa racine est apéritive & becchique; ses feuilles sont anti-scorbutiques. *V.* formules 193 & 300.

263. *Réglisse*. On l'emploie dans presque toutes les tisanes. Telles sont les formules 23, 122, 151, 354, 355, 365, 367, 368, 374, 375, 376, 377, 378, 379 & 380.

264. *Reine des Prés*. Suivant M. Eloy de Mons, cette Plante est bonne contre les hémorrhoïdes; elle est aussi diaphorétique. Elle fait partie des formules 95 & 340.

265. *Rhue*. C'est un puissant emménagogue. *V*. les formules 26, 35, 79, 101, 178, 181, 220, 340 & 352.

266. *Rhue de murailles*. Espece de capillaire becchique & légerement incisif. *V*. formule 354.

267. *Romarin*. Cette plante est tonique, cordiale, céphalique à un très-haut degré, très-résolutive, fébrifuge, anti-asthmatique & anti-apoplectique. Elle entre dans les formules 87, 147, 157, 347 & 384 de cette Pharmacopée.

268. *Ronces*. On se sert de ses feuilles pour gargarisme : c'est un astringent. Notre Pharmacopée les emploie dans sa formule 153.

269. *Roquette*. Plante anti-scorbutique. *V*. formule 274.

270. *Roses*. On en distingue de plusieurs sortes; la rose de provins est fortifiante, astringente, répercussive, vulnéraire, pur-

gative lorsqu'elle est épanouie, & seulement styptique après l'épanouissement. La rose blanche est astringente & purgative suivant quelques Auteurs. Les fleurs du rosier sauvage sont astringentes, vulnéraires, répercussives, purgatives; son fruit est diurétique & stomachique, ses semences plus apéritives, son syrop plus astringent que ses fleurs. Notre Pharmacopée se sert de roses dans ses formules 16, 20, 27, 58, 59, 74, 76, 82, 84, 86, 100, 103, 106, 116, 146, 147, 153, 208, 211, 241, 249, 262, 267, 269, 272, 274, 279, 280, 291, 292, 313, 369, 370, 371, 372 & 373.

271. *Sabine*. Ses feuilles sont emménagogues, diurétiques, vermifuges, antiseptiques, détersives. Elles entrent dans les formules 12, 17 & 18 de cette Pharmacopée.

272. *Sanicle*. Cette plante est un excellent vulnéraire. On s'en sert dans les formules 3, 106 & 107.

273. *Sarriette*. Plante céphalique. *V*. formule 157.

274. *Sauge*. Plante céphalique & stomachale. Elle fait partie des formules 155, 167, 210 & 340.

275. *Saule*. L'écorce du saule vulgaire

est un fébrifuge, on peut la substituer au quinquina. Notre Pharmacopée emploie cette plante dans les formules 47, 222 & 328.

276. *Scabieuse.* C'est un excellent diaphorétique ; il convient très-bien dans la rougeole & les petites véroles. *V.* formules 192, 205, 292, 302 & 320.

277. *Scolopendre.* On l'emploie pour adoucir les humeurs, donner du ressort aux fibres, & lever les obstructions. *V.* formules 186 & 354.

278. *Scorsonere.* On se sert de la décoction de sa racine pour purifier le sang. Elle entre dans les formules 206, 295 & 320.

279. *Scordium.* Cette plante est cordiale, diaphorétique, apéritive, becchique, vulnéraire & détersive. C'est un bon fondant; elle est capable, par son amertume, de rétablir l'appétit, & de faire mourir les vers. *V.* formules 146 & 175.

280. *Seigle.* Sa farine est résolutive & émolliente. *V.* formule 348.

281. *Sebestes.* Ces fruits sont becchiques & adoucissans ; on leur attribue aussi une propriété laxative. L'arbre qui les porte, a le même nom ; il croît au levant, ainsi ses fruits doivent être placés dans le Paragraphe des plantes exotiques : elles

s'emploient dans la formule 384 de cette Pharmacopée.

282. *Séneçon.* Plante émolliente qu'on emploie dans les cataplasmes. Elle fait partie de la formule 221.

283. *Senevé.* La semence de cette plante est puissamment détersive, diaphorétique & anti-scorbutique. Elle entre dans la formule 114.

284. *Serpolet.* Plante céphalique. Elle se trouve dans la formule 163.

285. *Sisymbrium.* La racine de cette plante est plus âcre que les feuilles; elle est détersive, vulnéraire, anti-scorbutique : sa semence est apéritive. On l'emploie dans la formule 97.

286. *Sophia Chirurgorum.* Cette plante est une espece de sisymbrium; on s'en sert rarement en médecine : on la place parmi les astringens & les vulnéraires. *Voyez* formule 16.

287. *Soucy, calendula.* C'est un bon apéritif & un grand fondant. Il fait partie des formules 18, 25, 28, 43 & 95.

288. *Staphisaigre.* Sa semence est détersive & vulnéraire; on la met dans les cheveux pour les vermines. *Voyez* formules 88 & 349.

289. *Sureau.* C'est un purgatif & un apé-

ritif; on l'emploie extérieurement en infusion contre l'ardeur & les érésipelles. Il entre dans les formules 5, 8, 62, 87, 92, 138, 250, 297 & 248.

290. *Tamarisc*. Toutes les parties de cet arbre, excepté les feuilles, sont apéritives, incisives; l'écorce fraîche est un doux balsamique, astringent & dessicatif. On s'en sert dans les formules 267 & 270.

291. *Tanaisie*. Plante emménagogue & contre vers. Elle entre dans les formules 25 & 35.

292. *Thym*. Plante céphalique. *Voyez* les formules 10 & 163.

293. *Tilleul*. On se sert de l'eau distillée de ses fleurs pour l'apoplexie, l'épilepsie, les vapeurs & le vertige; son infusion est préférable. *V.* formules 90, 169 & 288.

294. *Tithimale*. Plante caustique, & violent purgatif: on doit s'en abstenir sans correctif. *V.* formules 89, 176, 185 & 251.

295. *Tormentille*. Sa racine est un puissant astringent; on l'ordonne dans les flux & les pertes. Elle se trouve dans les formules 208, 368 & 371.

296. *Tussillage*, *pas-d'âne*. Cette plante est becchique & stomachique; on se sert de la fleur en infusion. *Voyez* les formules 6,

23, 122, 123, 125, 127, 186, 231, 232 & 380.

297. *Verge d'or*. On la met au nombre des plantes vulnéraires. *Voyez* formule 3.

298. *Véronique*. Elle a passé pendant long-tems pour le thé de l'Europe; son infusion convient dans la cachexie. *Voyez* la formule 207.

299. *Verveine*. Cette plante est sudorifique; elle est très-bien indiquée dans les points pleurétiques: on l'applique extérieurement en cataplasme. *Voyez* formules 82, 85, 176 & 340.

300. *Vignes*. Ses feuilles sont astringentes, ses sermens sont apéritifs, & son fruit, connu sous le nom de raisin avant qu'il soit sec, & sous celui de passerille lorsqu'il est sec, est adoucissant & laxatif. *Voyez* les formules 9, 14, 366, 372, 380 & 384.

301. *Violette*. Toute la plante est pectorale, becchique, adoucissant & légerement purgative. Elle fait partie des formules 6, 13, 52, 60, 68, 130, 183, 209, 218, 221, 223, 372, 375, 377, 380 & 382.

302. *Yeble*. On conseille cette plante dans l'hydropisie. Elle entre dans les for-

mules 108, 138, 139 & 145 de notre Pharmacopée.

303. *Yvette*. Elle a les mêmes vertus que la germandrée. *Voyez* formule 143.

CHAPITRE

CHAPITRE III.

Médicamens tirés du regne minéral.

304 ALBATRE. C'eſt une pierre très-blanche qu'on trouve dans les mines de marbre. Cette pierre, ſuivant l'Emery, eſt propre pour ramollir les duretés & les réſoudre; appliquée deſſus la région de l'eſtomach, elle en appaiſe les douleurs, elle abſorbe, comme alkali, l'âcreté qui tombe ſur les gencives dans le ſcorbut, & raffermit les dents en les nettoyant. Notre Pharmacopée en fait uſage dans ſa formule 347.

305. *Ambre gris.* L'ambre gris eſt une ſubſtance légere, ferme, d'une odeur très-forte & agréable, & ſans aucune forme conſtante, qu'on ramaſſe en diverſes contrées ſur les bords de la mer, qui devient liquide ſur le feu, s'enflamme & répand au loin une odeur des plus gracieuſes. On le vante comme propre à fortifier le cerveau, le cœur, l'eſtomach. On lui attribue une vertu anodine, on la conſeille dans la faim canine & les affections catharrales : ſon trop long uſage eſt un obſtacle aux

fonctions de l'esprit. Notre Pharmacopée l'emploie dans sa 279ᵉ formule.

306. *Besoard minéral*. C'est une préparation d'antimoine absolument inutile, qui n'a aucune autre propriété que celle du diaphorétique minéral. Ce médicament est par conséquent purement chymique & mériteroit même d'être placé dans le Chapitre suivant, si nous n'avions pas voulu nous conformer à l'usage. Il entre dans les formules 20 & 189 de cette Pharmacopée.

307. *Bol d'Arménie*. C'est une terre d'un jaune rouge, grasse, styptique, & qui s'attache à la langue. Quoique ce bol nous vienne originairement d'Arménie, on en trouve en différentes contrées de France. On attribue au bol d'Arménie une vertu astringente & propre à resserrer le ventre, & quelques Auteurs lui donnent encore une vertu absorbante, pris intérieurement; appliqué extérieurement il est aussi astringent & répercussif. Nous en faisons usage dans nos formules 262 & 317.

308. *Cachou*. C'est une substance d'un roux noirâtre, d'une saveur acerbe, un peu amere, sans être désagréable au goût. Anciennement on croyoit que le cachou étoit une terre du Japon, c'est pourquoi on le place encore dans le regne minéral; mais actuellement on sait que c'est un ex-

trait sec, dur comme de la pierre, & fort pesant, qu'on retire du fruit d'un palmier des Indes. C'est un excellent médicament tonique, stomachique, très-salutaire dans le vomissement, la dyssenterie & les autres flux de ventre; il est aussi un puissant astringent contre le crachement de sang, le flux hémorrhoïdal & menstrual immodéré, & dans d'autres hémorragies. Il convient dans l'incontinence d'urine & le diabetes : on l'emploie encore dans la toux & l'enrouement ; à l'extérieur, c'est un vulnéraire astringent, qui est très-bon dans les gargarismes anti-scorbutiques & répercussifs. Notre Pharmacopée en fait usage dans sa formule 259.

309. *Camphre.* C'est une espece de résine très-légere, blanchâtre, transparente, d'une odeur très forte, d'une saveur piquante, un peu amere, mêlée d'une sensation de fraîcheur, qui prend feu très-aisément même dans l'eau, qui brûle sans qu'il en reste rien, & qui est tellement volatil, que ce n'est qu'avec peine qu'on le conserve, même dans des bouteilles bien bouchées : il est antispasmodique, diaphorétique, alexitere & même antiseptique. Cette substance mériteroit aussi d'être placée dans le regne végétal. Il fait partie de nos formules 140 & 189.

310. *Craye blanche.* Intérieurement elle est absorbante, extérieurement dessicative & astringente. *Voyez* la formule 256.

311. *Eponge sablonneuse.* Les pierres ou gros sables qui se trouvent dans les éponges, qui donnent à l'éponge dont nous parlons le nom de sablonneuse, sont propres pour atténuer, diviser & résoudre les humeurs grossieres, suivant l'Emery, pour la pierre, pour les écrouelles & les obstructions. On brûle l'éponge sablonneuse, & l'on emploie ces cendres pour la goêtre, le scorbut. *Voyez* formule 326.

312. *Karabé.* C'est une substance bitumineuse, dure, à demi-transparente & de différente couleur ; mais le plus souvent jaune : on le met au nombre des remedes sédatifs, antispasmodiques & astringens. Il entre dans la formule 279.

313. *Mercure crud.* Le mercure est un médicament fluide & le plus pesant des minéraux ; c'est l'unique & vrai spécifique contre les maladies vénériennes : il est aussi un grand incisif. Nos Inoculateurs ont voulu depuis peu introduire l'usage du mercure comme préparatoire à la petite vérole. Tant d'innovations de la part de ces modernes empyriques, ne serviront pas peu à faire tomber en discrédit dans le Royaume l'inoculation, qui n'y est pas encore trop bien

établie. *Quid non mortalia pectora cogis, auri sacra famis?* On prétend que le mercure est encore très-bon contre la rage. Il fait partie de la formule 279 de cette Pharmacopée.

314. *Nâcres de perles.* Ce sont des coquilles d'huîtres ; elles sont très-propres pulvérisées pour arrêter les cours de ventre & adoucir l'âcreté des humeurs : on peut les mettre au rang des absorbans. Notre Pharmacopée en fait usage dans sa formule 82.

315. *Nitre.* C'est le salpêtre commun ; il se montre en effervescence sur les vieux murs, à l'abri de la pluie. Il demande plusieurs lavages & préparations avant que de l'employer en médecine. Le nitre est un des plus puissans diurétiques ; il mérite encore d'être placé dans la classe des rafraîchissans antiseptiques, & des calmans antispasmodiques. Notre Pharmacopée l'emploie dans sa formule 278.

316. *Perles.* Ce sont de petites pierres rondes qui se forment dans les huîtres. On prétend que c'est une marque de maladie dans ces animaux. On leur attribue une vertu cordiale, alexitere & fortifiante. Nous ne les regardons que comme un médicament absorbant. *Voyez* formules 20 & 272.

Pierre hématite. C'est un corps dur, pesant, rougeâtre & ferrugineux. Cette substance prise intérieurement est astringente & resserre le ventre. On lui attribue aussi une vertu apéritive, diurétique & emménagogue ; extérieurement elle est astringente, dessicative & vulnéraire. *V.* formule 296.

318. *Plomb.* Ce métal passe pour un remede anodin, quand on en applique des lames très-minces sur des ulcéres cancereux. Il entre dans la formule 260 de la Pharmacopée Domestique.

319. *Sel.* C'est la base des assaisonnemens de nos alimens. Notre Pharmacopée l'emploie dans sa formule 353.

320. *Terre sigillée.* C'est une espece de terre grasse & bolaire, dont on forme de petits gâteaux sur lesquels on imprime différentes figures ; elle entre dans la classe des astringens internes & des médicamens qui resserrent le ventre : elle convient dans les flux & les hémorragies ; extérieurement elle est dessicative & astringente. *Voyez* formule 264.

321. *Vitriol.* C'est un sel minéral qui contient du cuivre, & qui s'emploie à des usages externes ; il est astringent & très-caustique. On en fait usage dans les formules 2, 71, 75 & 78 de cette Pharmacopée.

CHAPITRE IV.

Médicamens Chymiques & Galéniques.

322. A L U N *de roche*. L'alun de roche est un sel acide minéral tiré d'une espece de pierre dure de différentes grosseurs & couleurs, qui se trouve dans les carrieres en France, en Italie, en Angleterre. On calcine cette pierre, ensuite on la met dans des fossés, où on l'arrose trois fois par jour pendant un mois, afin que les parties s'en dilatent, & l'on en tire ensuite l'alun par des lotions, filtrations & congélations. Il y en a de plusieurs especes. L'alun est un puissant astringent & styptique ; il passe aussi pour un excellent remede fortifiant. On ne doit l'employer intérieurement que dans les cas les plus pressans ; extérieurement il n'y a point de remede meilleur contre les hémorragies. Notre Pharmacopée l'emploie dans sa formule 84.

323. *Antimoine diaphorétique.* Pour faire l'antimoine diaphorétique, on met dans un creuset rouge, entre des charbons ardens, de l'antimoine ou du régule d'antimoine vec du nitre en poudre, ce qui est accom-

pagné de déflagration ; on termine le procédé en édulcorant autant qu'il faut par plusieurs lotions, pour lui ôter tout ce qu'il a de particules nitreuses. Ce remede chymique est très-propre pour atténuer & diviser les humeurs épaisses : il est indiqué dans la cachexie, le scorbut, le rhumatisme, les maladies chroniques de la peau, les maladies vénériennes, les écrouelles. Il est alexitere ; on en recommande l'usage dans les fiévres malignes ; sa dose est depuis quatre grains jusqu'à un demi-gros. Notre Pharmacopée en fait usage dans ses formules 271 & 302.

324. *Baume de leucatel.* On le fait avec de la cire jaune & de l'huile d'olive bouillis dans du vin d'Espagne. Lorsque celui-ci est consommé, on ajoute de la térébenthine & du bois de santal rouge. Ce remede est un vulnéraire détersif ; on l'emploie dans le traitement des maladies de poitrine; il convient dans la phtisie, les ulcérations & érosions des visceres ; on la prend sous la forme de bol, à la dose d'un ou de deux scrupules. Notre Pharmacopée s'en sert dans sa formule 271.

325. *Catholicon.* On le prépare avec une décoction de racines de polypode, de chicorée & de réglisse, que l'on fait bouillir une seconde fois avec du sucre, jusqu'à ce

que ce mélange ait acquis la consistance du miel ; après quoi on ajoute de la casse, des tamarins, du séné, de la rhubarbe, des semences froides, &c. On forme un électuaire purgatif, que l'on mêle pour l'ordinaire à d'autres médicamens purgatifs. On l'emploie souvent dans les lavemens. Il fait partie des formules 209, 210, 218, 219 & 220 de cette Pharmacopée.

326. *Ceruse.* La ceruse est une espece de rouille du plomb, qui a été corrodée, & à demi-dissoute par l'acide du vinaigre réduit en vapeurs. Pour faire la ceruse, on prend des lames de plomb roulées en spirale sur elles-mêmes, de maniere qu'il reste un espace d'environ un pouce entre les circonvolutions. On les place verticalement dans des pots de grès d'une grandeur convenable, & au fond desquels on a mis du bon vinaigre. Ces rouleaux de plomb doivent être soutenus dans l'intérieur des pots de maniere qu'ils ne touchent point au vinaigre, mais que sa vapeur puisse circuler librement entre les circonvolutions des lames. On couvre ses pots, & on les place dans une couche de fumier, ou dans un bain de sable qui puisse transmettre une chaleur douce. L'acide du vinaigre, qui a la propriété de dissoudre très-bien le plomb, se trouvant réduit en vapeurs, s'attache faci-

lement à sa surface, le pénetre & s'y surcharge de ce métal, qu'il réduit en une matiere d'un très-beau blanc mat. C'est ce plomb, ainsi divisé par le vinaigre, qui devient ceruse. Quand il y en a une suffisante quantité d'amassée à la surface des lames, on retire les rouleaux des pots, on les développe, on enveloppe cette ceruse & on roule de nouveau les lames pour retirer la même opération. La ceruse s'emploie comme médicament anodin & dessicatif, & elle entre dans la composition d'un grand nombre d'onguents & d'emplâtre. *Voyez* formule 83.

327. *Cinnabre d'antimoine.* C'est le produit de la sublimation du mercure avec le soufre d'antimoine. Ce cinnabre est incisif, diaphorétique & dépuratif. On ne doit employer le cinnabre qu'avec beaucoup de précaution : il est même très à craindre, parce qu'on emploie pour le faire le mercure sublimé corrosif; d'ailleurs, le cinnabre ordinaire a autant de vertu. Notre Pharmacopée en use cependant dans sa formule 335.

328. *Confection alkermes.* Cette confection se fait ainsi suivant le Codex de Paris. On prend des grains de kermes ou d'écarlatte une once, santal citrin une once & demie, bois d'aloës une demi-once, bois de rhode

un gros & demi, roses rouges six gros, de la canelle six onces, de la cochenille deux gros, des perles orientales préparées & du corail rouge aussi préparé de chacune une once, des feuilles d'or un scrupule : on fait, selon l'art, une poudre très-subtile. On prend pour lors du syrop de kermes quatre onces, on le fait chauffer au bain-marie, & on le passe par un linge ; on l'épaissit ensuite en consistance de miel, & quand il est presque froid, on y ajoute quatre gros de la poudre ci-dessus : on mêle le tout pour faire, selon l'art, une confection. Cet électuaire ranime les esprits, rétablit les forces ; on le recommande dans les affections soporeuses, les vertiges & étourdissemens, la foiblesse d'estomach ; sa dose est depuis un scrupule jusqu'à un gros. Il fait partie des formules 191, 268 & 288 de cette Pharmacopée.

329. *Confection d'hyacinthe.* Pour faire cette confection, on prend une demi-once de pierres d'hyacinthe préparée, de la terre sigillée, & des yeux d'écrevisses préparés, de chacune trois onces, canelle une once, feuilles de dictamne de Crete, santal citrin de chacun trois gros, myrrhe choisie deux gros ; on fait de tout une poudre très-subtile. Pour lors on prend du safran pulvérisé une demi-once, du syrop de limon

deux livres ; on mêle d'abord ce syrop, qui doit être froid, avec le safran pulvérisé dans un vase de fayance, avec un spatule de bois, ensuite on y met la poudre ci-dessus ; & pour donner au tout une consistance de confection, on y ajoute une once de miel de Narbonne par livre, enfin si l'on veut, lorsque la confection est faite, on y mêle des feuilles d'or & d'argent. La confection d'hyacinthe est très propre pour arrêter les vomissemens, les flux de ventre ; on prétend qu'elle est encore vermifuge : sa dose est depuis un scrupule jusqu'à un gros. Notre Pharmacopée l'emploie dans ses formules 198, 205, 289, 293, 294, 296, 306, 311, 313 & 318.

330. *Crême de tartre.* La crême de tartre est, à proprement parler, la portion de l'acide concret tartareux, qui se crystallise la premiere & en forme de pellicule, à la surface de l'eau, dans laquelle on a fait bouillir le tartre pour le purifier & pour en séparer la partie la plus saline. La crême de tartre est tempérante, apéritive & diurétique. On le prescrit depuis la dose d'un demi-gros jusqu'à un gros, que l'on fait fondre dans une livre d'eau bouillante, ou bien on le délaye dans une boisson quelconque, depuis douze grains jusqu'à un demi-gros ; on le prend aussi sous la forme

seche. La crême de tartre jointe à des ca-
tartiques, favorife leur action, & prévient
les naufées; elle eft même laxative quand
on la donne feule, depuis quatre jufqu'à
fix gros: on prétend que prife à cette dofe
dans une décoction de camomille au commencement de l'accès, elle guérit la fiévre
intermittente. Ce médicament entre dans
les formules 5, 7, 21, 25, 30, 33, 270,
329 & 330.

331. *Crocus metallorum*, fafran de métaux. Le fafran de métaux eft la terre métallique de l'antimoine à demi-défouffrée
& déphlogistiquée par la détonnation de
l'antimoine crud avec fon poids égal de
nitre, & lavée enfuite exactement; ou bien
c'eft du foie d'antimoine dépouillé de toute
matiere faline par un lavage fuffifant. Cette
préparation eft un émétique violent, dont on
ne fait gueres d'ufage intérieurement. Notre Pharmacopée l'emploie extérieurement
dans fes formules 72, 77 & 80.

332. *Cryftal minéral*, fel de prunelle.
C'eft du nitre fondu, dans lequel on a fait
détonner le foufre, & qu'on a enfuite
coulé & figé en tablettes. Lors donc qu'on
veut transformer le nitre en cryftal minéral, il ne s'agit que de choifir du nitre
exactement purifié, de le mettre dans un
creufet bien net, & de le faire fondre

promptement, en prenant bien garde qu'il ne tombe dans le creuset ni cendre, ni charbon. Lorsqu'il est fondu, on y fait détonner un gros de souffre par livre de nitre; ensuite on le coule dans une bassine de cuivre, ou encore mieux d'argent, en le promenant par le mouvement qu'on donne à la bassine jusqu'à ce qu'il soit figé en lames ou especes de tablettes. Le crystal minéral est sédatif, rafraîchissant, & passe pour un excellent diurétique; il est très-bien indiqué dans les fiévres ardentes : on l'emploie dans les maladies aiguës. Sa dose est depuis dix grains jusqu'à vingt, & se prend dans une boisson appropriée : on en met jusqu'à demi-gros dans deux livres d'une tisane quelconque. On le fait entrer dans les potions altérantes & purgatives. Extérieurement on l'emploie dans les gargarismes & les lavemens. Notre Pharmacopée s'en sert dans ses formules 114, 199, 201, 275 & 378.

333. *Diagrede.* C'est l'extrait de la scammonée, qui est une substance gommeuse, résineuse, légere, friable & noirâtre. C'est un purgatif assez violent, dont doivent s'abstenir les constitutions délicates, de même que ceux qui sont sujets aux hémorragies, & ceux dont les entrailles sont échauffées. La dose est depuis trois grains

jusqu'à quinze, qu'on prescrit sous la forme seche, ordinairement en bol. La diagrede fait partie de la 280ᵉ formule.

334. *Diamorum.* C'est le syrop de meures ordinaire; on l'emploie dans les gargarismes pour les squinancies & les maux de gorge. Il fait partie de la formule 153ᵉ.

335. *Diaphenic.* C'est un électuaire qui se compose avec de la pulpe de dattes, du sucre d'orge & des amandes pilées, que l'on fait cuire avec du miel, & auquel on ajoute de la diagrede, du turbith, du gingembre, du poivre, de la canelle, &c. Ce médicament est un purgatif violent; on l'emploie dans les affections comateuses & dans l'hydropisie; sa dose est depuis deux gros jusqu'à une demi-once. On l'emploie plus communément à l'extérieur dans les lavemens purgatifs, depuis une once jusqu'à deux. Notre Pharmacopée s'en sert dans ses formules 21 & 214.

336. *Diaphorétique minéral.* C'est une chaux blanche d'antimoine, faite en calcinant l'antimoine avec trois parties de nitre: c'est la même chose que l'antimoine diaphorétique. *Voyez* les articles & les formules 267 & 270 de cette Pharmacopée.

337. *Eau-de-vie.* C'est une liqueur spiritueuse qu'on retire du vin par la distillation. L'eau-de-vie est cordiale & stomachi-

que ; on l'emploie dans les défaillances, la cardialgie & les forces abbatues. Son ufage externe eft très-étendu : on s'en fert comme vulnéraire & réfolutif. Formule 73.

338. *Eau thériacale.* Cette eau fe prépare en faifant macérer pendant trois jours plufieurs efpeces de racines, d'écorces, de fruits & de fleurs aromatiques dans de l'eau de noix & de l'efprit de vin ; on y ajoute enfuite de la thériaque ; enfin on foumet le mêlange à la diftillation. Cette eau compofée, tient une des premieres places parmi les médicamens cordiaux, céphaliques, ftomachiques. La dofe eft depuis un gros jufqu'à une demi-once. Elle entre dans la formule 191 de cette Pharmacopée.

339. *Efprit de fel dulcifié.* Cet efprit eft un mêlange d'efprit de fel & d'efprit de vin, digéré à froid pendant un mois dans un vaiffeau de rencontre ; il faut agir prudemment & avec précaution, lorfqu'on l'ordonne. C'eft un remede aftringent propre à guérir les hernies. Il arrête & guérit la gangrene, qui a pour caufe le vice des humeurs. Sa dofe eft depuis trois jufqu'à dix gouttes dans une liqueur appropriée. Notre Pharmacopée en fait ufage dans fa formule 193.

340. *Efprit de foufre.* Cette liqueur, qui eft

est très-acide, est formée par les vapeurs rapprochées & condensées du soufre qui brûle dans un appareil de vaisseaux convenable. Ce remede passe pour rafraîchissant, antiseptique & diurétique. Notre Pharmacopée l'emploie dans sa formule 187.

341. *Esprit de vin*. C'est une liqueur spiritueuse, qui a beaucoup d'affinité, & s'unit intimement avec l'huile & l'eau; on la retire par une seconde distillation de l'eau-de-vie : elle est très-propre pour obtenir la teinture des substances sulfureuses & résineuses. Elle entre dans toute les eaux spiritueuses; elle dissipe les défaillances & rétablit les forces : sa dose est depuis un gros jusqu'à trois, qu'on associe avec quelques autres liqueurs. Employée comme topique, elle est vulnéraire balsamique ; elle entre dans la classe des résolutifs : on l'emploie avec succès contre les échymoses & les fluxions érésipellateuses. Nous l'employons dans la formule 147.

342. *Esprit de vin camphré*. C'est une dissolution d'un demi-gros de camphre, dans deux livres d'esprit de vin rectifié; on s'en sert pour détruire la putréfaction & empêcher la gangrene. *Voyez* formule 229.

343. *Ethiops minéral*. C'est la trituration dans un mortier de verre ou de marbre de deux parties de mercure pur, avec

O

trois parties de fleurs de soufre, jusqu'à ce que le mercure soit parfaitement éteint & devienne invisible. Sa dose est depuis six grains jusqu'à un demi-gros, incorporé avec d'autres médicamens appropriés; on l'emploie comme fondant dans l'asthme, les écrouelles, les obstructions & autres maladies d'engorgement, d'épaississement d'humeurs: on s'en sert aussi dans les maladies vénériennes. Formule 272.

344. *Extrait de mars.* C'est la combinaison du fer avec l'acide tartareux, qu'on nomme la teinture de mars, réduite par l'évaporation en consistance d'extrait. Notre Pharmacopée l'emploie dans sa formule 269.

345. *Fleurs de soufre.* C'est la sublimation du soufre; par cette sublimation, le soufre devient très pur & s'emploie intérieurement. Les fleurs de soufre sont un excellent médicament détersif & incisif, qui est principalement d'usage dans les maladies chroniques & opiniâtres des poumons. La dose est depuis quatre grains jusqu'à quinze & davantage. Notre Pharmacopée en fait usage dans ses formules 234 & 361.

346. *Hiera picra.* C'est un électuaire fait avec du miel & une poudre composée de canelle, de zedoaire, de cabaret, de graine

de petit cardamome & de safran, à la dose de six gros sur un scrupule de cochenille, & douze onces d'aloës. On ne se sert plus gueres de cette composition qu'en lavemens. Nous l'employons cependant encore dans nos formules 213, 217 & 380.

347. *Kermés.* On fait avec le kermés un syrop qui entre dans les formules 11, 259 & 265 de cette Pharmacopée.

348. *Kermés minéral.* C'est une espece de safran minéral sulfureux, qui se prépare en faisant bouillir ensemble dans de l'eau de l'antimoine crud & du nitre fixé. L'eau qui s'est chargée de ces substances, demeurant en repos, dépose une poudre de couleur de safran, qu'il faut priver de tout son sel par des lotions répetées, & que l'on édulcore en faisant enflammer l'esprit de vin que l'on a versé dessus. Le Kermés minéral est purgatif & vomitif; on l'ordonne depuis deux jusqu'à quatre grains, dans un bouillon, sous la forme de bol. Quand on le prescrit à petite dose, comme d'un demi-grain ou d'un quart de grain, il augmente les forces, excite une transpiration plus abondante, favorise l'expectoration, & procure l'écoulement des urines. Il fait partie des formules 232 & 288 de cette Pharmacopée.

349. *Laudanum.* C'est l'extrait sec d'o-

pium qui a été préalablement dissous dans du vin blanc. Cette solution se passe avec expression, & se met ensuite en évaporation sur un feu doux. Le laudanum diminue les douleurs, provoque le sommeil & excite la transpiration : il n'est pas moins salutaire que l'opium dans le hoquet, le vomissement, la diarrhée & les hémorragies. Sa dose est depuis un demi-grain & au-dessous, jusqu'à deux ; souvent on y ajoute du castoreum pour correctif. Il entre dans les formules 191, 203 & 304 de cette Pharmacopée.

350. *Laudanum liquide.* Ce médicament se prépare en mettant simplement infuser durant plusieurs jours de l'opium, du safran, de la canelle & des cloux de gérofle dans du vin d'Espagne ; ainsi préparé, il passe non seulement pour assoupissant, mais encore pour fortifiant & stomachique : il est salutaire dans la dyssenterie, les flux de ventre, les superpurgations : il convient dans les petites véroles, les fiévres malignes & dans d'autres maladies où il est besoin d'augmenter les forces. Sa dose est depuis huit gouttes jusqu'à vingt dans une liqueur appropriée. Notre Pharmacopée s'en sert dans ses formules 229 & 301.

351. *Lilium de paracelse*, ou *teinture des métaux*. Pour le faire, on prend deux par-

ties de régule d'antimoine martial, une partie d'étain fin, & une partie de cuivre de rosette. On les fait fondre ensemble dans un creuset, on pulvérise l'alliage métallique qui en résulte après qu'il est refroidi. On le mêle avec le triple de son poids de nitre purifié; on projette ce mélange à diverses reprises dans un creuset rougi pour le faire détonner, calciner & fondre à grand feu, jusqu'à ce que les métaux soient absolument réduits en chaux; on ôte la matiere toute rouge du creuset; on la réduit promptement en poudre dans un mortier de fer qu'on a fait chauffer; on la met toute chaude dans un matras; on verse dessus de l'esprit de vin très-rectifié à la hauteur de deux travers de doigt; on laisse en digestion pendant quelques jours, ou jusqu'à ce que l'esprit de vin ait acquis une couleur jaune-rouge très-foncée. On décante alors cet esprit de vin, on le met dans un flacon: c'est ce qu'on nomme la teinture des métaux, ou le lilium de paracelse. On s'en sert avec succès quand il s'agit d'animer & d'exciter fortement les fibres & les vaisseaux, comme dans l'apoplexie, la paralysie, l'hydropisie; elle est, par la même raison, capable d'accélérer le mouvement du sang & d'augmenter certaines sécrétions & excrétions, notamment celles de la sueur & des urines. La dose de cette teinture est depuis dix ou douze gouttes jusqu'à quarante, & même plus dans quelque cordial, suivant les cas. Nous nous en servons dans cette Pharmacopée Domestique pour la formule 288.

352. *Looch blanc*. Pour faire le looch blanc, on prend douze amandes douces pelées, deux amandes ameres, une once de sucre blanc, on brise le tout dans un mortier avec un pilon de bois, en répandant peu à peu deux onces d'eau commune pour faire, selon l'art, une émulsion. On prend alors de la gomme tragaçanthe finement pulvérisée seize grains, de l'huile d'amandes douces une once, on répand par-dessus peu à peu l'émulsion ci-dessus, en l'agitant au même moment dans le mortier de marbre à la consistence d'un mucilage ; sur la fin on y ajoute environ deux gros de fleurs d'orange. Ce looch est expectoratif & bechique. Il entre dans la formule 252 de cette Pharmacopée.

353. *Mercure doux*. C'est le résultat d'un mélange de mercure crud & de mercure sublimé corrosif, que l'on fait sublimer plusieurs fois, jusqu'à ce que l'on ait obtenu une substance blanchâtre, qui, étant mise sur la langue, n'y produise aucun sentiment de corrosion. Ce médicament est incisif,

dépuratif, purgatif & vermifuge; la dose est depuis quatre grains jusqu'à vingt. Nous l'employons dans nos formules 22, 27, 227, 267, 270 & 272.

354. *Mercure précipité rouge*. C'est du mercure que l'on a d'abord fait dissoudre dans l'esprit de nitre, qui, après avoir été mis en évaporation, se calcine. Ce précipité s'emploie extérieurement dans les cas d'ulceres cancereux. Notre Pharmacopée en fait usage dans sa formule 287.

355. *Onguent martiatum*. Il se prépare en faisant macérer chaudement durant trois jours, dans de l'huile d'olive, une très-grande quantité de racines, d'herbes, de feuilles, de fleurs & de semences de plantes aromatiques, ou d'un autre genre. Cette huile ayant ensuite été exprimée, on y ajoute, tandis qu'elle est encore chaude, de la cire, de la moëlle de cerf, de la graisse d'ours, de la graisse d'oie, du storax, du baume de copahu, du baume du Pérou, de l'huile de muscade, de la gomme elémi & du mastic. Il se fait de ces substances un onguent qui est un des plus fameux remedes fortifians externes; on lui attribue une vertu résolutive: on l'applique dans les cas de foiblesse, de tremblement & de paralysie. On le recommande aussi contre la goutte sciatique & tout autre rhumatisme. Il fait

O iv

partie de la formule 258 de cette Pharmacopée.

356. *Onguent populeum.* L'onguent populeum se fait avec les bourgeons de peuplier, le pavot, la morelle, la mandragore, la jusquiame, la joubarbe, le nombril de vénus, la laitue, &c. On fait cuire toutes ces plantes dans de la graisse de porc, on les met sous la presse, afin que la graisse se charge d'une plus grande abondance de leurs principes actifs. C'est un remede anodin & adoucissant; on l'applique avec succès sur les hémorrhoïdes & sur les mammelles des nourrices, quand ces parties sont douleureuses. Il fait partie de la formule 224 de cette Pharmacopée.

357. *Oxicrat.* L'oxicrat est un mêlange de deux ou trois onces de vinaigre, & une livre d'eau; on en prépare des fomentations, des gargarismes & des lavemens. Nous nous en servons dans notre formule 67.

358. *Poudre de guttette.* Elle est composée de gui de chêne, de racines de dictamne blanc, de celles de pivoine mâle, de semences de pivoine, le tout pulvérisé de chacune une demi-once, de semences d'atriplex, de corail rouge préparé de chacun deux gros, & d'une demi-once de pied d'élan, le tout aussi pulvérisé. La dose de cette poudre est depuis un demi-scrupule

jufqu'à un demi-gros pour un adulte; & depuis quatre grains jufqu'à quinze pour les enfans : on l'ordonne dans l'épilepfie & les mouvemens antifpafmodiques & convulfifs. Notre Pharmacopée l'emploie dans fa formule 288.

359. *Réfine de jalap.* C'eft l'extrait de la racine de jalap. On l'obtient avec l'efprit de vin par des digeftions répetées, & l'évaporation ordinaire : elle eft hydragogue. Sa dofe eft depuis trois grains jufqu'à douze. *V.* formule 267.

360. *Safran de mars apéritif.* C'eft une rouille de fer qu'on obtient en expofant à l'air de la limaille de fer, jufqu'à ce que, après avoir été mouillée par la pluie & la rofée, elle fe foit couverte de rouille. Ce remede eft un grand apéritif, emménagogue & même quelquefois abforbant. *Voyez* les formules 39, 43, 263, 267, 270 & 336 dans lefquelles il entre.

361. *Sel volatil de corne de cerf.* C'eft ce qui s'attache au chapiteau, après que l'efprit volatil de corne de cerf s'eft élevé par la diftillation. Il eft céphalique, antifpafmodique, cordial : on l'emploie dans les vertiges & les affections foporeufes. Notre Pharmacopée en ufe dans fes formules 96 & 320.

362. *Sel de faturne.* Ce fel fe prépare en

faisant diffoudre de la ceruse dans du vinaigre ; on met en évaporation ce mêlange, & il s'en forme des cryftaux. On le met au nombre des médicamens externes, anodins & adouciffans ; il eft encore deffïcatif & convient très-bien dans les gargarifmes pour les inflammations de la gorge : on l'emploie dans les collyres. Notre Pharmacopée s'en fert dans fes formules 80, 149, 151, 152 & 275.

363. *Sel de tartre.* C'eft un fel qui fe retire d'une leffive de tartre calciné au blanc. C'eft un grand abforbant. Il entre auffi dans la claffe des apéritifs & des incififs : fa dofe eft depuis fix grains jufqu'à vingt. Nous en faifons ufage dans les formules 267, 270, 280 & 281.

364. *Sel végétal.* Ce fel eft formé d'un fel de tartre & de la crême auffi de tartre. C'eft un fel neutre ; il eft purgatif, apéritif & très-falutaire dans les cas d'obftructions, de cachexie & d'hydropifie : fa dofe eft depuis un demi-gros jufqu'à deux gros. Il fait partie des formules 44, 246, 267, 370 & 383 de cette Pharmacopée.

365. *Sublimé doux.* Voyez Mercure doux. Il entre dans la formule 25.

366. *Sucre candi.* Il a la même vertu que le fucre commun. Il entre dans les formules 75 & 324.

367. *Sucre rouge* ou *rosat*. Ce sucre se prépare en faisant fondre & cuire du sucre dans de l'eau de roses rouges, jusqu'à ce que le mélange ait la consistance d'extrait; on le colore en rouge, en y ajoutant quelques gouttes d'esprit de vitriol. Ce sucre rosat, pris intérieurement, rétablit les forces digestives de l'estomach; sa dose est depuis un gros jusqu'à trois. Il est peu d'usage; on le fait entrer plus communément dans les lavemens détersifs & antidyssenteriques : sa dose est depuis une once jusqu'à trois. *V.* formule 216.

368. Syrop *de prassio*. C'est le syrop de menthe. Voyez ses propriétés article *Menthe*, plante indigene, & la formule 301.

369. Tablettes *de citro*. C'est un électuaire qui se fait avec de l'écorce de citron confite, de la conserve de fleurs de violettes, de buglose, de la poudre diatragacanthe froid récemment préparé, de la scammonée choisie, de chacune une demi-once; du turbith cinq gros, du gingembre un demi-gros, des feuilles de séné six gros, de la rhubarbe choisie deux gros & demi, des cloux de gérofle, du santal citrin, de chacun un scrupule; du meilleur sucre dissous dans l'eau de roses & cuit selon l'art, dix onces. On divise le tout en tablettes; ces

rablettes sont stomachiques & purgatives. Elles font partie de la formule 244.

370. *Tablettes diacarthame.* C'est aussi un électuaire purgatif; il est composé de moëlle, de semences de carthame, de poudre diatragacanthe froid, d'hermodattes, de diagrede, de chacune une once; du turbith choisi une once & demie, du gingembre une demi-once, de la manne une once & demie, du miel rosat & de la chair de coings confits de chacun deux onces, du meilleur suc dissous dans l'eau & cuit en forme d'électuaire solide, une livre & six onces. On fait avec ces drogues une électuaire selon l'art. *Voyez* la formule 237 de cette Pharmacopée.

371. *Tartre de mars soluble.* C'est du sel végétal mêlé avec une certaine quantité de teinture de mars tartarifée. Il a à-peu-près la même vertu que le sel végétal, & il entre dans notre formule 333.

372. *Tartre stibié.* C'est la combinaison de l'acide tartareux avec la partie métallique de l'antimoine à demi-dépouillée de son principe inflammable. Comme ce remede se compose différemment suivant les différentes dispensaires, le Médecin ne doit l'ordonner que lorsqu'il connoîtra à quel grain il fait son effet : c'est un grand

vomitif bien ufité dans la médecine. Notre Pharmacopée s'en fert dans fa formule 290.

373. *Tartre vitriolé.* C'eſt un produit de la combinaiſon de l'huile de tartre par défaillance, & de l'eſprit de vitriol. L'efferveſcence, qui accompagne ce mêlange, étant leſſivé, on le met en évaporation ſur un feu doux; enſuite on le porte dans un lieu froid, afin que les particules ſalines puiſſent s'unir, & qu'il s'en forme des cryſtaux qui, après qu'ils ont été lavés avec de l'eau & féchés, ſont ſerrés pour le beſoin. Ce ſel eſt tempérant, ſédatif, déſobſtructif & diurétique; ſa doſe eſt depuis douze grains juſqu'à un demi-gros. Il entre dans la formule 10 de cette Pharmacopée.

374. *Teinture de mars.* Il y a différentes manieres de préparer cette teinture. Nous l'employons dans la formule 314.

375. *Terre de Coutelier.* Elle eſt formée de petites particules qui ſe détachent de la pierre ou marbre à aiguiſer, tandis qu'on repaſſe les couteaux: cette terre eſt répercuſſive & réſolutive. *V.* formule 56.

376. *Thériaque.* Ce remede eſt compoſé de tant de drogues, qu'il ſeroit trop long de les rapporter ici; on lui attribue une vertu ſudorifique, alexitere & ſtomachique. Notre Pharmacopée l'emploie dans ſa formule 294.

377. *Tuthie préparée.* C'est une substance métallique qui s'amasse & s'attache comme la suie dans les fourneaux où se fondent les métaux ; elle paroît formée d'un mêlange de cuivre & de pierre calaminaire. On attribue à la tuthie une vertu détersive & dessicative. Elle entre dans les formules 76, 78, 82, 83, 85 & 343.

378. *Vin émétique.* C'est l'infusion du safran des métaux dans du vin blanc pendant plusieurs jours. Cette infusion est en même-tems purgative & vomitive ; sa dose est depuis une demi-once jusqu'à une once. Notre Pharmacopée l'emploie dans ses formules 214, 242 & 303.

§ 3.

DÉFINITIONS
SYMPTOMATIQUES,

Des Maladies dont on trouve le remède dans cet Ouvrage.

1. Acretés *de poitrine & du gosier.* Toute âcreté est une sensation désagréable occasionnée par l'action des parties mordantes, dont nos humeurs sont quelquefois infectées. *Voyez* formules 109, 122, 354, 355.

2. *Apoplexie.* Maladie dans laquelle il se fait une suspension de tous les mouvemens qui dépendent de la volonté & de l'action des sens, accompagné d'un ronflement & de difficulté de respirer, & dans laquelle le pouls a coutume de se soutenir jusqu'à ce que la mort approche. Le mouvement du poulmon & la circulation du sang ne sont cependant point interrompus; la respiration & le battement des arteres en sont même plus forts. Ceux qui en sont attaqués sont dans un profond assoupissement,

& ont une espece de sislement qui provient de la poitrine, & que les Médecins appellent stuteur. Il y a de deux sortes d'apoplexie; la sanguine, vulgairement coup de sang, & la séreuse. L'apoplexie sanguine arrive communément aux tempéramens sanguins, forts & robustes : aux gens qui ont passé l'âge viril, qui ont beaucoup de couleur au visage, qui ont les yeux rouges & enflammés, qui ont le cou court, la poitrine étroite, des douleurs de tête violentes, & qui, dans l'état de santé, ont le pouls plus dur & plus fort, les vaisseaux plus pleins & plus tendus, & sur-tout les extrêmités plus chaudes.

On distingue l'apoplexie séreuse par le tempéramment pituiteux, par l'âge plus avancé du malade, par les pesanteurs de tête, par les éblouissemens, l'affaissement de tout le corps, & la saison dans laquelle cette maladie se déclare. L'apoplexie séreuse arrive ordinairement en hiver, & la sanguine en été. On reconnoît pour causes de l'apoplexie sanguine, l'abondance du sang, la mollesse & la flexibilité des vaisseaux du cerveau, la suppression de quelqu'hémorragie habituelle ou de quelqu'autre évacuation sanguine, comme le flux hémorrhoïdal & le flux menstruel, le trop grand usage des liqueurs spiritueuses, le défaut
d'exercice

d'exercice, & généralement tout ce qui peut augmenter la formation du sang.

On place parmi les causes de l'apoplexie séreuse, l'épaississement de la lymphe & l'abondance des humeurs, la délicatesse & la molesse des fibres, la suppression de quelque évacuation pituiteuse, la fréquentation d'un air lourd & épais, un trop grand usage des alimens nourrissans, un sommeil & un repos trop long, & une vie molle & oisive.

On remarque que cette maladie est mortelle, quand la respiration est très-laborieuse; au contraire, on a tout lieu d'espérer lorsque le jeu de la respiration est plus libre. Le meilleur signe qu'on puisse aussi avoir dans cette maladie, c'est lorsque la fièvre survient.

Pour la cure de l'apoplexie sanguine, les saignées réitérées; pour celle de la séreuse, l'émétique, les lavemens & les sternutatoires. Consultez les formules 2, 10, 129, 135, 172 & 287 de cette Pharmacopée.

3. *Arriere-faix retenu, enfant mort.* L'arriere-faix est une membrane ou tunique dans laquelle étoit enveloppé l'enfant lorsqu'il étoit encore dans l'*uterus*. On l'appelle ainsi, parce qu'il ne sort qu'après l'enfant, comme par un second accouchement; c'est ce qui lui a fait donner le nom de délivre par le Peuple, & de secondine par les Mé-

decins. L'arriere-faix peut être commun à plusieurs enfans, c'est pourquoi quand la mere en accoucheroit de deux ou trois, il n'y en auroit qu'un. Il est très-dangereux que l'arriere-faix, & même quelqu'une de ses portions, demeurent dans la matrice d'une femme en couche; c'est un corps étranger, qui pourroit faire mourir la malade, si l'on n'y apportoit remede. Il en est de même de l'enfant mort. Consultez les formules 15, 17, 18, 36.

4. *Asthme.* C'est une difficulté de respirer habituelle, plus ou moins forte, continuelle ou périodique, ordinairement indépendante de toute autre maladie, & qui n'est point accompagnée de fiévre. Il ne faut pas confondre cette maladie avec la respiration laborieuse, qui est commune à toutes les maladies de la poitrine, ni avec celle qui vient de plusieurs causes accidentelles. Les Praticiens distinguent l'asthme sec de l'humide, & savent que les crachats de ce dernier sont de différentes nature, & paroissent quelquefois purulens. Les paroxismes de l'une & l'autre espece, sont plus ou moins violens; la respiration alors très-gênée se fait communément avec bruit & sifflement. La toux plus ou moins forte est presqu'inséparable. Ces paroxismes ou accès arrivent ordinairement la nuit ou l'après-dîné; leur durée est

communément de deux ou trois heures, quelquefois même de deux ou trois jours. Dans le paroxisme convulsif, le visage s'allume, les veines s'enflent & les malades courent risque d'être suffoqués, ce qui dure néanmoins très peu de tems, & ce qui est communément annoncé par des rots & gonflement de l'estomach. Dans les asthmatiques, on ne peut pas déterminer le tems des paroxismes; dans plusieurs, il y a ordinairement dix à douze jours d'intervalle, dans d'autres plus ou moins de tems. On observe généralement que plus un paroxisme a été long, plus son retour est éloigné. L'asthme sec & l'asthme humide se terminent tous les deux par un flux d'urine.

Les causes de l'asthme sont les maladies de la peau outrée, la goutte remontée, le desséchement des vieux ulcères, la suppression des regles, le flux hémorrhoïdal; une suite de petite vérole, d'inflammation de poitrine, d'affections hystériques & hypocondriaques, de cachexie; un embonpoint excessif, une mauvaise conformation de poitrine, un air chargé de vapeurs minérales, de fumée de charbon de terre. Les pronostics les plus mauvais de cette maladie, sont les palpitations, les syncopes, la paralysie des extrémités supérieures; souvent l'asthme dégénere en cachexie; leucoplegma-

P ij

tie, hydropisie de poitrine, phtisie. *Voyez*, pour la cure de cette maladie, les formules 186, 207, 284, 356, 361, 365, 366, 380.

5. *Brûlure*. La brûlure est une solution de continuité de l'épiderme, & fort souvent de la peau & des parties qui lui sont sujettes : cette solution se fait par la force du feu. On établit trois degrés de brûlure ; le premier est, lorsque la matiere brûlante n'est pas restée long-tems sur la partie brûlée, & que cette matiere étoit légere, comme la flamme de paille, de lin, &c. il s'éleve sur la peau des pustules ou de petites vésicules, la peau devient rouge, le malade sent une douleur pongitive, l'épiderme se sépare de la peau, il y vient des vésicules remplies d'eau lympide. Le second degré est, lorsque le corps brûlant étant rempli d'une plus grande chaleur, reste long-tems sur la partie, comme seroit un fer rouge au feu, ou quelque métal fondu ; alors non-seulement il s'éleve des pustules, mais la peau même brûlée se desseche, il s'y fait des excoriations ; cependant il n'y a aucune croute de formée. Le troisieme degré est, lorsque le corps brûlant étant à un très-grand point de chaleur, est resté trop long-tems sur la partie souffrante ; alors la peau, la membrane adipeuse, les muscles, les tendons & les autres

parties qui recouvrent la peau, font brûlés & se convertissent en croute, la peau devient noir ou livide, le malade sent des picotemens qui ne sortent pas au dehors, la croute est dure & aride lorsqu'elle est séparée, on apperçoit un ulcere profond ; ce dégré est pire que les autres. Pour la cure de la brûlure, voyez les formules 145, 224 & 228.

6. *Cachexie.* Mauvaise constitution du corps humain, dans laquelle il y a une dépravation générale de tous les sucs nourriciers : cette maladie est ordinairement accompagnée de déperdition de substance. Pour la guérison, consultez les formules 33 & 251.

7. *Cacochymie.* Mauvaise disposition des organes à la digestion, qui font tourner en mauvais chyle les alimens dont on se nourrit. Les signes diagnostics de cette maladie, sont le dégoût, le défaut d'appétit, de sommeil, les rapports aigres ou d'œufs pourris. Ordinairement un corps cacochymique est sujet aux vents après la digestion, aux tranchées, aux coliques & aux dévoiemens; l'urine de ce malade est pâle & trouble, son visage est bouffi, jaunâtre & quelquefois plombé; il lui survient des maux de tête, & son esprit est lourd & pesant. Les causes de la cacochymie sont l'usage habituel des alimens qui ont peine à être digérés, la plé-

P iij

nitude, les hémorragies, les saignées habituelles, les diarrhées; dans les femmes, les pertes, les fleurs blanches, ainsi que leur cessation subite; l'oisiveté, les veilles immodérées. Pour guérir la cacochymie, consultez les formules 41, 89, 112 & 327.

8. *Calcul, Pierre, Gravelle*. Le calcul est une concrétion qui imite la pierre par sa solidité, & qui s'est engendrée dans un corps. On trouve des pierres dans toutes les parties du corps, dans le cerveau, dans les poumons, dans le foie, dans la rate, &c. elle se forme plus ordinairement dans les reins, dans la vessie & dans la vésicule du fiel. Les calculs qui se trouvent dans cette vésicule sont plus légers, & inflammables; mais ceux qui naissent dans les reins, sont plus durs & plus pesans, & presque toujours d'une couleur grise. Le meilleur remede contre la pierre ou le calcul de la vessie, c'est la lithotomie. Consultez cependant pour la guérison de cette maladie, & pour la gravelle, les formules 35, 53, 117, 119, 121, 127, 158, 183, 324, 346, 380 & 382.

9. *Cancer*. C'est une tumeur dure, inégale, raboteuse, ronde & immobile, de couleur cendrée, livide ou plombée, environnée de plusieurs veines apparentes & entrelacées, pleines d'un sang mélancolique &

limoneux. Le cancer commence fans douleur, & paroît d'abord de la groffeur d'une petite noifette; mais il groffit enfuite affez vîte, & devient fort douloureux. Les cancers naiffent aux parties glanduleufes & molles, comme les mammelles, les joues. Il y a le cancer occulte & l'ulcéré; ce dernier eft incurable. *Voyez* la formule 260.

10. *Cardialgie.* C'eft une douleur violente, qu'on fent à l'orifice fupérieur de l'eftomach, accompagnée de palpitation de cœur, de défaillances, d'envie de vomir; elle eft caufée ou par des vers, ou par des humeurs âcres qui picotent cet orifice & les parties voifines. *Voyez* les formules 261 & 289.

11. *Catarre.* C'eft une fluxion d'humeurs âcres, qui fe fait fur la tête, la bouche, la gorge & les poumons. Quand la fluxion fe fait fur les yeux, le nez & les *finus frontaux*, on l'appelle *Coriza*, ou vulgairement rhume de cerveau. On connoît deux caufes qui produifent le catarre, la caufe prochaine provient des levains âcres ou acides qui épaififfent la lymphe dans fes couloirs, & gênent la liberté de fon mouvement; les évacuations fupprimées, comme la tranfpiration, les urines, les regles ou le flux hémorrhoïdal, mais principalement la fuppreffion de la tranfpiration infenfible par une alternative fubite de chaud & de froid, for-

P iv

ment les causes éloignées de cette maladie. *Voyez* les formules 10, 135 & 262.

12. *Chassie des yeux*. C'est une maladie particuliere des paupieres, qui est plus ou moins considérable, suivant sa nature; c'est un écoulement involontaire d'une matiere gluante & visqueuse, qui par la suite se seche, se durcit & devient écailleuse. La cause immédiate de cette maladie vient de l'engorgement des glandes qui sont situées aux bords des paupieres, & la cause éloignée est l'épaississement & l'âcreté de la lymphe. *Voyez* la formule 83.

13. *Chaudepisse*. C'est un écoulement qui se fait par la verge d'une matiere épaisse, visqueuse, fœtide, qui devient souvent verdâtre. Pour la guérison, consultez les formules 377 & 378.

14. *Cholera morbus*. C'est une maladie des plus effrayantes; le vomissement & la diarrhée, dont l'attaque est très brusque, en sont les principaux signes; mais elle a encore des symptomes plus formidables, sans lesquels on auroit de la peine de la distinguer d'une indigestion. Ces symptomes sont les douleurs très-vives & la chaleur brûlante des entrailles; la tension du ventre, la cardialgie, le hoquet, les anxietés, les défaillances, la soif excessive, la fiévre avec le pouls inégal, petit & intermittent; les convulsions, la contrac-

COL 233

tion des membres, les crampes ou un froissement douloureux aux jambes, les sueurs froides, le refroidissement des extrêmités. Pour la cure de cette maladie, consultez la formule 290.

15. *Colique.* Il y a de plusieurs especes de coliques; la premiere, qui est la plus violente & la plus dangereuse, est celle qui dépend de l'inflammation de l'estomach & des intestins; elle commence le plus souvent, dit M. Tissot, sans frisson, par une douleur violente dans le ventre; la douleur augmente par degrés, le pouls devient vîte & dur, le malade sent une chaleur brûlante dans tout le ventre, quelquefois il a une diarrhée acqueuse, d'autrefois il est plus resserré, avec des vomissemens, ce qui est très-fâcheux; le visage devient rouge, le ventre se tend, on ne peut pas le toucher sans augmenter cruellement les douleurs du malade, qui a, outre ces douleurs, une inquiétude extrême. L'altération est très-grande, & la boisson n'étanche pas la soif; la douleur s'étend quelquefois jusqu'aux reins, où elle est très-vive; le malade urine peu, les urines sont brûlantes & rouges; il n'a pas un instant de sommeil; quelquefois il a des rêveries. Si l'on n'arrête pas le mal, après que les douleurs sont parvenues au plus haut point, le malade commence à se plain-

dre moins, le pouls devient moins fort, moins dur, mais plus vîte; le visage perd de sa rougeur; bientôt il pâlit, & le tour des yeux devient livide; le malade tombe dans une rêverie sourde; il perd entiérement ses forces; le visage, les mains, les pieds, tout le corps, excepté le ventre, se refroidissent, la peau du ventre devient bleuâtre, viennent ensuite des foiblesses & le malade périt. Il survient souvent un moment après la mort une évacuation par les selles de matieres extrêmement fétides, & c'est pendant cette évacuation, que l'on meurt avec les intestins gangrenés. Quand le mal attaque l'estomach, les symptomes sont les mêmes, mais la douleur se fait sentir plus haut, au creux de l'estomach; l'on vomit presque tout ce qu'on prend, l'angoisse est terrible, & les rêveries viennent très-promptement. Cette maladie tue en très-peu de jours.

La seconde est la colique bilieuse, elle se manifeste par des douleurs très-aigues; mais elle est assez rarement accompagnée de fiévre, à moins qu'elle n'ait déja duré un jour ou deux. Lors même qu'il y en a, le pouls, quoique vîte, n'est ni fort, ni dur; le ventre n'est ni tendu, ni brûlant comme dans la colique précédente; les urines coulent mieux, & sont moins rouges; la chaleur intérieure & la soif sont assez pressantes, la bouche est amere, les vomissemens, ou la diarrhée, quand l'un ou l'autre existent, évacuent des matieres jaunes : souvent la tête tourne.

La troisieme colique est celle d'indigestion. Elle est produite ou par trop d'alimens pris à la fois, ou par des amas faits à la longue chez les personnes qui ne digerent pas parfaitement, ou par des mélanges nuisibles, comme des oignons & du lait, ou par des alimens mal sains en eux mêmes, ou mal conditionnés. Cette espece de colique se connoît par ce qui a précédé, par des douleurs qui sont accompagnées de beaucoup de mal-aise qui viennent peu à peu, qui ne sont pas aussi fixes que dans les especes précédentes, qui sont sans fiévre, sans chaleur, sans altération, mais accompagnées de tournoyemens de tête, d'efforts pour vomir, de pâleur plutôt que de rougeur.

La quatrieme est la colique venteuse. Tous nos alimens & toutes nos boissons contiennent beaucoup d'air, plus cependant les uns que les autres; s'ils ne se digérent pas assez vîte, ou si la digestion en est mauvaise, ce qui fait qu'il se développe plus de cet air; s'ils en contiennent une très-grande quantité, ou si les intestins se serrant dans quelque point de leur longueur, empêchent que cet air ne se distribue également, ce qui fait qu'il s'en amaſſe beaucoup en quelques endroits de l'eſtomach, & les inteſtins ſont tendus par ces vents, & cette tenſion produit des douleurs qu'on appelle colique venteuſe. Cette vapeur ſe trouve aſſez rarement ſeule; mais elle ſe joint ſouvent aux autres eſpeces dont elle eſt l'effet, & ſur-tout à la précédente, & elle contribue beaucoup à en augmenter les ſymptomes. On la connoît par les cauſes qui ont précédé, parce que le ventre eſt gros ſans dureté; qu'il eſt inégalement gros, parce qu'il ſe forme des poches de vents, tantôt dans un endroit, tantôt dans un autre; parce qu'en frottant le ventre du malade, on fait remuer les vents, ce qui le ſoulage; & que quand il rend par-deſſus ou par deſſous, il eſt encore plus ſoulagé.

La cinquieme & derniere eſt la colique de froid; elle eſt occaſionnée par le froid, lorſqu'on l'a reſſenti vivement, ſur-tout aux pieds. Nous ne parlerons pas ici de la colique du Poitou, ni de celle des Plombiers, parce qu'il ne ſe trouve aucun remede dans cette Pharmacopée propre à ces deux maladies. Pour la colique, conſultez nos formules 45, 188, 209, 210, 221, 235, 236, 309 & 312.

16. *Coma.* C'eſt une affection ſoporeuſe qui reſſemble beaucoup à la léthargie, mais dans laquelle le ſommeil n'eſt pas ſi profond. Voici les ſignes qui diſtinguent ces deux maladies.

Dans le coma, le sommeil est léger, de façon qu'aussitôt qu'on excite le malade, il ouvre les yeux, parle & répond ; au lieu que dans la léthargie, le sommeil est plus profond, & est accompagné de fièvre & de délire. Il differe encore du carus, en ce que dans le carus, le malade dort profondément ; mais si on l'excite, il ne répond point ; à peine ouvre-t-il les yeux. On le distingue de l'apoplexie, en ce que cette derniere est un sommeil très-profond, & une dépravation totale des sens, de façon que les malades ne voyent ni n'entendent, & n'ont aucun sentiment.

Les causes du coma sont la plénitude sanguine, ou un amas de pituite & de sérosité qui se jette sur le cerveau, ou une extravasion du sang & des humeurs, occasionnée par quelque chûte ou contusion, ou quelque tumeur qui s'est formée dans la tête. Les causes éloignées sont une chaleur excessive, une nourriture trop abondante, l'usage des vins chauds & spiritueux, le repos & le sommeil trop grands, & l'habitude de se servir des remedes calmans. *Voyez*, pour la cure, les formules 214 & 237.

17. *Coqueluche, toux férine*. C'est une espece de catarre accompagnée de fièvre, de mal de tête, de foiblesse, de difficultés de respirer, de toux & de douleurs vagues. *Voyez* formules 253 & 363.

18. *Crachement de sang*, *hémophtisie.* Cette maladie est causée par la rupture, ou par l'érosion de quelques vaisseaux du poumon, accompagnée d'ordinaire de toux & d'un sentiment de pesanteur sur la poitrine. L'hémophtisie differe du vomissement de sang, en ce que dans l'hémoptisie, le sang vient du poumon, & qu'il est par cette raison vif & écumeux ; au lieu que dans le vomissement il sort de l'estomach, & qu'il est noirâtre. L'hémophtisie est causée par des cris ou des efforts violens, par quelques chûtes, par la toux, par la suppression de quelques évacuations ordinaires ou par quelques humeurs âcres & corrosives. On prescrit dans cette maladie la saignée du bras. *Voyez* les formules 36, 230, 317, 360, 368 & 380.

19. *Crevasses de mammelles.* Voyez, pour leur guérison, la formule 286.

20. *Dartres.* C'est l'assemblage d'un grand nombre de petites pustules prurigineuses, formant des plaques plus ou moins étendues, qui n'ont point ou peu de relief, & qui attaquent le visage, les mains & toutes les autres parties. On en distingue de quatre espéces, les volantes, les milliaires, les farineuses & les rongeantes. La dartre volante est celle dont les pustules détachées les unes des autres suppurent & séchent en peu

de tems. C'est la plus simple de toutes ; elle occupe ordinairement le visage, & la démangeaison qu'elle excite ne dure que quelques jours. La seconde, ou la milliaire, présente de petites pustules innombrables & entassées ; elles forment de larges plaques sur la poitrine, les reins, le scrotum, les cuisses &c. elle est beaucoup prurigineuse, & donne quelque sérosité lorsqu'on se grate : elle se couvre ordinairement de croûtes superficielles qui la font nommer croûteuse. La troisieme, ou la farineuse, est formée par des pustules presqu'imperceptibles, & qui, par leur union, forment des taches rouges ou brunes qui se couvrent d'une espece de farine écailleuse & blanchâtre. La quatrieme, ou la rongeante, qu'on nomme encore dartre vive à cause des ulceres qu'elle cause, se couvre de croûtes humides qui tombent facilement, & laissent des impressions à la peau, d'où il découle une sanie brûlante. Elle excite beaucoup de démangeaison ou de cuisson, & laisse des gonflemens aux endroits qui en ont été le siége. Pour la cure des dartres, consultez la formule 287.

bis 20. *Diabetes.* C'est une soudaine & copieuse évacuation de la boisson par les conduits urinaires, accompagnée d'une soif pressante, & suivie d'amaigrissement. *Voy.* la formule 369.

21. *Diarrhée.* La diarrhée est une déjection fréquente & contre nature, qui se fait par l'amas des matieres contenues dans les intestins. Elle se divise en critique & en symptomatique. La cause premiere de cette maladie, est une trop grande précipitation du mouvement péristaltique des intestins. Consultez les formules 204, 291, 292 & 317.

22. *Dissolution du sang & des humeurs.* C'est une fonte du sang & des humeurs, ou la séparation de toutes les parties qui les composent. On emploie pour les corriger, les incrassans & les anodins. *Voyez* formule 201.

23. *Dissenterie.* C'est un flux de ventre, accompagné d'un mal-aise général, de fortes tranchées, d'envies fréquentes d'aller à la selle. Ordinairement il y a un peu de sang dans les selles, mais cela n'arrive pas toujours, & n'est point nécessaire pour constituer la dissenterie; celle où il n'y en a point, n'est pas moins dangereuse que l'autre. La dissenterie est ordinairement épidémique, & commence quelquefois à la fin de Juillet, plus souvent au mois d'Août, & finit quand les gelées commencent. Les grandes chaleurs rendent le sang & la bile âcre; tant que les chaleurs durent, la transpiration se fait, mais dès qu'elles diminuent, sur-tout le soir

foir & le matin, cette évacuation se fait moins bien, d'autant plus que les humeurs ont acquis, par les grandes chaleurs, beaucoup d'épaississement ; alors cette humeur âcre arrêtée se rejette sur les intestins, & les irrite : les douleurs & les évacuations surviennent. Outre cette cause, il y en a encore d'autres, telles que la réunion d'un grand nombre de gens dans des endroits trop serrés, les mauvais alimens, les eaux sales & dégoûtantes, &c.

Il y a un ancien préjugé : on prétend que les fruits sont nuisibles dans la dissenterie, qu'ils la procurent, & qu'ils l'augmentent. On remarque cependant que les années d'abondance de fruits, sont celles où regne moins la dissenterie ; on est sûr aussi actuellement que les fruits fondans arrêtent cette maladie. Il y a un Régiment Suisse qui n'a été guéri de la dissenterie qu'en mangeant des raisins en quantité. *Voyez*, pour la guérison de cette maladie, les formules 16, 211, 212, 223, 264, 348, 364, 377.

24. *Douleur des jointures*, ou *articulations*. *Voy*. formule 65.

25. *Dyssurie*, ardeur d'urine. C'est une excrétion douloureuse & pénible de l'urine, avec une certaine sensation incommode de chaleur & de douleur. La cause immédiate de cette maladie, vient du resserrement de

Q

toutes les parties qui constituent les voies urinaires & de la sensation douloureuse que l'on y souffre. C'est ordinairement l'âcreté de l'urine qui produit cet effet: la grande chaleur, les exercices violens, les alimens âcres, les liqueurs spiritueuses, contribuent beaucoup à donner de l'âcreté aux urines. La dyssurie peut aussi être occasionnée par la présence d'une pierre, par une inflammation ou ulcere de la vessie. *Voyez* les formules 110, 111, 222, 282 & 378.

26 *Effervescence du sang & de la bile.* On veut dire par ces mots que le sang & la bile se raréfient par une chaleur contre nature, ce qui arrive ordinairement dans la fiévre, les échauffemens. Consultez les formules 42, 199, 202, 275 & 357.

27 *Empyeme.* L'empyeme est un amas de pus ou de quelque liqueur qui en approche, ou d'une matiere sanguinolente, qui s'est formée dans la cavité de la poitrine, d'où suivent des symptomes qui en naissent, comme une fiévre lente continue, avec redoublement sur le soir; une sueur nocturne, une respiration courte, une langueur accompagnée de foiblesse, & souvent une élévation du côté affecté par rapport à la matiere qui s'est ramassée dans cette cavité. On divise l'empyeme en purulent & en san-

guinolent ; celui-ci est souvent l'effet des blessures qui pénetrent dans la cavité de la poitrine, & celui-là succede ordinairement à la péripneumonie ou à la phtisie. Eu égard à sa durée, on appelle l'un récent, & l'autre invétéré. Enfin, quelquefois il est simple, quelquefois compliqué : ses causes sont assez manifestes. *Voyez* la formule 231.

28. *Enchiffrenement*. C'est une maladie qui a son siége dans la membrane pituitaire, & qu'on appelle vulgairement rhume de cerveau. L'enchifrenement est un véritable catarre, qui ne differe de celui de la gorge & de la poitrine, que par la différence de la partie affectée.

29. *Epilepsie*. Ceux qui sont attaqués de cette maladie, tombent sans sentiment & sans connoissance, avec des contorsions horribles, qui n'épargnent pas même les yeux. Ils ont l'écume à la bouche, sur-tout à la fin de l'accès ; leur visage s'enfle & devient violet, leur langue s'épaissit & sort quelquefois de la bouche, exposée au tranchant des dents qui peuvent la déchirer & même la couper. La plûpart ont une sorte de ronflement qu'on peut entendre de loin ; il y en a qui hurlent, & se meurtrissent de coups ; d'autres sont dans l'inaction, & disent des choses extraordinaires. Il y en a encore qui ont

Q ij

des visions avant ou après les paroxismes. Les jeunes gens ont souvent des érections, suivies de l'éjaculation de la semence; ils dardent aussi leurs urines à une grande distance, & leur ventre se vuide avec la même promptitude. Ces assauts, qui sont quelquefois doubles, se terminent par une espece de léthargie, ou laissent une grande pesanteur à la tête; quelques-uns restent pendant plusieurs jours hébétés, d'autres demeurent engourdis; mais tous éprouvent une grande lassitude. Consultez pour la cure de cette maladie, les formules 90, 169, 265, 276, 284, 322 & 350.

30. *Expectoration.* Pour faire expectorer ou cracher, consultez la formule 234.

31. *Fiévre ardente*, ou *chaude*. Elle est produite par une forte inflammation de tout le sang. Les signes qui la font connoître, sont la dureté du pouls & sa plénitude, plus considérables dans cette maladie que dans aucune autre; une chaleur très-forte, une grande soif, une sécheresse extraordinaire des yeux, des narines, des lévres, de la langue, de la gorge; un violent mal de tête, & quelquefois des rêveries dans le tems du redoublement, qui est considérable tous les soirs; la respiration un peu gênée, sur-tout aussi dans les tems du redoublement, avec une toux de tems en

tems, sans douleur de la poitrine & sans crachats; le ventre resserré, les urines rouges, chaudes, peu abondantes; quelques tressautemens, sur-tout quand le malade s'endort; peu ou point de bon sommeil, mais presque toujours une espece d'assoupissement, qui rend les malades assez peu sensibles à ce qui se passe autour d'eux, & à leur propre état; quelquefois un peu de sueur: à l'ordinaire la peau très-seche, de la foiblesse, peu ou point de goût & d'odorat. Cette maladie reconnoît pour causes toutes celles qui épaississent le sang & en augmentent le mouvement, comme l'excès du travail, la trop grande chaleur, les veilles, l'abus du vin ou des liqueurs, un air trop long-tems sec, des excès en tout genre, des alimens échauffans. *Voyez* la formule 47.

32. *Fiévres intermittentes, fiévres d'accès, fiévres tremblantes.* Ce sont celles qui, après un accès de quelques heures, diminuent sensiblement, ainsi que tous les symptomes, & cessent enfin absolument; de façon cependant que l'accès revient ensuite. Il y en a de plusieurs especes, qui tirent leurs noms de l'ordre dans lequel les accès reviennent; si l'accès revient tous les jours, c'est une vraie quotidienne, ou une double tierce. On peut les distinguer l'une de l'autre, en

ce que dans la quotidienne, les accès sont longs & se ressemblent tous; dans la double tierce, ils sont moins longs, & il y en a alternativement un plus léger & plus fort. Dans la fièvre tierce, les accès reviennent de deux jours l'un; dans la quarte, ils reviennent seulement le quatrieme jour, & le malade a deux jours de bons. Le premier accès de fièvre quotidienne, attaque souvent dans le tems qu'on se croit le mieux portant; d'autrefois il est précédé par un sentiment de froid & d'engourdissement qui dure quelques jours avant que l'accès se déclare. Il commence par des baillemens, des lassitudes, une foiblesse, des froids, des frissons, des tremblemens, par la pâleur des extrêmités, par des nausées, & quelquefois par un vomissement; le pouls ensuite foible & petit, & la soif assez grande.

Au bout d'une heure ou deux, rarement trois ou quatre, il survient une chaleur qui augmente insensiblement, & devient extrême; alors tout le corps devient rouge, l'anxiété diminue, le pouls est plus fort & plus grand, la soif est excessive; le malade se plaint d'un mal de tête violent, & d'une douleur dans tous les membres, mais d'une douleur différente de celle qu'il souffroit pendant le froid; enfin, après avoir été dans cette chaleur pendant 4, 5, 6 heures, il tombe dans une sueur générale de quelques heures. Tous les symptomes dont on vient de parler diminuent, & souvent le sommeil survient. Après ce sommeil, le malade se réveille souvent sans fiévre; il ne lui reste alors qu'une lassitude & une foiblesse. Quelquefois le pouls, entre les accès, est dans son état naturel; souvent il reste un peu plus vîte qu'en santé, & ne reprend sa premiere lenteur, que quelques jours après le premier accès. Les urines que les malades rendent sur la fin de l'accès, sont rougeâtres, & déposent un sédiment qui ressemble exactement à de la brique pilée : quelquefois elles sont écumeuses, & il se forme au-dessus une pellicule qui s'attache au côté du ventre. La durée de chaque accès n'est point fixe; elle varie suivant l'espece de la fiévre & plusieurs autres circonstances. Les accès reviennent quelquefois précisément à la même heure, d'autrefois ils avancent d'une, deux, trois heures; quelquefois ils retardent d'autant. L'on a cru remarquer que les fiévres dont les accès anticipoient, se terminoient plutôt que les autres, mais ce n'est point une regle générale. *Voyez* les formules 19, 21, 33, 156, 173, 277, 328, 329, 330, 331 & 338.

33. *Fiévres malignes*. L'on appelle fiévres

malignes, celles dans lesquelles le danger est plus grand, que les symptomes ne sont effrayans : elles font du mal sans paroître dangereuses. Leur caractere distinctif, c'est la perte totale des forces dès le commencement : elles dépendent d'une corruption des humeurs. Les causes de cette maladie sont un long usage de viandes, sans légumes, sans fruits, sans acides ; des alimens mal conditionnés, comme le pain fait avec de mauvaises graines, des viandes corrompues, la disette, un air trop chaud & trop humide, un air sur-tout qui réunit ces deux qualités, un air enfermé, un air corrompu, des chagrins. *Voyez*, pour leur guérison, les formules 20, 189, 198, 206, 266, 293, 294, 295, 311, 315.

34. *Fiévres pourpreuses.* Les fiévres malignes sont quelquefois suivies d'une éruption cutanée de plusieurs taches malignes ou exanthêmes, semblables à des morsures de puces, ou à des grains de millet, qui sont de couleur de pourpre, violet ou azuré, quelquefois livides ou noires, & qui s'élevent sur la peau ; pour lors les fiévres changent de nom, & s'appellent fiévres pourpreuses. *Voyez* la formule 318.

35. *Fistule.* C'est un ulcere calleux, profond & caverneux, qui d'une entrée étroite, se termine dans un fond large & spacieux,

rendant pour l'ordinaire une matiere âcre & virulente. Les fistules attaquent indifféremment toutes les parties du corps, particuliérement le trou lacrymal, la poitrine, l'anus. *Voyez*, pour la cure, les formules 146, 174, 175, 176, 185.

36. *Fistule lacrymale.* C'est celle qui vient au grand coin de l'œil ; elle naît souvent après un abscès qui s'y forme, ce qui cause ensuite un ulcere qui dégénere en fistule. *Voyez* la formule 79.

37. *Fleurs-blanches.* C'est un écoulement d'humeurs sereuses, lymphatiques, visqueuses, blanches, quelquefois vertes, jaunâtres, noirâtres, qui se fait par les parties naturelles des femmes. Les fleurs-blanches dépendent de bien des causes. La cause prochaine est l'épaississement & l'âcreté de la partie lymphatique du sang, & son engorgement dans la matrice. A l'égard des causes éloignées, elles dépendent ou de la foiblesse des solides, ou de quelques vices communiqués aux liquides. *Voyez*, pour la cure, les formules 91 & 157.

38. *Flux.* Voyez *Diarrhée*, & consultez la formule 370.

39. *Flux céliaque.* C'est une espece de flux, dans lequel les alimens ne sortent pas tout cruds comme dans la lienterie, mais à demi-digérés ; ensorte que ces deux ma-

ladies ne diffèrent entr'elles que du plus au moins. Il arrive souvent aussi que dans le flux les alimens sont digérés, mais le chyle demeure confondu avec les excrémens. Les causes du flux céliaque sont, ou la foiblesse de l'estomach & des forces digestives, ou le peu de séjour que les alimens y font, ou l'obstruction des veines lactées, ou enfin le défaut d'activité dans la bile. *Voyez* les formules 3 & 208.

40. *Flux hépatique.* C'est une espece de flux dans lequel on rend des sérosités sanguinolentes, & des morceaux semblables à de la chair. Plusieurs Praticiens prétendent que ces flux sont causés par les hémorrhoïdes internes. *Voyez* les formules 113 & 190.

41. *Fluxion aux yeux.* Elle est produite par une sérosité âcre qui irrite les paupieres & cause la rougeur & l'inflammation. *Voy.* les formules 71 & 74.

42. *Gale.* C'est une maladie qui attaque la peau, & la rend inégale par des pustules très remarquables; elle se répand sur tout le corps, mais plus particuliérement au poignet & entre les doigts: le visage cependant, qui est le siége le plus ordinaire des dartres, est exempt de la gale. L'absence de la fiévre, la durée de cette maladie, les pustules qui ne manquent gueres

de paroître entre les doigts, l'excessive démangeaison qui les accompagne, & enfin la contagion, sont autant de signes qui font distinguer ces éruptions de toute autre. On divise la gale en humide ou seche; l'humide forme de petits ulceres cutanés, qui donnent du pus ou de la sanie, & se couvrent d'une croute qui tombe par morceaux; la séche rend aussi quelque sanie qui se change de même en croûte; mais elle resteroit aride, si l'on ne l'écorchoit en la grattant. *Voyez* les formules 225, 227, 254, 257 & 383.

43. *Glaires & aigreurs d'estomach.* Les glaires sont des humeurs gluantes, visqueuses, une sorte de mucosité engendrée dans le corps humain par quelque cause morbifique; elles se forment ordinairement dans l'estomach, & y occasionnent des pesanteurs, des foiblesses & plusieurs autres maux. On reconnoît les glaires dans l'estomach, quand on est sujet à beaucoup de pituites, qu'on a l'estomach froid, paresseux, qu'on se nourrit d'alimens qui se tournent facilement en glaires; comme les œufs, la viande de jeunes animaux; comme le veau, l'agneau, les matieres gluantes, végétales; comme le pain, le ris, l'orge. On reconnoît aussi la présence des glaires dans l'estomach, à des maux de cœur fréquens & des envies de vomir, à des vents

& sur-tout aux matieres excrémentielles que l'on rend, qui sont ordinairement chargées de glaires. *Voyez* la formule 259.

44. *Glaucome*. C'est une maladie des yeux, qui arrive lorsque l'humeur chrystalline se charge en couleur verdoyante ou azurée ; alors ceux qui ont cette maladie, n'apperçoivent aucune lumiere. *Voyez* la formule 72.

45. *Gonorrhée*. C'est un flux ou écoulement involontaire de semences, sans érection ni plaisir. On distingue la gonorrhée en bénigne ou simple, & en maligne ou virulente ; la simple est dans les hommes un écoulement d'humeur seminale & lymphatique, qui se fait involontairement par l'uretre, sans cuisson, sans tension, sans douleur & sans plaisir ; dans les femmes la gonorrhée simple ne differe point des fleurs-blanches. La gonorrhée virulente est un écoulement d'humeurs purulentes, visqueuses, blanchâtres, verdâtres ou jaunâtres, par les parties naturelles de l'un & de l'autre sexe, contracté par un commerce impur, ce qui lui a fait donner le nom de chaudepisse. *Voyez* les formules 22, 114, 278, 279 & 375.

46. *Gouêtre*. C'est une tumeur enkistée, mobile & indolente, située à la partie antérieure du col ; elle renferme tantôt des

chairs fangeufes, tantôt une matiere que l'on compare au miel, au fuif & à la bouillie; on y trouve auffi des corps cartilagineux, offeux, pierreux, &c. Sa forme eft ordinairement réguliere, s'étendant autant d'un côté que de l'autre. Son volume approche communément de celui du melon; mais il y en a de plus gros, & même de monftrueux, defcendant jufqu'au nombril. Pour la cure, voyez les formules 1 & 326.

47. *Goutte.* Maladie des jointures, avec douleur violente dans les articulations; le plus fouvent fans fiévre, ordinairement accompagnée de rougeur ou de tumeurs, quelquefois fans l'une ou fans l'autre. *Voy.* les formules 62, 143, 255 & 383.

48. *Goutte fciatique.* Efpece de goutte, qui a principalement fon fiége dans l'articulation de l'os de la cuiffe & de l'ifchion. La douleur occupe non-feulement la jointure, mais auffi la hanche, les lombes, l'os facrum, la cuiffe, le jarret, la jambe, & quelquefois jufqu'à l'extrêmité du pied; quand elle eft invétérée, elle rend ordinairement boiteux ceux qui en font attaqués. Cette maladie differe de la goutte par le fiége qu'elle occupe, qui eft ordinairement la région du *coccix* & l'*os facrum*, & de l'articulation de la cuiffe. Confultez les formules 229 & 283.

49. *Hémorragie.* C'est une perte de sang qui coule par quelques parties du corps que ce soit, & qui se fait ou par la rupture des vaisseaux lorsque le sang y est trop abondant, ou par leur érosion lorsqu'il est trop âcre. L'hémorragie proprement prise par les Grecs, est le seul flux du sang par le nez; mais les Modernes la prennent plus généralement pour toute sorte de flux de sang indistinctement, soit par la bouche, les poumons, l'estomach, les intestins, le fondement, la matrice. *Voyez* les formules 296, 317, 325 & 371.

50. *Hémorrhoïdes.* C'est un écoulement de sang par les vaisseaux de l'anus. On appelle aussi hémorrhoïdes la tumeur & le gonflement des vaisseaux hémorrhoïdaux. On distingue les hémorrhoïdes en internes & externes; les premieres sont cachées dans le rectum, les dernieres paroissent au-dehors. On donne aussi le nom d'hémorrhoïdes ouvertes à celles qui fluent, & d'hémorrhoïdes aveugles à celles qui ne coulent point, & qui ne consistent que dans un gonflement des vaisseaux hémorrhoïdaux; ce qui forme quelquefois un paquet considérable à l'anus. La cause prochaine des hémorrhoïdes vient de la difficulté que le sang trouve à circuler dans les veines hémorrhoïdales, à cause de leur situation perpen-

diculaire, & à retourner dans le foie par la veine porte. *Voyez* les formules 48, 49, 50, 58, 137 & 228.

51. *Hernies.* Les hernies, qu'on nomme vulgairement descentes, sont formées par la chûte ou le déplacement d'une portion du canal intestinal, de l'épiploon, de la vessie, &c. qui force l'anneau des muscles du bas-ventre, l'arcade crurale, l'ombilic & toute autre partie de l'abdomen : telles sont les hernies inguinales, les crurales, les ombilicales & les ventrales. L'hernie inguinale s'appelle bubonocele, lorsque le boyau & l'épiploon s'arrêtent à l'aîne ; & enterocele, lorsqu'ils descendent dans le scrotum, qui en devient quelquefois prodigieux. Les efforts, les chûtes, la toux, les cris, l'éternuement, l'accouchement laborieux, sont les causes ordinaires des hernies. *Voyez* les formules 51, 69 & 332.

52. *Hoquet.* Le hoquet est une contraction convulsive du diaphragme qui produit une inspiration prompte & sonore. Toutes sortes de hoquets n'ont pas besoin du secours d'un Médecin ; car il y en a de si légers, qu'ils se passent d'eux-mêmes, ou par le moyen d'un peu de diete ; il y en a d'autres, au contraire, qui sont si opiniâtres, qu'on est obligé de recourir aux remedes pour les guérir. *Voyez* la formule 191.

53. *Hydropifie*. Maladie caufée par un amas d'eau qui fe fait en quelques parties. L'hydropifie a des noms différens, fuivant les différentes parties qu'elle afflige ; celle du bas-ventre s'appelle afcite ; celle de l'habitude du corps, anafarque ou leucophlegmatie ; celle de la tête, hydrocéphale ; celle du fcrotum, hydrocele. Il y a auffi une hydropifie caufée par les vents, qu'on appelle tympanite, parce qu'en frappant le ventre, il fonne comme un tambour. On connoît encore des hydropifies de poitrine, de péricarpe, de matrice, &c. Les obftructions & la conftitution foible & aqueufe du fang, font les caufes les plus ordinaires de l'hydropifie. On guérit quelquefois l'afcite par la paracenthefe, qui eft une ponction que l'on fait à côté du nombril. L'hydropifie eft une maladie très-dangereufe ; elle eft même mortelle aux vieillards. *Voyez* les formules 23, 29, 31, 43, 92, 147, 159, 160, 170, 238, 239, 247, 250, 297, 316 & 359.

54. *Hypocondriacie*. C'eft une maladie compliquée, ou compofée de mille accidens extraordinaires ; elle attaque le genre nerveux, & exerce principalement fon action dans la région du bas-ventre, qu'on appelle hypocondre. *Voyez* la formule 297.

55. *Jauniffe*, ou *ictere*. Les Auteurs admettent

admettent de trois sortes d'icteres, le blanc, le noir & le jaune. L'ictere blanc est ce qu'on appelle pâles couleurs dans les filles : le noir est occasionné par une bile mêlée avec les acides, & le jaune par une bile trop exaltée ou trop abondante dans la masse du sang, ou par l'obstruction du canal choledoque. En général, la jaunisse est un épanchement de bile sur toute la surface du corps, qui change sa couleur en jaune ou en noir. *Voyez* les formules 24, 240, 283 & 298.

56. *Inappétence de goût.* C'est une aversion avec dégoût pour tous les alimens. *Voy.* les formules 5, 155, 192, 241, 268, 280, 281 & 285.

57. *Inflammation.* C'est une maladie occasionnée par le sang, qui abonde incessamment sans s'écouler à proportion, s'arrête dans quelques parties où il se ramasse, & cause de la tension, de la rougeur, de la chaleur & de la douleur; ainsi la cause prochaine de toutes les inflammations, est un sang qui ne peut circuler : les autres causes les plus ordinaires sont l'épaisseur & la coagulation du sang, ou le relâchement & la contusion des fibres. La saignée convient dans cette maladie. *Voyez* formule 67.

58. *Inflammation des gencives.* V. formule 152.

R

59. *Inflammation des yeux.* V. formules 80, 82 & 84.

60. *Ischurie.* C'est une suppression d'urine causée par tout ce qui peut boucher les ureteres ou le canal de la vessie, comme sont les sables, la pierre, les phlegmes, les grumeaux de sang, l'inflammation. Elle dépend aussi de l'obstruction des nerfs, qui vont aux reins ou à la vessie; ce qu'on remarque dans la paralysie des parties inférieures depuis le diaphragme. La trop grande distension de la vessie produit encore le même effet, parce que les fibres sont allongées, & par conséquent si tendues, que les esprits animaux qui sont nécessaires pour leur contraction, n'y peuvent point pénétrer; d'où il arrive que les personnes qui retiennent trop long-tems leur urine, ont aussi beaucoup de peine à la rendre, & bien souvent il faut employer la sonde pour la faire sortir. *Voyez* formule 200.

61. *Insomnie.* Cette maladie est causée par le mouvement continuel & excessif des esprits animaux dans les organes internes & externes du corps, ce qui fait que les esprits reçoivent promptement les impressions des objets sensibles, & que suivant l'espece de mouvement reçu dans l'organe, ils le continuent dans le cerveau & fournissent à l'ame différentes occasions de penser.

62. *Lepre*. Maladie contagieuse, qu'on appelle autrement ladrerie, dont les Juifs & les orientaux ont été fort affligés autrefois. La lepre commence au-dedans long-tems auparavant que de paroître en-dehors. Elle étoit encore fort commune en Europe dans le Xe & XIe siécle ; mais elle est maintenant presque tout-à-fait éteinte. On avoit autrefois bien de la peine à connoître la lepre, dont voici les signes : elle rend la voix enrouée comme celle d'un chien qui a long-tems aboyé, & cette voix sort par le nez plutôt que par la bouche; le pouls du malade est petit & pesant, lent & engagé; son sang est plein de petits corps blancs & luisans, semblables à des grains de millet, qui s'en séparent & demeurent toujours blanchâtres, après qu'il a été lavé & filtré ; il n'a qu'une sérosité sanieuse & dépouillée de son humidité naturelle ; desorte que le sel qu'on y met ne peut se dissoudre; il est si sec, que le vinaigre qu'on y ajoute bouillonne, & si fortement lié par des fibres imperceptibles, que le plomb calciné qu'on y jette surnage facilement ; son urine est cruë, ternie, cendrée & trouble; son sédiment comme de la farine mêlée de son ; son visage ressemble à un charbon demi-éteint, onctueux, luisant & enflé, semé de boutons fort durs, dont la base est verte,

& la pointe blanche; & en général il donne de l'horreur. Ses poils sont courts, hérissés & déliés, & on ne peut les arracher qu'avec un peu de la chair qui les a nourris; s'ils renaissent à la tête ou au menton, ils sont toujours blonds. Son front forme divers plis qui s'étendent d'une tempe à l'autre; ses yeux sont rouges & enflammés, & éclairent comme ceux d'un chat: ils s'avancent en-dehors, mais ils ne peuvent s'émouvoir à droite ni à gauche. Ses oreilles sont enflées & rouges, mangées d'ulceres vers la base, & environnées de petites glandes; son nez s'enfonce à cause que le cartilage se pourrit; ses narines sont ouvertes & les conduits serrés, avec quelques ulceres au fond; sa langue est seche & noire, enflée, ulcérée & raccourcie, coupée de sillons & semée de grains blancs; toute sa peau est couverte ou d'ulceres qui s'amortissent les uns sur les autres, ou de taches blanches, ou d'écailles comme le poisson; elle est inégale, rude & insensible, soit qu'on la pince, soit qu'on la coupe; & au lieu de sang, elle ne rend qu'une liqueur sanieuse, & souvent on l'arrose d'eau sans la pouvoir mouiller. Le malade vient à un tel degré d'insensibilité, qu'on lui perce avec une éguille le poignet, les pieds, même le gros tendon, qui est ce qu'il y a de plus sensible, sans qu'il souffre de douleur. Enfin, le nez, les doigts des mains & des pieds, & même ses membres, se détachent tous entiers, & par une mort qui est particuliere à chacun d'eux, ils préviennent celle du malade. On tient que ceux qui ont la lepre, ont une si étrange chaleur dans le corps, qu'après avoir tenu une pomme fraîche une heure dans la main, elle devient aussi séche & ridée que si elle avoit été huit jours au soleil. Ces remarques curieuses sur lesquelles on s'est un peu étendu à cause de la rareté de la maladie, sont tirées de Galien de Pontanus. Le remede contre cette maladie, est l'usage du mercure.

63. *Létargie.* C'est un sommeil & un assoupissement profond & contre nature, accompagné d'une diminution considérable du sentiment & du mouvement volontaire, du délire, d'oubli & d'une petite fiévre continue. On reconnoît la léthargie au sommeil profond, d'où le malade ne sort presque point. Si on lui parle & qu'il s'éveille, il ne sait ce qu'il dit ; il oublie ce qu'il a dit, & retombe dans son premier état : le pouls est à-peu-près dans l'état naturel, si ce n'est qu'il est légerement fiévreux. On distingue la léthargie du carus, & de l'apoplexie, 1°. en ce que les malades répondent &

parlent quand on les éveille, ce qui n'arrive point dans le carus ni l'apoplexie; 2°. la respiration est moins embarrassée dans la léthargie que dans les autres affections soporeuses, & le pouls est moins lent & moins large; la couleur du visage est presque la même que dans l'état de santé. *Voyez* les formules 214 & 242.

64. *Lienterie*. Espece de flux dans lequel on rend les alimens comme on les a pris, ou à demi-digérés. La lienterie provient de ce que l'estomach manque entiérement de forces nécessaires pour la digestion, ou parce que le pylore est tellement relâché & les fibres du ventricule si fort irritées en même-tems, qu'il laisse sortir les alimens au lieu de les retenir. La lienterie survient après de grandes maladies : l'excès de la boisson peut causer ce mal en relâchant trop l'estomach, & sur-tout la pylore. *Voy*. formules 215, 243 & 269.

65. *Maladies aiguës*. Ce sont des maladies qui parcourent leur tems avec rapidité, & qui se décident pour la mort ou pour la vie en peu de tems ; telles sont les fluxions de poitrine, les fiévres putrides, malignes, &c. *Voyez* formule 203.

67. *Mal de cœur*. Voyez *Cardialgie*, & consultez la formule 342.

68. *Mal d'estomach*. Débilité & foiblesse d'estomach. *Voyez* formule 344.

MAL

69. *Maladies vénériennes, vérole.* C'est une maladie contagieuse, originairement contractée par un commerce impur avec une femme débauchée. *Voyez* les formules 166, 172 & 384.

70. *Manie.* Espece de délire sans fievre, avec fureur & perte totale de la raison, ce qui fait que les maniaques se jettent sur tout ce qui se présente, brisent tout & maltraitent les assistans de coups ou d'injures, quand ils ne peuvent pas faire pis; ensorte qu'on est obligé de les enchaîner. La cause immédiate de la manie, est le mouvement déréglé des esprits animaux & leurs mauvaises qualités; la cause éloignée est la masse grossiere, épaisse & atrabilaire du sang, & son mouvement violent. *Voyez* les formules 310 & 333.

71. *Migraine.* Mal aigu qui afflige la moitié de la tête, tantôt à droite, tantôt à gauche; quelquefois jusqu'aux muscles temporaux, d'autrefois jusqu'au haut du crâne. Cette maladie est quelquefois causée par une sérosité âcre qui pique le péricrane ou les méninges du cerveau. *Voyez* la formule 134.

72. *Miserere.* C'est une douleur très-aigue qu'on sent particuliérement dans l'intestin ilion, comme une corde qui serreroit le ventre, & qui est accompagnée d'une con-

stipation totale, d'une enflûre de l'abdomen, de vomissemens fréquens & si considérables, qu'on rend souvent des excrémens par la bouche. Cette maladie s'appelle encore passion iliaque, colique ; c'est même la premiere que nous ayons décrite à l'article *Colique*. *V.* formule 37, 187, 213.

73. *Néphrétique.* Maladie causée ordinairement par quelques pierres, graviers ou glaires qui bouchent les ureteres, & qui causent d'affreux symptomes. L'*uva ursi* pris en infusion, convient dans cette occasion. *Voyez* formules 8, 9, 93, 94, 121, 127, 162, 188, 193, 210, 223, 300, 324, 334, 346, 377, 378, 382.

74. *Obstructions.* Empêchement qui se trouve aux passages des humeurs dans le corps des animaux. Les obstructions viennent des parties grossieres du sang qui s'arrêtent aux extrêmités des vaisseaux & les bouchent : elles sont souvent la cause de l'hydropisie. *Voyez* formules 8, 9, 38, 39, 44, 107 & 171.

75. *Odontalgie, douleur des dents.* On en distingue de deux sortes ; l'une dépend de la carie des dents, & l'autre est occasionnée par la congestion des humeurs ou quelques fluxions. *Voyez* les formules 86, 87, 88, 184 & 322.

76. *Œdéme.* C'est une tumeur contre

nature, froide, lâche, molle, sans douleur, blanchâtre, qui enfonce quand on la presse du doigt, & y laisse la marque imprimée: elle procede d'humeur phlegmatique. On en distingue de deux sortes, l'aqueux & le venteux. Il y a encore un faux œdéme qui est mêlé d'autres humeurs; celui-ci est ou phlegmoneux, érésipelateux, ou sckirreux, & devient quelquefois gipseux, d'où viennent les loupes. *Voyez* formules 138, 139.

77. *Os cariés*. C'est une solution de continuité dans un os; c'est une sorte de corruption & de putréfaction des parties dures ou osseuses du corps, qui y produit le même effet que la gangrene ou la mortification sur les parties molles. *Voyez* formules 343.

78. *Palpitation de cœur*. C'est un tressaillement du cœur qui frappe fortement ou les côtes, où le cartilage xiphoïde, ce qui produit un pouls variable & tout-à-fait contre nature & répondant aux battemens de la palpitation du cœur. On divise cette palpitation en externe & en interne; on l'appelle interne, lorsque le cœur vient frapper le cartilage xiphoïde; & externe, lorsqu'il frappe les côtes. On le divise encore en idiopathique, qui vient du vice du cœur ou de celui des vaisseaux qui en approchent de plus près, comme d'une ossifica-

tion formée dans l'aorte, ou d'un polype qui s'eft engendré dans les ventricules du cœur ; & enfin en symptomatiques, qui vient du défaut des autres parties plus éloignées, comme de quelques obftructions. *Voyez* formules 132, 270 & 320.

79. *Paralyfie.* La perte du mouvement & du fentiment, ou de l'une de ces deux fonctions, conftitue la paralyfie, dont l'engourdiffement & la foibleffe peuvent être regardés comme les premiers degrés. La paralyfie fuccede communément à l'apoplexie, quelquefois à l'épilepfie, & aux autres maladies convulfives, à la néphrétique violente, &c. *Voyez* les formules 13, 163 & 255.

80. *Pâles-couleurs*, *chlorofis*. Efpece de maladie qu'on appelle fiévre blanche, fiévre des filles, ou jauniffe blanche. Les filles qui en font attaquées ont le teint pâle, ou plutôt livide, avec un certain cercle violet au-deffous des yeux : elles font fouvent triftes & inquiétes fans aucune caufe ; quelquefois leurs mois ne font pas entiérement fupprimés : cela n'arrive que dans le progrès de la maladie. *Voyez* formules 3, 43, 154, 263, 367 & 379.

81. *Paffion hyftérique, vapeurs ou mal de mere*. C'eft un refferrement de la poitrine, avec difficulté de refpirer. Il y a des femmes

qui en sont comme aveugles, & d'autres qui ressentent comme un morceau à la gorge, qu'elles ne peuvent point avaler, & qui leur ôte la respiration ; quelques-unes demeurent comme étouffées pendant du tems, sans sentiment & sans mouvement : les autres accidens sont le vertige, les éblouissemens, les inquiétudes, les douleurs & les troubles du bas-ventre, les rapports, les nausées, le vomissement, le délire & les convulsions. Il y a encore plusieurs autres accidens qui accompagnent cette maladie : elle change de nom chez les hommes, & s'appelle hypocondriacie. *Voyez* formules 25, 30, 216, 221, 250, 301 & 303.

82. *Passion iliaque*. Voyez *Miserere*, & consultez la formule 299.

83. *Paveurs nocturnes*. Maladie dans laquelle les enfans s'éveillent subitement de leur sommeil & en sursaut, avec des gémissemens & des pleurs. *Voyez* formule 335.

84. *Péripneumonie*. C'est une inflammation de poumon avec fièvre aiguë, & difficulté de respirer. Quand l'inflammation vient du phlegme, on crache du sang tout pur ; quand elle est érésipélateuse, le crachat est jaune, & n'est gueres teint de rouge : en celle-ci la poitrine n'est pas si serrée, mais la fièvre est beaucoup plus ardente

Voyez les formules 164, 205, 302, 319, 351, 372, 380.

84. *Perte de lait.* V. formule 61.

85. *Peste.* Maladie contagieuse & ordinairement mortelle; elle est accompagnée de fiévres, bubons, charbons, pourpre, flux de ventre, délire, phrénésie, douleur mordicante de l'estomach, palpitation de cœur, pesanteur des membres & de tant d'autres accidens, qu'à peine peut-on voir deux malades qui ont le même symptome. La peste est un venin qui se répand dans l'air, & qui s'attachant aux esprits, au sang, aux sucs nerveux & aux parties solides, les remplit de pourriture, de taches, de pustules, de bubons & de charbons. *V.* les formules 29, 95, 198 & 341.

86. *Petite vérole.* C'est une éruption de petits boutons d'abord rouges, disposés par toute la peau, qui grossissent insensiblement pendant six ou sept jours, ensuite ils viennent à suppuration & se desséchent. Cette maladie étoit inconnue du tems d'Hypocrate. M. Paulet, Docteur en Médecine de la Faculté de Montpellier, vient de nous donner un Traité sur les moyens de faire cesser la petite vérole en France, & rejette par conséquent l'inoculation comme une chose inutile. M. le Camus, Docteur Régent de la Faculté de Méde-

cine de Paris, & quelques autres Médecins, sont du même avis. On distingue la petite vérole en discrete & en confluente; dans la premiere espece, les grains sont distincts & séparés les uns des autres. Quand les accidens sont peu considérables, on l'appelle petite vérole discrete; dans la confluente, les pustules se joignent ensemble, se confondent ou sont entassées les unes sur les autres. On distingue encore la petite vérole en épidémique, & en endémique. La premiere vient dans certains tems, se répand sur le peuple, & attaque un grand nombre de sujets; la seconde dure toute l'année, & regne parmi le peuple. *V.* les formules 96, 124, 196, 246, 315, 318, 320 & 373.

87. *Phlegmon.* C'est un nom général qu'on donne à toutes les tumeurs qui proviennent du sang. Lorsque le sang est bon & louable, & qu'il ne peche que par la seule quantité, on l'appelle phlegmon vrai, & phlegmon bâtard lorsqu'il est corrompu & mêlé de bile & pituite. Il participe alors de l'érésipelle, de l'œdéme & du sckirre; le sang sorti des vaisseaux, ou pour mieux dire extravasé, y occasionne de la chaleur, de la rougeur, de la tension, de la résistance & souvent une grande douleur. *Voy.* formule 52.

88. *Phrénésie.* C'est une rêverie perpétuelle & violente, accompagnée de fiévres aiguës, de fureur, de veilles & de plusieurs autres fâcheux accidens. Elle est différente de la manie, en ce que celle-ci est sans fiévre, au lieu que la phrénésie vient de l'inflammation & du mouvement déréglé des esprits animaux. *V.* formules 116, 161, 217, 303 & 304.

89. *Phtisie.* C'est une consomption qui dépend d'un ulcere ou de quelques autres vices du poumon, accompagnée d'une fiévre lente qui amaigrit le corps, l'exténue & le consume. Dans la phtisie, on crache d'abord le sang, ensuite le pus; on tombe enfin en éthisie. *V.* formules 6, 207, 271 & 380.

90. *Pica.* Appétit dépravé qui porte à vouloir manger des choses incapables de nourrir, comme des charbons, de la craie. Les femmes enceintes sont sujettes à cette maladie. *V.* formules 40, 218, 244 & 315.

91. *Pissement de sang.* C'est une évacuation du sang par la voie des urines. *Voyez* les formules 104 & 131.

92. *Plaie.* C'est une solution de continuité récente, sanguinolente & sans putréfaction, qui est faite principalement aux parties molles par quelques coups, chûtes

ou morsures ou autres accidens. *Voyez* formules 103, 106.

93. *Pleuréſie.* C'eſt une douleur violente de côté, accompagnée d'une fiévre aiguë & de difficulté de reſpirer. La pleuréſie eſt cauſée par l'inflammation de la plevre, à laquelle ſe joint ſouvent celle de la partie extérieure & ſuperficielle du poumon. La pleuréſie eſt tantôt du côté droit, & tantôt du côté gauche ; tantôt à ſa partie ſupérieure, & tantôt à la partie inférieure. Outre cette eſpece de pleuréſie qu'on appelle vraie, il y en a une fauſſe qui conſiſte dans une douleur de côté ſans fiévre, ſans ſoif & ſans toux ; celle-ci vient d'une ſéroſité âcre, répandue dans la plevre, entre les muſcles intercoſtaux. *Voyez* les formules 105, 125, 164, 205, 319, 345 & 380.

94. *Poux.* Pour les faire mourir, conſultez la formule 349.

95. *Priapiſme.* C'eſt une tenſion continuelle & douloureuſe de la v.... ſans aucun éguillon de volupté. *Voyez* formule 374.

96. *Puces.* Pour s'en délivrer, conſultez la formule 101.

97. *Rachitis.* C'eſt une eſpece de maladie chronique, qui conſiſte dans une nutrition inégale, ce qui fait que certaines parties ſont privées de la nourriture dont elles ont

befoin, & dépériffent, tandis que d'autres en reçoivent plus qu'il ne leur en faut, & s'accroiffent d'une maniere prodigieufe. Cet accroiffement contre nature eft accompagné de la courbure des os & de l'épine du dos. *V.* la formule 336.

98. *Raffermiffement des gencives.* Pour les raffermir, confultez la formule 347.

99. *Rage.* Maladie qui ôte la raifon, tranfporte de fureur, & donne une répugnance invincible pour l'eau. La rage eft réputée incurable lorfque le malade eft venu jufqu'à craindre l'eau. *V.* formules 165 & 340.

100. *Relâchement de l'utérus & des inteftins.* Voyez la formule 59.

101. *Relâchement de la luette.* Voyez formule 153.

102. *Rétention d'urine.* Voyez *Suppreffion d'urine*, & confultez les formules 28, 32, 60, 61, 118, 119, 121, 127, 130, 339, 375, 377, 380 & 384.

103. *Rhumatifme.* Douleur qu'on fent en diverfes parties du corps, accompagnée de pefanteur, de difficulté de fe mouvoir, & fouvent de fiévre. Il y a un rhumatifme univerfel qui attaque toutes les parties du corps, même les internes, & un particulier qui n'en attaque que quelques-unes. Lorfque le rhumatifme eft particulier, les douleurs

leurs sont souvent vagues, passant d'un côté à l'autre, ou d'une partie à l'autre; quelquefois sont fixes. *Voyez*, pour la cure, les formules 140, 143, 255, 353 & 376.

104. *Rougeole*. Maladie qui vient particuliérement aux enfans, & qui ressemble à la petite vérole, dont elle ne diffère que du plus au moins. La rougeole consiste en de petites taches rouges semblables à des piquures de puces. Ces taches s'élevent très-peu au dessus de la peau, & ne suppurent point comme les pustules de la petite vérole; elles se dissipent bientôt, & il n'en paroît plus le huitieme jour. Cette maladie est accompagnée d'inquiétude, de fiévre, de soif, d'une petite toux, de pesanteur de tête, d'assoupissement, d'une humeur qui vient des narines & des yeux, d'éternuement, de diarrhée & de vomissement. *V.* les formules 124 & 315.

105. *Squirrhe*. C'est une tumeur dure & indolente, qui résiste au toucher, & qui se forme peu à peu dans les parties molles du corps, tantôt dans les intérieures, & tantôt dans les extérieures. Le squirrhe provient d'une humeur grossiere & visqueuse, qui s'arrête & se durcit dans les pores & les petits conduits de ces parties. Il y a des squirrhes qui sont aussi durs que des pierres; il y en a encore qui sont très-douloureux & livides

S

& qui tiennent de la nature du cancer. *Voyez* formule 141.

106 *Scorbut.* Maladie qui prend ordinairement sur mer ; elle est accompagnée d'un grand nombre d'accidens qui surviennent à toutes les parties du corps ; les plus ordinaires sont le saignement, la rélaxation, l'enflure, la noirceur, la puanteur des gencives, l'ébranlement & la chûte des dents, les taches rouges & livides ou jaunes, les douleurs des bras & des jambes, les lassitudes, la défaillance, la syncope, la douleur de tête. Le scorbut vient des particules âcres & salines qu'on respire, des viandes salées ou gâtées qu'on mange, des mauvaises eaux qu'on boit, de la malpropreté, de la pourriture & de chagrin. *V.* formules 11, 41, 97, 148, 194.

107. *Soif immodérée.* Sentiment fâcheux excité à l'occasion d'un picotement qui se fait dans le gosier, & qui produit l'altération & le desir de boire. La soif est causée par des sels âcres ou salés qui ébranlent les nerfs du gosier, & qui excitent en nous ce sentiment ; elle vient aussi de la simple sécheresse de cette partie. *V.* les formules 195 & 252.

108. *Scrophules, Ecrouelles, Humeurs froides.* Ce sont des tumeurs dures, squirrheuses, souvent indolentes, qui se forment

peu à peu dans les glandes du cou, de la gorge, des aisselles, quelquefois aux jarrets, aux bras, aux poignets, aux mammelles. On distingue de deux sortes d'écrouelles, les bénignes & les malignes ; les bénignes sont blanches, sans odeur, sans inflammation, & cedent facilement aux remedes ; les malignes sont rouges, livides, enflammées & douloureuses, & sont le plus souvent incurables. La cause de cette maladie provient de l'épaississement de la lymphe : cet épaississement est occasionné par des matieres acides qui arrêtent son mouvement. *V.* formule 54.

109. *Squinancie.* C'est une maladie qui bouche le passage de la respiration, avec inflammation de la gorge ou du larinx, qui empêche souvent l'air d'entrer & de sortir par la trachée artere, & les alimens d'être avalés & conduits à l'estomach. La vraie squinancie est toujours accompagnée de fiévre ; la bâtarde en est exempte. Elles sont causées l'une & l'autre par un sang âcre ou bilieux, qui coule par les rameaux des arteres corrosives, & y produit une phlegmon simple & érésipelateux. La squinancie occupe proprement les muscles du larinx & du pharinx. *V.* les formules 55, 149, 150 & 233.

110. *Strangurie.* C'est une envie fréquente

& involontaire d'uriner, dans laquelle on ne peut rendre l'urine qu'en petite quantité ou goutte à goutte, avec beaucoup de douleur, de chaleur & de cuisson. *V.* la formule 219.

111. *Suffusion.* C'est une taie qui se forme dans l'humeur aqueuse de l'œil, au-devant de la prunelle. *V.* les formules 72, 75, 76 & 81.

112. *Suppression des lochies, suite de couche.* C'est une maladie à laquelle les femmes en couches sont sujettes, & qui est quelquefois la cause de tous les accidens qu'elles éprouvent. Les lochies sont des évacuations que les femmes doivent avoir après les accouchemens; ce n'est d'abord que du sang pur, mais le second & le troisieme jour, elles commencent à être pâles & moins teintes; ensuite elles sont comme blanches. Les lochies sortent des vaisseaux ou de la substance de la matrice, par le moyen de ses fibres qui se resserrent après l'accouchement, & qui expriment de cette partie ce qui s'y étoit ramassé pendant la grossesse: leur quantité & leur durée ne sont point déterminées. La suppression de ces lochies est un des plus dangereux accidens qui puissent arriver à une femme après son accouchement. *V.* les formules 26, 98, 220.

113. *Suppression de mois.* Maladie causée

par un sang trop épais ou par des obstructions. *V.* formules 7, 12, 28 & 314.

114. *Suppression d'urine.* Voyez *Ischurie*, & consultez les formules 258 & 323.

115. *Surdité.* Maladie de l'oreille qui est cause qu'on n'entend rien, ou si on entend, on ne sauroit distinguer les vraies expressions de la voix. La surdité provient de l'obstruction ou de la compression du nerf auditif, ou de quelque amas formé dans une des cavités internes de l'oreille. Cette maladie peut aussi provenir de ce que le conduit externe de l'oreille est bouché par de l'ordure qui s'y est amassée & endurcie, ou par quelqu'autre corps étrangers qui y sont entrés. *V.* les formules 180, 181, 182, 184 & 352.

116. *Syncope.* C'est une forte & soudaine défaillance, dans laquelle les malades demeurent sans pouls, sans respiration & sans aucun autre mouvement, avec une sueur froide, une pâleur & une froideur par-tout le corps, desorte qu'ils paroissent morts. *V.* les formules 11 & 172.

117. *Taie.* C'est une tache blanche qui se forme sur l'œil. *V.* les formules 72, 77 & 78.

118. *Teigne.* C'est une gale épaisse qui vient à la tête, avec écailles & croutes, de couleur cendrée, & quelquefois jaune, hi-

S iij

deuſe à voir, avec une odeur puante & cadavéreuſe. Il y a trois ſortes de teigne ; la premiere ſe nomme ſquammeuſe, parce que quand on la gratte, il en ſort pluſieurs écailles ſemblables à celles du ſon ; la ſeconde a ſous ſa croute jaunâtre de petits grains de chair rouge, comme ceux d'une figue ; la troiſieme eſt corroſive, elle a pluſieurs ulceres ou petits troux, d'où ſort une ſanie ſanglante & puante, de couleur plombée ou jaunâtre. *V.* les formules 226, 287 & 383.

119. *Tintement d'oreilles.* Maladie aſſez fréquente de l'oreille, qui conſiſte dans la perception d'un bruit qui n'exiſte pas, ou du moins qui n'eſt pas extérieur. Cette perception eſt cauſée par le battement de quelques arteres qui ſont dans l'oreille, par l'inflammation & l'abſcès de la caiſſe & du labyrinthe par les corps étrangers, par des commotions du crâne, par des coups reçus à l'oreille externe, & généralement par tout ce qui eſt renfermé dans l'oreille, & qui peut ébranler l'organe immédiat de l'ouie : le mouvement extraordinaire & déréglé des eſprits animaux cauſe auſſi le tintement. *V.* formules 177, 178, 179 & 181.

120. *Toux.* Maladie qui affecte le poulmon, cauſée par une ſéroſité âcre qui oblige à cracher avec effort. *V.* les formules 120, 126, 232, 233, 305, 356, 362, 380 & 381.

121. *Tranchées.* Douleurs qui se font sentir dans le bas-ventre, & qui sont suivies quelquefois de la sortie des excrémens; les femmes en couche & les enfans y sont très-sujets. *V.* formule 128.

122. *Tumeur.* C'est une élévation contre nature qui survient en quelques parties du corps. Pour les tumeurs dures, voyez *Obstructions*, & consultez les formules 57, 66, 68, 70; pour les tumeurs des testicules, voyez les formules 56 & 63.

123. *Vers.* On remarque quatre especes de vers dans les intestins; les uns sont ronds & courts, on les appelle ascarides; ils ne se trouvent que dans les gros intestins: les autres sont ronds & longs, & s'appellent térets; ils naissent dans les intestins grêles de l'estomach: ce sont les plus communs. Les troisiemes sont longs, plats & entrecoupés de plusieurs nœuds; ils occupent ordinairement toute l'étendue des intestins; on les appelle vers solitaires. Enfin, les vers de la quatrieme especes sont courts, ovales & un peu plats, approchans de la figure d'une courge, c'est pour cela qu'on les appelle cucurbitins. *V.* les formules 27, 35, 196, 248, 306, 307, 308 & 337.

123. *Vertige.* Indisposition du cerveau dans laquelle il paroît aux malades que tous les objets qui les environnent tournent, &

que les malades tournent eux-même, quoiqu'ils soient en repos. *V.* les formules 167, 168, 172.

124. *Ulcere.* C'est une solution de continuité faite par erosion aux parties molles, qui est invétérée sans être sanglante, & qui jette un pus ou sanie qui en retarde la consolidation. Pour les ulceres des reins, des poumons, &c. voyez les formules 200 & 380; & pour celle des yeux, la formule 85; pour les ulceres sordides, les formules 102 & 142.

125. *Vomissement.* Action par laquelle on vomit. Ce vomissement survient à la néphrétique, à l'inflammnation du foie, aux plaies de la tête, &c. *V.* formules 100 & 197.

ABS

§ 4.

EXPLICATION
DES MOTS D'ARTS

Employés dans cette Pharmacopée.

1. Absorbant. Matiere poreuse & spongieuse qui s'imbibe aisément de sels, de liqueurs, &c. On appelle remede absorbant, celui qui, par ses parties poreuses & terreuses, absorbe ou adoucit les sels âcres & acides contenus dans les humeurs.

2. *Adoucissant.* Remede qui calme le mouvement des humeurs.

3. *Alexipharmaque.* Remede propre à résister à la magnité des humeurs, & à fortifier les parties vitales.

4. *Alexitere.* Remede alexipharmaque, qu'on emploie contre la morsure des bêtes venimeuses.

5. *Alkali.* C'est une substance composée d'acide, de terre & d'un peu de phlogistique, & dont les principes ont ensemble une moindre adhérence, que n'en ont les uns

avec les autres ceux de l'acide. Il y a différentes espèces de substances salines alkalines, qui sont l'alkali végétal, l'alkali minéral & l'alkali volatil.

6. *Alterant.* Remede qui cause quelque changement évident, soit dans les parties solides, soit dans les humeurs, & sans évacuation manifeste.

7. *Amulette.* Sorte de préservatif empyrique. Remede externe ou topique, qu'on applique sur quelque partie du corps.

8. *Analeptique.* Remede qui restaure & qui rétablit la nourriture des parties du corps.

9. *Anodin.* Remede adoucissant qui appaise les douleurs & qui agit doucement.

10. *Antiapoplectique.* Remede spécifique contre l'apoplexie.

11. *Antiarthritique.* Remede spécifique contre la goutte.

12. *Antiasthmatique.* Remede spécifique contre l'asthme.

13. *Antiépileprique.* Remede contre l'épilepsie.

14. *Antihustirique.* Remede contre les vapeurs.

15. *Antiseptique.* Remede contre la gangrene.

16. *Antiscorbutique.* Remede contre le scorbut.

17. *Antispasmodique*. Remede contre les spasmes & convulsions.

18. *Antivénérien*. Remede contre la maladie vénérienne.

19. *Apozemes*. Forte décoction de racines & de feuilles de plantes.

20. *Apéritif*. Remede propre à dilater les pores des vaisseaux, lever les obstructions, & faire passer les urines.

21. *Aphrodisiaque*. Remede contre la maladie vénérienne.

22. *Assoupissant*. Remede qui excite le sommeil.

bis 22. *Astringent*. Remede propre à arrêter le cours des humeurs en resserrant les fibres des vaisseaux.

23. *Atténuant*. Remede propre à dissoudre & à atténuer les humeurs, il excite l'expectoration toutes les fois que les bronches & les vésicules du poumon sont farcies de phlegmes gluantes & épaisses.

24. *Bain*. C'est un médicament externe, qui, sous la forme de liqueur ou de vapeur, sans aucune vésicule, baigne la surface extérieure du corps humain pour le soulager.

25. *Balsamique*. Remede propre pour adoucir l'acrimonie des humeurs, & consolider les plaies.

26. *Bechique*. Remede qui calme la toux, les âcretés de la poitrine, & excite le crachat.

27. *Bol.* Médicament interne, mou, un peu plus épais que le miel. La quantité est comparée à celle d'une petite bouchée, ce qui fait que plusieurs l'appellent *bucella*, bouchée.

28. *Bouillon.* Il ne differe de l'apozeme & de la décoction, que par la viande qu'on y ajoute, & parce qu'on n'y met point de syrop comme dans les apozemes & les décoctions.

29. *Carminatif.* Remede propre pour chasser les vents.

30. *Cataplasme.* Médicament mou, en forme de bouillie, d'une consistance moyenne, entre l'onguent & l'emplâtre : il ne se fond point à la chaleur, & on l'emploie à l'extérieur pour différens usages. On le prépare ordinairement par la coction ; quelquefois seulement par la seule trituration & le mélange.

31. *Catartique.* Remede purgatif.

32. *Catartico-émetique.* Remede purgatif & vomitif.

33. *Caustique.* Remede corrosif ou brûlant.

34. *Cautere.* Remede caustique & brûlant.

35. *Céphalique.* Remede propre contre les maladies de la tête.

36. *Cérat.* Emplâtre plus mou que d'or-

dinaire, d'une consistance moyenne, entre l'emplâtre & l'onguent.

37. *Cholagogue*. Remede qui purge la bile.

38. *Collyre*. Médicament qu'on applique extérieurement sur les yeux pour différens usages.

39. *Confection*. Espece d'électuaire liquide.

40. *Conserve*. C'est une espece d'électuaire fait avec des feuilles, fleurs, racines, écorces, fruits, qu'on fait cuire avec beaucoup de sucre, pour les conserver en substance, & qu'on prescrit aux malades.

41. *Cordial*. Remede qui fortifie.

42. *Corrosif*. Remede qu'on allie avec d'autres pour en empêcher l'effet trop violent.

43. *Corrosif*. Remede qui ronge les parties sur lesquelles on l'applique.

44. *Décoction*. C'est l'ébulition des plantes en quelque liqueur.

45. *Demi-bains*. On appelle demi-bain, lorsqu'on ne se baigne que jusqu'au nombril.

46. *Dépuratif*. Remede dont l'effet est de corriger & de purifier toute la masse du sang & des humeurs.

47. *Dessicatif*. Remede qui dessèche.

48. *Détersif*. Remede qui détruit les ex-

croissances fongueuses des ulceres, ou qui absorbe soit les matieres trop irritantes de ces ulceres, soit les sérosités trop abondantes.

49. *Diaphorétique*. Remede qui fait transpirer.

50. *Digestif*. Espéce d'onguent liquide, ou liniment, qui prépare la matiere des plaies à suppuration.

51. *Discussif*. Médicament externe qui a la propriété de rendre fluides les humeurs devenues épaisses & grumelées, ou d'augmenter la circulation des fluides dont le cours est retardé, & de ceux qui sont en stagnation.

52. *Diurétique*. Médicament qui provoque les urines, & qui est propre à chasser par cette voie les glaires & les graviers.

53. *Eau distillée*. Liqueur qu'on tire de différentes substances par le moyen de la distillation, & qui s'emploie intérieurement ou extérieurement.

54. *Emétique*. Remede qui provoque le vomissement.

55. *Emménagogue*. Remede contre la suppression des menstrues.

56. *Emollient*. Remede qui relâche & amollit les fibres du corps.

57. *Emplâtre*. Médicament externe, qui froid est solide; mais qui étant manié, se

ramollit, devient ductile, gluant & se fond à la chaleur.

58. *Emulsion*. Médicament interne, liquide, huileux & aqueux, qui ressemble au lait en consistance & en couleur, & qu'on prépare avec les parties huileuses des végétaux, broyées & extraites par un menstrue aqueux.

59. *Epitheme*. Médicament externe de différente consistance, qui ne tient ni de l'onguent, ni de l'emplâtre, & qu'on applique sur la surface extérieure du corps dans différentes vues.

60. *Errhin*. Médicament qu'on applique dans les narines, & qui s'introduit ou tout entier, ou en vapeurs élevées par le feu.

61. *Extrait*. C'est l'évaporation du suc exprimé des plantes.

62. *Febrifuge*. Remede spécifique contre la fiévre.

bis 62. *Formentation*. Remede liquide qui s'applique à diverses parties du corps, suivant les différentes indications.

63. *Fortifiant*. Remede qui ranime & rappelle les forces.

64. *Fumigation*, *parfum*. Médicament dont on fait recevoir la fumée dans quelques parties du corps.

65. *Gargarisme*. Médicament liquide propre à lever & humecter la cavité de la bouche, & sur-tout celle du gosier.

66. *Hépatique.* Remede contre les maladies du foie.

67. *Hydragogue.* Remede qui purge les eaux & sérosités du corps.

68. *Incisifs.* Remede qui divise & atténue les humeurs.

69. *Incrassant.* Remede qui épaissit & agglutine les humeurs dissoutes.

70. *Infusion.* Médicament interne, liquide, composée d'une liqueur chargée de quelques parties d'une matiere appropriée: elle se fait sans ébulition; mais seulement par macération.

71. *Injection.* C'est une liqueur médecinale, que l'on introduit ordinairement au moyen d'une seringue, pour différens usages, dans les cavités du corps, soit naturelles, soit contre nature.

72. *Julep.* Espece de mixture très-délayée, presque transparente, composée d'ingrédiens d'une saveur agréable, & qu'on prend avec plaisir à plusieurs doses.

73. *Lavement.* C'est une liqueur qu'on injecte dans le rectum, à dessein d'évacuer, de nettoyer ou de nourrir.

74. *Lavepied.* C'est le bain des pieds.

75. *Laxatif.* Remede qui purge doucement.

76. *Liniment.* Médicament d'une consistance presque moyenne entre l'huile & l'onguent,

guent, & dont il faut oindre les parties pour qu'il ait son effet.

77. *Looch*. Médicament interne, plus liquide que l'électuaire, d'une consistance gluante comme celle d'un syrop épais, & composé d'ingrédiens mous.

78. *Masticatoire*. Remede qu'on mâche pour procurer l'excrétion de la salive.

79. *Maturatif*. Remede externe qu'on emploie pour faire meurir les abscès.

80. *Mixtion* ou *mixture*. Médicament interne, fluide, composé du mélange seul de différens ingrédiens.

81. *Mucilagineux*. Remede onctueux, gluant.

82. *Nervin*. Remede propre pour les maladies des nerfs.

83. *Ophtalmique*. Remede propre contre l'inflammation des yeux.

84. *Onguent*. Médicament externe plus mou que le cérat, à-peu-près de la consistance du miel ou d'un électuaire; il se fond à la chaleur, & est composé sur-tout de corps gras.

85. *Opiate*. C'est un médicament semblable au bol, mais d'une consistance plus molle; on le compose ordinairement de conserves, d'électuaires, de poudres, de sels & de syrop, dont on fait un tout qui sert pour plusieurs doses.

T

86. *Pectoral.* Remede qui convient aux maladies de la poitrine.

87. *Pilules.* Médicament interne, qui cede au toucher; il est composé de matieres consistantes, & il a la forme d'une très-petite boule.

88. *Pommade.* Espece d'onguent adoucissant & émollient.

89. *Potion.* Médicament liquide fait avec les eaux distillées, auxquelles on ajoûte des confections, des sucs, des huiles, des sels & des syrops qui la rendent trouble, & c'est en quoi elle differe du julep.

90. *Poudre.* C'est un médicament sec composé d'un ou de plusieurs ingrédiens mêlés exactement, & broyés en petites parties détachées les unes des autres.

91. *Purgatif.* Médicament qui évacue par les selles.

92. *Rafraîchissant.* Remede qui tempere & arrête le mouvement du sang.

93. *Répercussif.* Médicament qui arrête le cours des humeurs, & les fait refluer dans la masse du sang.

94. *Résolutif.* Remede propre à fondre & à dissiper les humeurs.

95. *Roborant.* Remede qui fortifie.

96. *Sédatif.* Médicament qui est propre à faire cesser les douleurs, & à procurer le sommeil.

97. *Sialagogue.* Médicament qui procure l'excrétion de la salive.

98. *Soporifique.* Médicament qui provoque le sommeil.

99. *Splénique.* Médicament propre contre les maladies de la rate.

100. *Sternutatoire.* Médicament qui fait éternuer.

101. *Stiptique.* Espece de médicament astringent & répercussif.

102. *Stomachique.* Remede propre pour fortifier l'estomach.

103. *Suc.* Médicament interne, liquide, composé d'un suc aqueux qu'on tire des différentes parties des plantes fraîches en les triturant ou les pressant pour s'en servir sur le champ.

104. *Sudorifique.* Remede qui provoque la sueur.

105. *Suffumigation.* Parfum qu'on fait recevoir au malade.

bis 105. *Suppositoire.* Médicament plus ou moins solide, rond ou rond oblong, en forme de petit globe, de petit coin ou de gland qu'on introduit dans l'anus pour différens usages.

106. *Syrop.* Médicament qui se fait avec une infusion de quelques substances, & du sucre qu'on cuit jusqu'à une certaine consistance.

T ij

107. *Tablettes.* Médicament de consistance plus solide que les pilules, composé de poudres médecinales & de sucre que l'on fait fondre dans une liqueur convenable pour lier ces poudres, & que l'on fait cuire jusqu'à consistance requise.

108. *Tempérant.* Remede qui appaise & calme la douleur.

109. *Tisane.* Espece de boisson légere, composée d'une infusion de racines, de feuilles & de fleurs, auxquels on ajoûte quelquefois des sels.

110. *Tonique.* Remede qui donne du ressort aux fibres.

111. *Topique.* Remede qu'on applique extérieurement.

112. *Trochisques.* Composition de médicamens qu'on réduit d'abord en masse dure, comme celle des pilules; on en fait ensuite de petits morceaux tantôt longuets, tantôt ronds, tantôt quarrés, tantôt triangulaires, après quoi on les fait sécher.

113. *Vermifuge.* Remede pour faire mourir les vers.

114. *Vulnéraire.* Remede propre à guérir les plaies, ulceres & contusions.

Fin de la Premiere Partie.

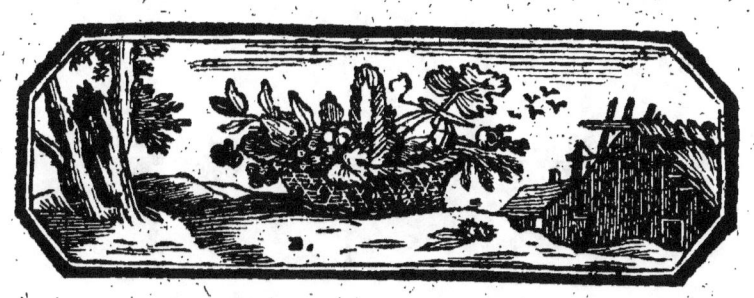

MANUEL
DE MÉDECINE,
ROYALE ET PRATIQUE.

SECONDE PARTIE.

Nous diviserons cette seconde Partie en deux Paragraphes. Nous rapporterons dans le premier, les différentes Formules tirées des Remedes les plus précieux qui peuvent convenir aux maladies des Grands. Nous rapporterons dans le second toutes les différentes Piéces concernant l'Inoculation admise en Lorraine. Cette opération est assez accréditée chez les Grands, pour mériter d'avoir place dans cette Médecine Royale.

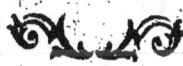

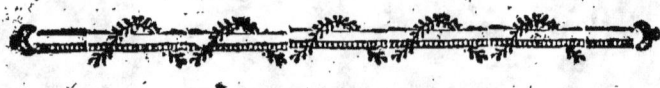

§. I.

CHAPITRE PREMIER.

BAUMES.

Baume anodin.

1. Prenez du savon d'alicant une once, de l'opium une demi-once, du camphre, six gros, du safran un gros, de l'esprit de vin rectifié huit onces, digérez le tout pendant huit jours, & exprimez, dont vous froterez les parties attaquées de douleurs rhumatisantes.

Baume apoplectique de M. Quesnay.

2. Prenez huile distillée de girofle, de lavande, de citron, de marjolaine, de menthe, de romarin, de sauge, de bois de rhode, de chacune douze gouttes; du bitume de judée deux gros, de l'huile exprimée de noix muscade une once, du baume du Pérou suffisante quantité, pour faire un baume en consistance de miel, qu'on appliquera sur les narines & les tempes.

Baume de Géoffroi, contre les rhumatismes.

3. Prenez du baume nerval & d'opodeltocd, de chacun deux onces, baume de fioramenti, baume tranquille, de chacun une once, esprit de sel ammoniac de chacun huit gros, faites un baume, dont on frottera les parties malades.

CHAPITRE II.

BOLS.

Bol purgatif.

4. Prenez demi-gros ou deux scrupules de racines d'esule, autant de crême de tartre, vingt grains de mercure doux, avec suffisante quantité de conserve d'absynthe ou de marmelade de fleurs d'orange, pour en faire un bol, auquel on peut ajouter quelques gouttes de baume du Pérou.

CHAPITRE III.

BOUGIES.

Bougies d'Angleterre, contre les maladies de l'uretre.

5. Prenez diachylon, fait avec la poix de Bourgogne, deux onces, mercure une

T iv

once, antimoine crud en poudre une demi-once, faites des bougies selon l'art.

CHAPITRE IV.

Bouillons.

Bouillon contre la jauniſſe & les obſtructions du foie.

6. Prenez bouillon de poulet une livre, ſommités de marrube deux poignées, faites bouillir légerement, à la colature déliez, un gros de terre folliée de tartre.

Bouillon de veau compoſé.

7. Prenez poumons & cœur de veau, coupé en pluſieurs petits morceaux, douze limaçons, neuf écreviſſes de riviere, trois poignées de cerfeuil, autant de lierre terreſtre, de la raclure d'yvoire, de corne de cerf de chacune une once, de l'eau de chicorée une livre & demie, mettez le tout dans un vaſe d'étain bien bouché, faites les bouillir pendant cinq heures au bain marie, la doſe eſt de trois cuillerées dans un bouillon, trois fois par jour.

BOU 197

Bouillon de viperes.

8. Prenez une vipere en vi‍e, coupez lui la tête & la queue, accrochez la, ôtez les entrailles, & gardez à part le cœur & le foie, vous la briferez dans un mortier de marbre, vous la mettrez enfuite, ainfi brifée, avec le cœur & le foie dans un vafe de terre, dans lequel vous ajouterez une livre d'eau, & le vafe étant bien bouché avec fon couvercle, vous le ferez cuire pendant deux heures, pour un bouillon, qu'on prendra quinze jours de fuite.

Bouillon contre la diarrhée des enfans.

9. Prenez gomme arabique un gros, délayez dans un bouillon ordinaire.

Bouillon dans les fiévres ardentes, dans l'inflammation des inteftins, dans la difficulté d'uriner, & dans la violente fermentation du fang & des humeurs.

10. Prenez un jeune poulet, coupez-lui les extremités, vuidez-le & l'écorchez; rempliffez-le enfuite d'une once des quatre femences froides majeures; ajoutez-y quelquefois une cuillerée de ris ou d'orge mondé, & même dix ou douze, lorfqu'on veut le rendre plus humectant & plus nourriffant, faites enfuite bouillir le poulet

dans quatre ou six livres d'eau, c'est-à-dire, deux ou trois pintes à la consomption du tiers, coulez le bouillon avec expression, & faites-en prendre aux malades trois ou quatre verres pendant la journée, entre les bouillons ordinaires.

CHAPITRE V.

Boules.

Boule vulnéraire composée.

11. Prenez limaille de fer & pierre hematite pulvérisé de chacune trois onces, crême de tartre six onces, faites-en une pâte avec le vin; que vous ferez digérer & sécher comme la boule vulnéraire simple. Réitérez les digestions & exsiccations, jusqu'à ce qu'on n'appercoive plus de fer, alors mettez votre pâte seche en poudre fort subtile, melez-y exactement du mastic en larmes & du safran bien pulvérisé, de chacun une demi-once; faites dissoudre dans le vin une once d'aloës, autant de myrrhe; arrosez vos poudres de cette dissolution, & versez par-dessus du vin à la hauteur de quatre doigts. Laissez le tout en digestion, remuant de temps en temps, puis évaporez

la liqueur jusqu'à siccité : remettez la pâte en poudre, humectez-la avec de l'eau-de-vie & en formez des boules, que vous ferez sécher pour garder. Dans ces boulles le tartre divise le fer, & la pierre hematite, qui est elle-même un fer ouvert. La partie huileuse du vin raréfie le bitume du fer, & le rend par-là plus en état de consolider les playes & de les refermer. Les gommes & les résines qu'on y joint, ne peuvent encore qu'étendre le bitume de fer & augmenter la vertu balsamique de cette boule par-la leur propre.

Cette boule convient dans les obstructions du foie de la rate, & des autres viceres; elle est aussi très-bonne dans la dissenterie & les ulceres internes, & mêmes les cas de putridité ; on prétend qu'elle soulage beaucoup les goutteux ; pour la poudre intérieurement on la délaye trois ou quatre fois dans un verre plein d'eau fraîche, jusqu'à ce que l'eau ait pris une couleur de vin, on boit cette eau en guise d'eau minérale, on peut même la mêler avec du vin dans les repas, & avec de l'eau vulnéraire dans les cas de chute & d'ulceres internes; ainsi préparée on peut l'employer pour les ulceres extérieures, quelquefois on la prescrit dans les cas de phthisie, & pour lors on l'associe avec des infusions de scabieuse, du tussilage, de pied de chat. On reconnoît dans l'eau où on a détrempé cette boule, une vertu propre à faire passer les taches, la rougeur, la galle & autres maladies du visage.

Boules de bésoard.

12. Prenez extrémités des pates des écrevisses de mer quatre onces, yeux d'écrevisse de riviere, perles orientales, corail rouge de chacun une once, succin blanc préparé, racine de contrayerva, de serpentaire de virginie de chacun six gros, os de cœur de cerf, quatre scrupules, bésoard oriental trois scrupules, safran oriental deux scrupules, trochisques de viperes une once, faites une poudre que vous mêlerez avec de la gelée de corne de cerf, pour en former des boules d'un ou de deux gros, que vous couvrirez de feuilles d'or. Ces boules sont cardiaques, alexiteres & sudorifiques, elles convienent dans les petites véroles & rougeoles, de même que dans toutes les fièvres malignes ; la dose est depuis un demi-scrupule jusqu'à un demi-gros.

Boules odorantes.

13. Prenez smegmate de Venise six onces, styrax calamite, benjoin de chacun une demi-once, fleurs de marjolaine quatre

scrupules, cloux de girofle douze, eau de roses de damas, suffisante quantité pour pouvoir faire des boules selon l'art, ces boules ont une vertu abstersive, procurent une bonne odeur, & fortifient les nerfs, on s'en sert pour laver les mains, les pieds.

Pommes d'ambre.

14. Prenez styrax calamite six gros, benjoin une once, labdanum deux gros, santal blanc, cloux de girofle, de chacun un gros & demi, musc, ambre gris, de chacun un demi-scrupule; fleurs de roses de damas quatre scrupules, mucilage de gomme tragacanthe extrait dans l'eau de rose suffisante quantité, faites une masse ou pomme suivant l'art, approchée des narines elle agite le sang par son odeur agréable & fortifie le cœur.

CHAPITRE VI.
CATAPLAMES.

Cataplâme contre l'ouie dur.

15. Prenez de la pulpe d'oignon cuit sous la cendre, un peu de galbanum & d'huile de coftoreum, faites du tout suivant l'art un cataplâme.

Cataplâme contre les rhumatifmes.

16. Faites cuire un chou rouge jufqu'à pourriture & prefque à fec, jettez-y alors un demi-feptier d'eau de-vie, pour réduire le tout en une efpece d'onguent, dont vous ferez un cataplâme pour appliquer chaudement fur la partie fouffrante.

Cataplâme réfolutif dans la goute fciatique, les rhumatifmes & les tumeurs fchirreufes.

17. Faites frire des poreaux avec du fort vinaigre, après les avoir haché menu; & lorfqu'ils feront cuits, foupoudrez-les avec de la graine de moutarde pilée; fi vous y en ajoutez beaucoup, le cataplâme deviendra un veficatoire affez cauftique.

CAT

Excellent cataplâme pour appaiser les tranchées des femmes en couche.

18. Prenez une once de poivre long en poudre, deux œufs frais, autant d'esprit de vin qu'il y a de blanc dans les œufs, battez-les bien ensemble pendant une demi-heure, étendez-les ensuite sur des étouppes & appliquez-les sur le nombril, après les avoir échauffés sur une assiete.

Cataplâme pour les tumeurs du scrotum & des autres parties du corps.

19. Prenez des oignons de lys, des feuilles de ciguë & de jusquiame à volonté, faites-les bouillir, passez-les par le tamis; sur une demi-livre de cette pulpe ou bouillon, ajoutez une once de poudre de fleurs de mélilot, de camomille & de petite absynthe; si le mélange est trop solide, humectez-le avec un peu d'huile rosat ou d'huile de vers, ou quelques gouttes d'huile fétide de tartre; ajoutez-y encore, si vous souhaitez, les quatre farines résolutives; vous aurez un excellent cataplâme propre pour toutes les tumeurs.

Cataplâme pour la goutte.

20. Prenez racines de grande consoude trois onces, guimauve deux onces, hieble

une once & demi, feuilles d'aurone une poignée, fleurs de camomille trois poignées, de fureau quatre poignées, femences de fougere deux onces, de lin trois onces, faites bouillir le tout dans de l'eau diftillée de fleurs de fureau jufqu'à ce qu'il foit réduit en cataplâme.

Cataplâme contre la rage.

21. Prenez des feuilles de rhue, de fauge & de paquette de chacune demi-poignée, ajoutez-y fuffifante quantité de racines de fcorfonere & d'églantier avec un peu d'ail & une demi poignée de fel qu'on mêle enfemble pour en faire un cataplâme qu'on appliquera fur la morfure.

Cataplâme pour la goutte.

22. Prenez trois poignées des feuilles de bonhenry avant qu'il foit en fleurs, fleurs feches de fureau & de camomille de chacune deux poignées; hachez-les enfemble & faites les bouillir dans une fuffifante quantité d'eau de fureau, jufqu'à ce qu'elles foient en pourriture; ajoutez-y demi-once de gomme caragne, demi-gros de camphre pour un cataplâme.

Cataplâme contre la fiatique & les douleurs de la goutte.

23. Prenez miel & vinaigre la quantité
que

que vous voudrez, faites-y bouillir la graine de fénugrec jusqu'à parfaite dissolution, & le malaxant de tems en tems; passez la matiere par un linge, & faites-la ensuite cuire avec du miel seulement, puis appliquez-la en cataplâme sur les parties souffrantes.

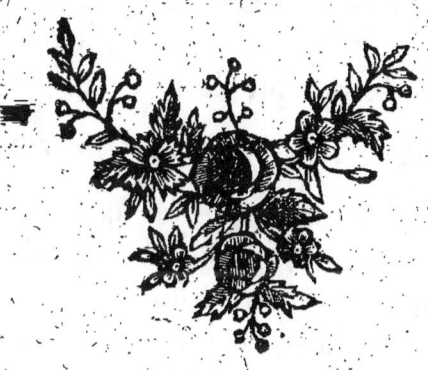

CHAPITRE VII.

DÉCOCTIONS.

Décoction contre la phtysie pulmonaire.

24. Prenez écorce du Pérou pulvérisée deux onces, faites cuire dans une livre d'eau de fontaine, ajoutez à la colature une livre de lait de chevre, faites un mélange contre la phtysie pulmonaire, les ulceres purulens, la consomption & le marasme.

Décoction contre la toux des enfans.

25. Prenez une once de caffé sans être grillé, que vous ferez bouillir dans une pinte d'eau & réduire à moitié, vous ajouterez à la colature deux gros de sucre d'orge.

Décoction sudorifique.

26. Prenez racines de salsepareille coupé en petit morceaux trois onces, squine coupé pareillement deux onces, bois de gayæ & de sassafras de chacun une once & demi; mercure crud révivifié du cinnabre, renfermé dans un nouet & antimoine crud

légérement concassé, aussi renfermé dans un nouet de chacun quatre onces, infusez pendant la nuit sur des cendres chaudes en dix livres d'eau de fontaine, faites bouillir jusqu'à la réduction aux deux tiers; ajoutez sur la fin des feuilles de chicorée sauvage, de buglosse, de bourrache & de capillaire de chacune deux poignées, des feuilles de menthe, de melisse, de cochlaria de chacun une poignée, passez & fermez dans des bouteilles bien bouchées pour l'usage.

Hydromel manné

27. Prenez miel très-blanc, manne choisie de chacun huit onces, eau de fontaine douze livres, faites cuire selon l'art. Cette liqueur convient dans la toux, & dans l'oppression de poitrine.

Excellent Stomachique.

28. Prenez de la rhubarbe & des trois sentaux en poudre, de chacun deux gros; rapure d'ivoire & corne de cerf, de chacun un gros & demi; faites bouillir dans trois pintes d'eau, après les avoir enveloppés dans un nouet & réduits à deux pintes sur un feu doux; prenez-en quatre onces le matin à jeun & mangez deux heures après.

Décoction contre la dissenterie.

29. Faites bouillir pendant trois ou quatre minutes une petite poignée de feuilles de bourrache & de buglosse dans huit onces d'eau ou un demi-septier; passez la décoction & y ajoutez parties égales de lait de vache bouilli & écremé, puis délayez-y une once d'huile d'amandes douces, quand la liqueur sera tiéde, vous ferez prendre cette décoction le matin à jeun au malade; trois heures après vous lui donnerez un bouillon le plus clair, dans lequel, lorsqu'il est encore tout chaud, vous y mêlerez un bon verre de gros vin.

Décoction contre l'extinction de voix.

30. Prenez une pincée de safran, faites-le bouillir dans un poisson de lait, & faites prendre cette décoction au malade aussi chaude qu'un bouillon ordinaire.

Décoction contre la pleurésie.

31. Prenez deux ou trois poignées d'ortie grieche la plus fraîche, pilez légerement, & faites-la bouillir avec un demi-quarteron de bonne huile d'olive, & un verre de vin. Passez le tout, & faites-en prendre le jus au malade, que vous tiendrez bien couvert pour ménager la sueur.

Vous appliquerez le marc sur le côté, le plus chaud que vous pourrez. Le tems favorable pour appliquer ce remede, est après avoir fait deux ou trois saignées, & entre le second & le troisieme jour.

CHAPITRE VIII.

EAUX.

Eau ophtalmique saphiriene

32. Prenez de l'eau de chaux vive une livre, sel ammoniac deux gros, mêlez le tout & le mettez dans un vaisseau de cuivre pendant 24 heures, ce qui donnera à l'eau une couleur de saphir ; vous la filtrerez & vous la garderez pour l'usage. On la préfere à tous les autres collyres. Elle a une force détersive, rafraîchissante & modifiante : on en laisse tomber par goutte dans les yeux avec une plume ou avec un linge. Pour faire l'eau de chaux vive qui entre dans ce collyre, on prend une demi-livre de chaux vive, on jette dessus cinq livres d'eau de feuilles de chêne ou de fontaine ; après l'ébulition, on ôte l'eau qui surnage, & on la conserve.

Eau minérale propre dans les chaleurs du foie.

33. Prenez vitriol verd une demi-once en une seule pierre, & la plus transparente qu'on pourra trouver ; mettez-la dans une

cruche avec six pintes d'eau, bouchez-la bien & infusez pendant 24 heures; ôtez ensuite doucement & par inclination deux pintes que vous coulerez par un linge; laissez ensuite reposer pendant 24 heures, & vous en tirerez encore deux autres pintes, que vous passerez aussi par un linge; gardez cette eau dans des bouteilles bien bouchées. Le malade en prendra deux verres tous les matins à jeun; il se promenera pendant une heure, & déjeûnera deux heures après avoir bien bu. On peut garder le marc pour en bassiner les plaies, après l'avoir fait chauffer. Ce remede est aussi bon contre la gravelle.

Eau ophtalmique contre les taches des yeux.

34. Prenez une livre de très-bon vin blanc, une livre d'eau de roses distillée, de l'eau distillée de fenouil, de chélidoine, de rhue, d'euphraise de chacune une demi-livre, ajoutez à cette mixtion du safran des métaux, de la tuthie préparée de chacun deux onces, des cloux de gérofle, du sucre candi, de l'aloës de chacun une demi-once, du camphre deux gros; on verse par inclination quelques gouttes de cette liqueur. On l'ordonne dans de l'eau de plantain en cas d'inflammation, contre les taches des yeux, contre la foiblesse de la vue.

Eau ophtalmique dans les taches des yeux de Wolhous.

35. Prenez de l'aloës pulvérisé un demi-scrupule, du safran des métaux un gros, de l'eau de grande chélidoine trois onces, des fleurs de bluet une once, mêlez, faites couler quelques gouttes de cette liqueur qui surnage sur le sédiment.

Eau ophtalmique contre les taches des yeux de Maître Jean.

36. Prenez de la myrrhe choisie pulvérisée un demi-scrupule, du camphre, du vitriol de chacun cinq grains, du miel deux scrupules, du suc de fenouil suffisante quantité pour acquérir la consistance d'un liniment liquide.

Autre Eau ophtalmique contre les taches des yeux de M. Bidloo.

37. Prenez du miel de chélidoine deux gros, du fiel de brochet un gros, du sel volatil cinq grains, mettez dans l'œil après l'avoir chauffé au moyen d'une plume.

Eau distillée contre les taches des yeux.

38. Prenez du meilleur miel dans son rayon deux livres, des sommités de fenouil, des fleurs de sureau, d'euphraise de chacune

deux poignées, du sucre candi quatre onces, faites distiller au bain-marie ; vous en instillerez l'eau dans les yeux.

Eau ou Collyre ophtalmique.

39. Prenez safran des métaux porphirisé un gros, vitriol blanc un demi-scrupule, de l'eau de roses rouges une demi-once, de l'eau de fleurs de chicorée sauvage, *per deliquium*, deux onces & demi; vous faites macérer le tout tièdement pendant six heures. Vous en instillerez une goutte chaude dans l'œil trois fois par jour contre les taches & les nuages des yeux.

Eau cosmétique contre les taches du visage.

40. Prenez sel ammoniac purifié, fleurs de soufre de chacun deux onces, eau de rivière quatre livres; mettez le tout dans un vaisseau de verre, & exposez le au soleil ou au four pendant quelques jours : passez l'eau par inclination.

Eau pour laver le visage dans la petite vérole.

41. Prenez de l'eau distillée de fleurs de roses, de sureau, de scabieuse de chacune cinq onces, du vinaigre rosat, & de celui de sureau de chacun deux onces, du sel ammoniac un gros, de l'esprit de vin commun une demi-once, mêlez.

Eau camphrée contre les fleurs-blanches & la gale.

42. Prenez vitriol romain, bol d'Arménie de chacun quatre onces, camphre une once, mêlez pour une poudre dont vous mettrez une once en quatre livres d'eau bouillante; retirez du feu & laissez reposer le fond. Vous laverez les ulceres avec de cette eau, que vous ferez chauffer; elle mondifie, elle desséche, elle affermit, elle guérit le saint-feu & la gale des mains. Cette eau est aussi utile dans les fleurs-blanches & dans les vices de matrice, sous la forme d'injection, en y ajoutant un peu de miel égyptien. On ne l'injecte qu'en petite quantité, ce qu'on réitere souvent.

Eau végétale minérale.

43. Prenez de l'eau commune deux livres, de l'extrait de saturne depuis deux gros jusqu'à une demi-once, mêlez. Cette eau s'applique extérieurement pour faire dessécher les ulceres.

Eau antihistérique.

44. Prenez des eaux de fleurs de tilleul, de cerises noires, d'hyrondelles, avec castor de chacune une once & demie, de la liqueur de corne de cerf succinée un

scrupule, du syrop de fleurs de pivoine une demi-once, mêlez *ad vitrum*.

Eau de mélisse composée.

45. Prenez feuilles fraîches de mélisse six poignées, écorce de citron séchée, noix-muscade, coriandre de chacune une once, girofle & canelle de chacune demi-once; après avoir plié les feuilles & concassé les drogues, mettez-les dans un vaisseau propre à les distiller, avec deux livres de vin blanc & une demi-livre d'eau-de-vie; laissez ce mélange trois jours en digestion, après avoir couvert le vaisseau de son chapiteau, auquel vous joindrez le récipient; vous en boucherez exactement les ouvertures, ensuite faites distiller cette matiere au feu de sable modéré, ou au bain-marie.

Cette eau est fort estimée pour l'apoplexie, la léthargie, l'épilepsie, pour les vapeurs, les coliques, la suppression des ordinaires & celle des urines. On en donne une cuillerée ou pure, ou mêlée, dans un verre d'eau, suivant les différentes maladies plus ou moins violentes.

Eau antihystérique, propre pour les maladies des poulmons & pour les ulceres des yeux.

Mettez dans un alembic en digestion pendant huit jours douze livres d'éclaire,

trente-six écrevisses de rivieres dépecées &
pilées légerement, deux livres de miel;
lutrez l'alembic & distillez au bain-marie.
L'eau qu'on en retire se boit depuis deux
onces jusqu'à quatre.

Eau pour faire revenir le lait aux nourrices.

47. Prenez demi-septier d'eau de verveine, & la faites prendre trois heures après souper, sans prendre aucune nourriture la nuit.

Eau vulnéraire.

48. Prenez racines & feuilles de grande consoude, feuilles de bugle, de brunelle, de sanicle, de plantain, d'œil de bœuf, de millepertuis, de véronique, de millefeuille, de sauge, d'origan, de calament, d'hyssope, de menthe, d'armoise, d'absynthe, de bétoine, de grande scrophulaire, d'aigremoine, de scabieuse, de verveine, de fenouil, de petite centaurée, de nicotiane, d'aristoloche, de clématite & d'orpin, de chacune toutes épluchées deux ou trois poignées; racines d'aristoloche ronde & longue, de chacune une once concassée, hachez les herbes & les fleurs, & mettez le tout dans un vaisseau; versez dessus suffisante quantité de bon vin blanc, ensorte qu'il surnage de deux ou trois doigts; laissez les herbes en digestion dans

un lieu chaud pendant deux ou trois jours; faites-les distiller ensuite jusqu'à ce que vous ayez retiré environ le tiers de la liqueur que vous y avez employée, & gardez-la dans une cruche bien bouchée.

Remede contre la suppression d'urine.

49. Mettez deux livres de mélisse bâtarde dans un alembic, avec autant d'herniole, soupoudrez-les de sel; ajoutez-y un peu d'eau, laissez-les en digestion pendant trois jours, après lesquels distillez les au bain-marie; remettez l'eau distillée jusqu'à trois fois sur de nouvelles herbes pilées, & gardez la derniere eau dans une bouteille bien bouchée. Dans la suppression d'urine, de quatre heures en quatre heures donnez-en quatre onces mêlées avec autant de vin blanc, & oignez le bas-ventre, le periné & la région des reins avec l'huile suivante:

Faites infuser au soleil pendant trois jours dans de l'huile d'olive, ou faites-y bouillir légerement une poignée de cloportes, dix cantharides, & un scrupule de semence d'ammi: donnez en même-tems des lavemens avec la décoction de mauves, de mélisse & d'herniole.

CHAPITRE IX.

ÉLECTUAIRES.

Electuaire de Sydenham, contre les rhumatifmes fcorbutiques.

51. Prenez de la conferve de cochlearia deux onces, de l'alleluia une once, de la poudre d'arum compofée fix gros, du fyrop d'orange une fuffifante quantité, faites un électuaire dont la dofe eft deux gros, à prendre trois fois par jour pendant un mois entier.

Electuaire défobftructif contre la cachexie.

52. Prenez du fafran de Mars aperitif trois gros, de la magnefie blanche, de la gomme ammoniac, de la poudre temperante de fchal de chacun un gros & demi, de la maffe des pilules balfamiques purgatives d'offman une demi-once, du favon de Vénife deux gros, de l'élixir de propriété un demi-gros, du fyrop d'abfynthe compofé une fuffifante quantité pour faire un électuaire dont la dofe fera de deux fcrupules deux fois par jour.

Electuaire cardiaque de Sidenham contre la manie.

53. Prenez de la conserve d'absynthe, de romarin & de la thériaque d'andromaque de chacune une once, de la conserve d'écorce d'orange, de l'angélique confite, de la noix muscade pareillement confite de chacune une demi-once, avec une suffisante quantité de syrop d'œillet, faites une électuaire, dont la dose est d'un gros & demi deux fois le jour, en buvant par-dessus un verre de vin de canarie, dans lequel on aura fait infuser des fleurs de primevere. On saignera copieusément le malade du bras trois fois, en laissant trois jours d'intervalle entre chaque fois, ensuite on le saignera à la jugulaire, après quoi on lui fera prendre toutes les semaines des pilules *de duobus* à la dose d'un demi-gros ou de deux scrupules.

Electuaire stomachique.

54. Prenez du safran de Mars apéritif trois gros, de la magnesie blanche, de la poudre tempérante de sthal, du magistere de corail, de l'écorce de cascarille pulvérisée, des perles occidentales de chacun deux gros, mêlez le tout exactement, ensuite ajoutez de l'extrait de fumeterre, de chichorée, de la

conserve d'absynthe de chacun une demi-once, faites un opiate avec une suffisante quantité de syrop de pommes, la dose est d'un gros, tous les matins.

Electuaire contre la fiévre intermittente.

55. Prenez du rob de sureau une once & demi, de la poudre de quinquina six gros, de la poudre de fleurs de camomille deux gros, de l'extrait de petite centaurée un gros, de la conserve de roses deux onces; faites un électuaire, dont la dose est d'un gros à prendre chaque quatre heure, hors des paroximes de la fiévre.

Electuaire contre les obstructions.

56. Prenez de la limaille d'acier une demi-once, du succin préparé, de la magnésie blanche, de la terre foliée de tartre de chacun deux gros, du cinnabre natif, des cloportes préparés; de l'aloës succotrin, de la gomme de genievre, de lierre, de myrrhe pulvérisé de chacun un gros, de l'extrait de fumeterre, de petite centaurée, de chardon benit, de cochlaria de chacun deux gros & demi, de l'extrait d'hellebore noir un gros, du syrop d'armoise suffisante quantité pour faire un électuaire dont la dose est d'un gros à prendre pendant quinze jours.

Electuaire.

Electuaire vermifuge.

57. Prenez de l'éthiops minéral, du safran de Mars apéritif de chacun deux gros, du cinnabre d'antimoine, de la gomme de gayac de chacun un gros, de la semence de santoline, de coralline pulvérisée, de la rhubarbe aussi pulvérisée de chacun un demi-gros, de la conserve d'absynthe une once, de l'huile de genièvre, de sabine de chacun dix gouttes, du syrop d'écorce de citron ou d'orange quantité suffisante, faites un électuaire dont la dose est d'un gros matin ou soir.

Electuaire contre les maux de tête.

58. Prenez conserve de fleurs de bétoine, d'œillet de chacune une once, racine de pivoine mâle pulvérisé une demi once, bois d'aloës, de santal citrin de chacun un gros, corail rouge, perles pareille quantité, syrop de fleurs de pivoine suffisante quantité pour un électuaire.

Electuaire antiscorbutique de M. Malouin.

59. Prenez cubebes deux gros, myrrhe & oliban de chacun trois gros, chamædrys, racines d'aunée de chacun quatre gros, gomme ammoniac, bois balsamique, semences de thlaspi-ammi de chacun six gros,

X

écorce de winter, de pouliot de montagnes de chacun une once, racines d'aristoloche, de gentiane, bayes de geniévre, semences de moutarde, sommités d'absynthe, de petite centaurée, de petite sauge, fleurs de camomille, & éthiops antimonial, extrait de genievre, thériaque de chacun deux onces, conserve de citron, d'aulnée de chacune huit onces, on pulverisera ce qui doit être pulvérisé, on passera ensuite par un tamis & on mêlera, on mêlera ensuite les extraits, les conserves & la thériaque, après quoi on y ajoutera cinq livres & demi de miel de cochlearia, la dose est depuis cinq grains jusqu'à un demi-gros, & même jusqu'à un gros, on en fera des bols avec des poudres d'anis. Ce remede est très-bon dans la cachochimie, la cachexie & le scorbut.

CHAPITRE X.

Élixirs.

Elixir stomachique.

60. Prenez racines de contrayerva, d'aulnée concassée de chacune trois onces, esprit de vin rectifié neuf onces, infusez le tout pendant trois jours au bain de sable, dans

un matras bien clos, laissez-les ensuite reposer pendant quelques heures & passez; la dose est de cinq à six gouttes.

Elixir contre les vents, & stomachique.

61. Prenez essence de gentiane rouge, de pimprenelle blanche, de cascarille, de quinquina, liqueur anodine d'hoffman de chacune demi-once, huile de cedre, de macis de chacun dix gouttes, melez *ad vitrum* la dose est de quarante gouttes.

Quintessence de liquidambar.

62. Prenez de l'ambre gris un gros & demi, du sucre candi deux gros, du succin blanc deux onces, pareille quantité de liquidambar, de l'esprit éthéré de genièvre une demi-livre, faites dissoudre & circuler le tout dans un vase ample pendant deux ou trois jours, passez ensuite la liqueur au travers d'un linge mouillé avec l'esprit de vin pour la conserver bien bouchée, la dose est depuis huit gouttes jusqu'à dix dans les foiblesses, comme remede cordial de M. Butler, Officier Irlandois.

Elixir balsamique d'Hoffman.

63. Prenez extrait d'absynthe, de chardon bénit, de la poudre de succin, de myrrhe choisie, de sel de tartre de chacun un

gros, de l'écorce d'orange une once, mêlez & digérez avec une livre de vin d'Espagne ou de Hongrie : la dose est de huit & neuf gouttes.

Autre du même Auteur.

64. Prenez racines de gentiane rouge, écorce d'oranges récentes de chacune une demi-once ; extrait de chardon bénit, de millefeuille, de camomille vulgaire de chacun deux gros, sel de tartre trois gros, safran, myrrhe choisie, succin pulvérisé de chacun un gros & demi, infusez le tout avec une livre de vin d'Hongrie, digérez & passez : la dose est d'une cuillerée.

Elixir pectoral d'Hoffman.

65. Prenez essence de réglisse, de safran, d'esprit de sel ammoniac, de teinture de tartre de chacune une demi-once, huile d'anis, bois de sassafras, macis de chacun quinze gouttes, mêlez pour l'usage.

Remede contre les vents, les spasmes, l'hypocondriacie & la passion hystérique.

66. Prenez teinture de tartre, essence d'écorce d'orange, esprit de nitre dulcifié de chacun deux gros, camphre dix grains ; la dose est de quinze gouttes à prendre chaque deux heures : on peut ajouter autant qu'il en faut de teinture de castor.

CHAPITRE X.
EMPLATRES.

Emplâtre contre les tumeurs dures & profondes.

67. Prenez de l'emplâtre de ciguë avec les gommes trois gros, de l'emplâtre diachylon deux gros, du galbanum passé, de la térébenthine & du mercure crud de chacun un gros, du baume de soufre un demi-gros, faites un emplâtre selon l'art.

Emplâtre contre les hernies.

68. Prenez mastic une once & demie, labdanum trois gros, hyacinthe un gros, noix de Cyprès trois gros, terre sigillée un gros, poix noire une once, térébenthine de Venise un gros, cire jaune une once, racines de grande consoude une demi-once, faites une emplâtre selon l'art.

Emplâtre pour les mammelles.

69. Prenez blanc de baleine une once, cire blanche deux onces, galbanum préparé avec le vinaigre une demi-once, huile de sureau une suffisante quantité. On emploie

cet emplâtre dans toutes les tumeurs des mammelles, & même dans les écrouelles, dans le lait épaissi : rien ne lui est comparable.

Emplâtre d'opium.

70. Prenez diachylum neuf onces, mercure crud deux onces, opium une once, mêlez selon l'art. Cet emplâtre convient très-bien appliqué extérieurement pour appaiser les douleurs de la goutte & celles qui viennent de maladies vénériennes.

Emplâtre contre l'enchylose.

71. Prenez emplâtre de mélilot, de mucilage de chacune une once, du galbanum choisi cinq gros, de l'huile de castoreum un gros, mêlez exactement pour un emplâtre qu'on étend sur le chamois.

Emplâtre pour meurir les abscès.

72. Prenez du nitre, de la gomme ammoniac de chacun pareille quantité, faites macérer dans du vinaigre, ou prenez des pyrites, de la gomme ammoniac de chacune douze onces, de la poix liquide une suffisante quantité pour un emplâtre.

Emplâtre contre les écrouelles, de M. Malouin.

73. Appliquez des limaçons sur les tu-

meurs en forme de cataplâme, ou prenez de la racine de scrophulaire récente arrachée en Automne, broyez-la avec pareille quantité de beurre, mettez ensuite le tout dans une bouteille de terre en un lieu humide pendant quinze jours, faites fondre ensuite au bain-marie, & passez.

Emplâtre contre les cloux des pieds.

74. Prenez de la gomme ammoniaque dissoute dans du fort vinaigre & épaissie deux onces, de la résine de pin une once, du vitriol de Cyprès pulvérisé deux gros & demi, du précipité verd quatre scrupules, faites un emplâtre selon l'art. Il faut amollir la résine dans l'eau bouillante & la rendre maniable pour la mêler avec la gomme ammoniaque dissoute dans le vinaigre & cuite à consistance : on ajoutera le vitriol & le précipité jusqu'à ce que l'emplâtre ait acquis la consistance.

Emplâtres contre les loupes & les gouettes.

75. Prenez de l'emplâtre *de vigo cum mercurio* une once, de l'emplâtre de mucilage, d'oxicrocus de chacune une demi-once, de la suie, du soufre vif, du sel de nitre, du cumin pulvérisé de chacun un gros, faites la mixtion sur le feu avec une suffisante quantité de térébenthine. Ou bien

X iv

prenez gomme ammoniaque, sagapenum de chacune deux onces, dissolvez le tout dans du très-fort vinaigre, pour une colature; cuisez ensuite jusqu'à une certaine consistance, & ajoutez-y de l'antimoine crud subtilement pulvérisé une once, faites l'emplâtre selon l'art.

Toile gaultier.

76. Prenez huile rosat une demi-livre, suif de bouc quatre onces, cire dix onces, litharge, résine de pin, encens, mastic de chacun deux onces, bol d'Arménie, farine volatile de chacun une once, faites un emplâtre selon l'art, dans lequel, lorsqu'il bouillera, vous mettrez une vieille toile.

Autre.

77. Prenez emplâtre diapalme, diachylon simple de chacune une livre, emplâtre de ceruse une demi-livre; quand le tout sera fondu, vous y mêlerez une once & demie d'iris de Florence pulvérisé, trempez y de la vieille toile, faites selon l'art un sparadap, qui est très-recommandé pour les vieux ulceres.

Emplâtre odontalgique.

78. Prenez gomme élémi, poix navale, emplâtre *diachylon magnum*, mastic de cha-

cun une once, farine de féves deux onces, acacia vrai, labdanum de chacun une demi-once, opium thébaïque deux gros, cantharides un demi-gros, térébenthine de Venise quatre onces, faites un emplâtre selon l'art.

Emplâtre pour les descentes du pricur de Cabrieres.

79. Prenez ladanum trois gros, mastic demi once, trois noix de Cyprès, térébenthine de Venise & cire neuve de chacune une once, hipociste & terre sigillée de chacun un gros, racine de grande consoude une demi-once, faites du tout un emplâtre selon l'art : on l'applique sur la partie après la réduction. Il faut pendant ce tems que le malade prenne pendant vingt jours de l'esprit de sel bien rectifié, à différentes doses, selon l'âge. Pour les enfans, depuis 6 jusqu'à 10 ans, on en met quatre scrupules dans une livre de bon vin : on leur en donne deux onces par jour. Depuis 10 jusqu'à 14, on met deux gros d'esprit de sel sur la même quantité de vin. Depuis 14 jusqu'à 20, on en met deux gros & demi, & aux personnes plus âgées on met jusqu'à cinq gros d'esprit de sel sur la même dose de bon vin.

CHAPITRE XI.

ÉMULSIONS.

Emulsion purgative.

80. Prenez depuis quatre jusqu'à huit grains & même davantage, suivant le tempérament du malade, de résine de jalap en poudre; ajoutez douze grains de sel de tartre, un peu de sucre, broyez le tout exactement, & versez par-dessus peu-à-peu dix ou douze onces de lait d'amandes douces un peu tiéde. Donnez le tout en deux doses égales à une heure l'une de l'autre, chauffée au bain marie.

CHAPITRE XII.

ÉPITHEMES.

Epitheme contre la folie.

81. Prenez eau de roses huit onces, opium un demi-gros, safran oriental dix grains; mêlez le tout ensemble & appliquez

en un épitheme sur le front, renouvellez-le deux ou trois fois par jour ; faites ensuite raser la tête & la frottez quatre fois le jour avec une éponge imbibée de la léssive suivante. Prenez de l'eau dans laquelle vous ferez bouillir du romarin, de la bétoine, de la marjolaine, du millepertuis, de la mille feuille, de la camomille, de la sauge, du mouron à fleurs rouges, & de la graine de geniévre ; appliquez ensuite du marc de ces plantes sur la tête jusqu'à ce qu'il soit sec, le malade ne se nourrira que de veau, poulet & choses humectantes.

CHAPITRE XIII.

ESSENCES.

Essence purgative de citron.

82. Prenez de la résine de jalap une once, de l'écorce jaune de citron une once & demi, de l'esprit de vin rectifié six onces, mêlez, faites une essence selon l'art ; il y a dix grains de résine de jalap pour un gros d'esprit de vin qui est la dose.

Essence d'écorce d'orange.

83. Prenez écorce jaune fraîche d'orange

une demi-livre, huile de tartre par défaillance deux onces, esprit de vin d'écorce d'orange une livre & demi, faites macerer pendant deux jours, passez & filtrez, la dose est depuis un gros jusqu'à deux.

Essence d'écorce d'orange avec du vin de malvoisie.

84. Prenez vin de malvoisie une livre & demi, écorce jaune d'orange seche trois onces, faites macerer pendant deux jours.

Essence de semence de santoline.

85. Prenez sommités de semence de santoline une demi-once, fleurs de tanaisie deux poignées, rhubarbe choisie une once, vin de hongrie deux livres, macerez le tout pendant trois jours, passez, la dose est depuis un gros jusqu'à deux.

Essence febrifuge.

86. Prenez écorce de quinquina quatre onces, écorce d'oranges, macis de chacun deux gros, racines de gentiane une once, sommités de petite centaurée une demi once; esprit de vin tartarisé seize onces, teinture d'antimoine préparée par le sel alkali six onces, mêlez.

CHAPITRE XIV.

EXTRAITS.

Extrait de saturne.

87. Prenez de la litharge trois livres, bon vinaigre six livres, faites bouillir pendant une heure en mouillant bien avec un spatule de bois, passez la liqueur & gardez-la pour l'usage.

Extrait camphré d'opium ou sédatif.

88. Prenez opium desseché & pulvérisé deux onces, castoreum une demi-once, safran deux gros, sel de tartre six onces, esprit de vin six livres, tirez par le moyen de différentes infusions d'esprit de vin une essence qui après être filtré soit reduite à une consistance de miel, ajoutez ensuite à une douce chaleur un demi-gros de camphre & un scrupule de succin blanc, elle s'épaissira insensiblement à la chaleur du fourneau.

CHAPITRE XV.

FOMENTATIONS.

Fomentation contre la paralysie.

89. Prenez une livre de bayes de genièvre les plus nouvelles & encore vertes, autant de vers de terre noyés dans l'eau de beurre, autant d'eau-de-vie, infusez le tout pendant vingt-quatre heures dans un pot neuf, pressez ensuite & en tirez le suc, dont vous frotterez les parties paralytiques.

Fomentation dans la pleurésie.

90. Prenez des sommités de mélilot, de pariétaire deux poignées de chacune, des feuilles de bétoine une poignée, de guimauve une poignée & demi, des fleurs de camomille demi-poignée; faites bouillir le tout dans une quantité suffisante d'eau pour en faire de fréquentes fomentations sur le côté.

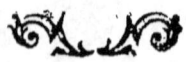

CHAPITRE XVI.

Fumigations.

Fumigation contre la vomique des poulmons & leur ulcération.

91. Prenez encens, Styrax, benjoin, succin à volonté; après les avoir jetté sur la braise, faites-les évaporer, de façon que le malade puisse respirer la fumée par le moyen d'un tube dans la trachée artere & les poulmons.

Fumée contre le crachement de sang.

92. Prenez du baume de tolu, respirez-en la fumée en guise de tabac par le moyen d'un tube commode.

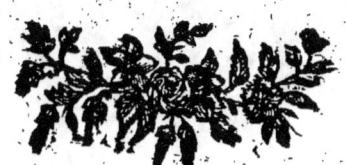

CHAPITRE XVII.
GARGARISMES.

Gargarisme contre les chancres de la bouche.

93. Prenez feuilles d'aigremoine, de ronce de chacune une poignée, faites cuire dans une suffisante quantité d'eau de fontaine pendant un quart-d'heure, dans une livre de la décoction, ajoutez un gros de cryftal minéral, une once de syrop de meures & une demi-once de miel rosat.

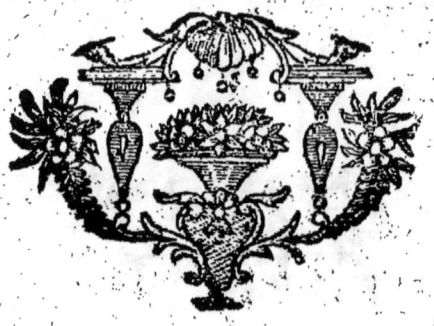

CHAPITRE XVIII.

HUILES.

Contre-poison.

94. Prenez une livre de graines d'hyeble, faites-les sécher à l'air, faites-les ensuite tremper dans une pinte d'eau-de-vie sur les cendres chaudes, jusqu'à ce que la graine ait bue toute la liqueur, alors mettez le marc dans un linge épais bien noué & serré, pressez le tout dans une presse & ramassez l'huile qui en sortira, que l'on gardera dans une bouteille; la dose est de dix ou douze gouttes dans une demi-cuillerée d'eau-de-vie contre toute sortes de poison.

Huile contre la brûlure.

95. Prenez feuilles de stramonium une livre, broyez les bien & ajoutez deux livres & demi d'huile, vous ferez cuire le tout jusqu'à ce que le suc soit évaporé; après l'avoir exprimé vous y ajouterez une demi-livre des mêmes feuilles fraîche, vous les laissez macérer pendant vingt-quatre jours, vous les cuirez jusqu'à consomption du suc & vous les exprimerez, cette huile

guérit subitement toutes les inflammations & les brûlures, soit qu'elles proviennent du feu, soit de l'eau chaude, du plomb fondu, &c.

Huile de viperes.

96. Prenez viperes vivantes bien grasses trois, vin d'Espagne deux onces, huile de mille-pertuis huit onces, faites cuire au bain-marie, dans un vaisseau qui ait une petite embouchure, jusqu'à consomption de l'humide, exprimez ; cette huile nettoie la peau, guérit la gale, la lépre, & enleve les nœuds qu'occasionne la goutte.

Huile bésoardique de Wadelius, excellent antispasmodique.

97. Prenez huile d'amandes douces une once, camphre deux scrupules, huile de citron, d'orange, d'angélique de chacune quinze gouttes, mêlez.

Huile contre la goutte.

98. Remplissez un vaisseau de terre vernissé de feuilles fraîches de sureau sans les replier, & en les comprimant souvent ; couvrez-le ensuite, & l'enfermez dans la terre pendant un an ; vous y trouverez une croûte sur la superficie, & dans le fond une huile

qu'il faut conserver précisément pour le besoin.

Huile de baume composé.

99. Prenez dix livres d'huile d'olive, que vous mettrez dans un grand pot de grès, qui n'en soit rempli qu'à la moitié; mettez dedans baume, & herbe au coq, sauge franche, sauge large, millepertuis, tabac en feuilles vertes, bugle, sanicle, bétoine, camomille, armoise & roses de Provins de chacun une poignée hachée & bien mondée, des tiges & des côtes dures; arrosez les de bon vinaigre auparavant de les mêler avec l'huile, puis y ajoutez un quarteron d'aristoloche concassée; laissez le vaisseau exposé au soleil depuis la fin de Juin jusques vers la mi-Août, prenant soin de remuer tous les jours les herbes; ensuite faites bouillir votre huile dans un chaudron pendant une heure ou environ, jusqu'à ce qu'elle soit bien verte & les herbes bien cuites, les remuant avec un bâton, de peur qu'elles ne brûlent. Passez le tout par un gros linge neuf, & pressez fortement pour tirer le suc des herbes, puis remettez votre huile dans un autre chaudron bien net; ajoutez-y environ un poisson de bon vin rouge, deux gros de mastic & autant d'oliban en poudre, & faites bouillir le tout pendant une demi-heure, remuant toujours avec un

bâton ; enfin, tirez votre huile & la mettez dans des cruches pour le besoin. Cette huile est excellente pour toutes sortes de plaies & de contusions.

Huile pour le tintement des oreilles.

100. Prenez semences de carvi & de coriandre de chacune deux gros, de coloquinte un gros, faites-les bouillir dans l'huile de rhue. Après une forte décoction, pressez-les & ajoutez à ce mélange une once d'eau de la Reine d'Hongrie ; distillez-en quelques gouttes dans l'oreille lorsqu'elle sera froide, & la bouchez avec du coton. On peut en frotter le nombril dans la colique.

Huile, ou Baume tranquille pour graisser les glandes de la gorge dans la squinancie.

101. Prenez égale quantité de feuilles de jusquiame, de langue de chien & de feuilles de nicotiane vertes de chacune une livre, faites-les bouillir dans trois pintes de vin jusqu'à la réduction du tiers environ, en pressant bien les herbes ; joignez à ce suc autant de bonne huile d'olive, faites bouillir le tout sur un feu doux, jusqu'à ce qu'il soit réduit à moitié, prenant garde que la poêle où on le fait ne se noircisse au fond & ne brûle l'huile. Versez ensuite votre huile doucement dans une terrine ; grattez ce que vous

pourrez de ce qui fera refté au fond de la poële, que vous mêlerez avec l'huile de la terrine, & la laifferez refroidir enfuite; vous verferez cette huile doucement & à clair dans des bouteilles, & de ce qui fera refté au fond de plus épais, on en fera une efpece d'emplâtre, avec parties égales de cire jaune, qu'on fera fondre fur le feu, en la mêlant exactement avec le marc de l'huile. On en formera enfuite une maffe d'emplâtre qui eft fort réfolutive.

Cette huile, outre qu'elle eft réfolutive & anodine, eft auffi vulnéraire & très-utile dans les plaies & les ulceres; elle convient auffi dans les rhumatifmes & les douleurs de la fciatique.

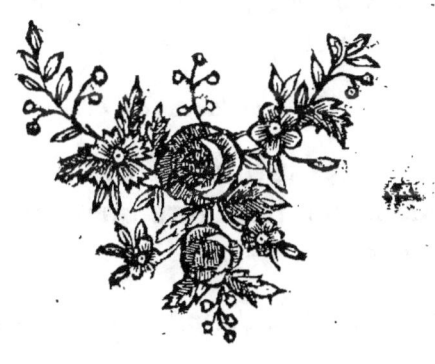

CHAPITRE XIX.
INFUSIONS.

Ame de rhubarbe.

102. Prenez rhubarbe pulvérisée une once, sel de tartre trois gros, eaux de chicorée, de canelle, de buglosse de chacune six onces, faites infuser le tout dans un lieu chaud pendant vingt-quatre heures, ensuite passez; la dose est depuis deux gros jusqu'à une demi-once pour les enfans. Ce remede est excellent dans les cas d'indigestion, de langueur d'estomach, de dévoyement, &c. Les enfans noués, les rachitiques en doivent prendre souvent.

Infusions contre les écrouelles.

104. Faites infuser à froid des feuilles de noyer dans une suffisante quantité d'eau pour boisson ordinaire.

Infusions pour la suppression des menstrues.

105. Prenez safran oriental depuis un demi scrupule jusqu'à un demi gros, mettez le dans quatre onces d'eau bouillante, infu

fez-le pendant une heure, ajoutez à la colature une suffisante quantité de suc d'orange amere pour une dose.

Infusion contre les affections calculeuses des reins.

106. Un long & fréquent usage d'infusion de mille-feuilles.

Laudanum liquide de Sydenham.

107. Prenez vin d'Espagne une livre, opium deux onces, safran une once, poudre de cannelle, de cloux de gérofle de chacune un gros, infusez-le tout au bain-marie pendant deux ou trois jours, jusqu'à ce que la liqueur ait acquis une consistence, conservez la colature pour l'usage.

Infusions contre la suppression des menstrues.

108. Prenez une bigarade, coupez-la de travers, saupoudrez-la de safran pulvérisé, liez ensuite les deux moitiés & faites les cuire sous la cendre, mettez cette orange infuser pendant la nuit dans un demi-septier de vin blanc, passez-la & pressez l'orange ; prescrivez en deux heures de suite dans la suppression menstruelle.

Infusion contre la fiévre.

109. Prenez une poignée de racine de ver-

veine, faites-la infuser pendant vingt-quatre heures dans un demi septier de vin blanc, donnez cette infusion avant le frisson ou au commencement de l'accès de la fièvre, la sueur en sera plus abondante & la guérison plus prompte.

Préservatif contre la goutte.

110. Faites infuser sur les cendres chaudes pendant trois jours dans six pintes de vin blanc, six onces de racine de patience de marais, trois onces de celles de gentiane, autant de réglisse, de cannelle, & de macis, & deux onces de safran; bouchez le pot & exposez-le à une chaleur si modérée que le vin ne puisse bouillir, passez cette infusion par la chausse, ajoutez-y un demi septier de bon esprit de vin, & buvez en pendant quinze jours deux ou trois onces par jour. Muntingius, dont le remede est tiré, joint aux drogues énoncées ci-dessus, trois jaunes d'œufs, trois onces de poivre noir & une pinte de vinaigre de sureau.

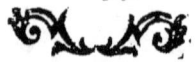

CHAPITRE XX.

JULEPS.

Julep contre les suppressions des menstrues.

111. Prenez safran oriental, depuis un scrupule jusqu'à un demi-gros, versez dessus quatre livres d'eau chaude ; infusez ensuite pendant une heure, vous ajouterez à la colature le suc d'une orange pour une dose.

Julep contre la jauniffe.

112. Prenez de l'eau destillée de rhuë six onces, du sel polycheste un gros, du tartre vitriolé un demi-gros, du vitriol martial douze grains, du syrop des cinq racines apéritives une demi-once, la dose est d'une once à prendre tous les trois heures dans la jaunisse des enfans.

Julep cardiaque.

113. Prenez eau d'écorce d'orange & de cannelle distillée avec du suc de cerise, de fraise & de framboises suffisante quantité.

JUL

Julep antihysterique.

114. Prenez suc de limons récemment exprimé une demi once, opium pur deux grains, après avoir broyé dans un mortier de verre ajoutez de l'eau distillée de cannelle six gros, de l'eau distillée d'écorce de citron une once & demi, de l'eau distillée de mélisse deux onces, syrop de violettes six gros, teinture de succin deux gros, mêlez *ad vitrum*, la dose est d'une demi-once chaque quart-d'heure jusqu'à ce que les paroxismes cessent.

CHAPITRE XXI.

LAVEMENS.

Lavemens contre la colique ventueuse.

115. Prenez du vin de canarie, de l'huile de lin de chacun six onces, de l'huile de succin un demi-gros, du laudanum liquide quarante gouttes, faites tiédir le tout pour un lavement. Il est très-bon dans les grandes douleurs des intestins, dans les astrictions du ventre opiniâtre & dans la colique venteuse. Il est cependant contraire aux personnes attaquées d'affections hystériques, à moins qu'il ni ait grande constipation, que la maladie ne soit légère & dans son premier principe.

Lavement pour provoquer les menstrues & calmer les accès de vapeurs hystériques.

116. Allumez un morceau de camphre à une bougie & l'éteignez à huit ou dix reprises dans une décoction hystérique, ou dans de l'eau simple. C'est un excellent lavement.

CHAPITRE XXII.

LINIMENS.

Liniment contre les rhumatismes.

117. Prenez savon d'alicant une once, opium choisi deux gros, esprit de vin rectifié neuf onces, safran oriental un demi-gros, faites digérer le tout pendant huit jours, ajoutez à la colature trois gros de camphre, vous le ferez chauffer avant de vous en servir.

Liniment contre les hémorrhoïdes.

118. Prenez vinaigre de litharge une once, sucre de saturne un demi gros, suc de jombarbe une demi once, onguent *nutritum*, une once & demi, faites un liniment.

Liniment contre la sciatique.

119. Prenez un gros morceau de racine de coulevrée, creusez-la & la remplissez de colaphane pulvérisée, recouvrez-la du morceau que vous aurez ôté, & la pendez au soleil, recevez dessous dans un vaisseau de terre la liqueur qui en découlera, pour en graisser chaudement la partie souffrante.

LIN

Liniment contre le scorbut.

120. Prenez de la poudre des feuilles de passerose demi-once, de l'alun en poudre demi-gros; faites-en un liniment avec suffisante quantité de miel rosat, dont il faut frotter tous les matins les gencives.

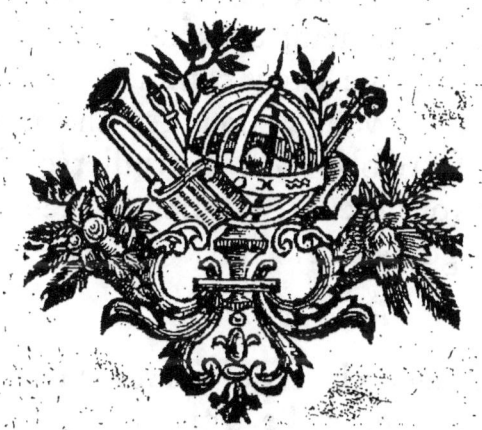

CHAPITRE XXIII.

MANGER.

Blanc manger de fuller.

121. Prenez du lait quatre livres, de la poitrine d'un chapon cuit, des amendes douces pelées de chacune deux onces, pilez le tout & l'exprimez fortement, faites ensuite bouillir en y ajoutant trois onces de farine de ris, & lorsque le tout commencera à monter à feu lent, vous y ajouterez encore huit onces de sucre blanc, & dix cuillerées d'eau de roses, vous presserez le manger dans l'hétisie & la gonorrhée.

Pain de viperes.

122. Prenez chair de viperes pulvérisées une once, salsepareille trois onces, farines de froment une livre, un blanc d'œuf avec de la levure de bièrre & du lait S. Q. faites quatre pains à cuire au four pour la cachexie, le scorbut, la maladie vénérienne, la lépre, &c.

CHAPITRE XXIV.

MIXTIONS.

Mixtion camphrée.

123. Prenez camphre un demi-gros, sucre blanc pulvérisé, gomme arabique de chacun un gros, mêlez le tout dans un mortier de verre, ajoutez une demi-once de vinaigre chaud, six onces d'eau de fleur de sureau, syrop de coquelicot une once, on peut encore y ajouter trente gouttes de laudanum liquide de Sydenham, la dose est d'une cuillerée à prendre souvent, contre l'épilepsie, les spasmes, la danse de saintwit.

Liqueur contre la gangrene provenant de cause interne.

124. Prenez huile de cloux de gérofle un gros, esprit de vin rectifié une once, appliquez avec une compresse imbibée.

Mixtion pour les maladies des enfans.

125. Prenez des yeux d'écrevisse trois gros, corail rouge deux gros, perles un gros, laudanum purgatif un grain & demi, syrop

de kermes six gros, eau destillé d'écorce de citron, de mélisse, de marjolaine de chacune trois onces, mêlez, la dose est d'une demi-once, tous les quarts-d'heure, jusqu'à ce que la douleur cesse.

Mixtion contre l'hydropisie.

126. Prenez eau destillée de génievre une livre, rob de geniévre deux onces, teinture de myrrhe une once & demi, mêlez la dose en un verre matin & soir.

Mixtion simple.

127. Prenez esprit de thériaque camphrée dix onces, esprit de vitriol deux onces, esprit de tartre rectifié six onces, digerez dans une phiole clause hermetiquement pendant trois semaines, pour être unies plus exactement, cette mixtion excite la sueur, resiste à la pourriture, elle convient dans les fiévres malignes, la dose est d'un gros plus ou moins.

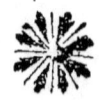

CHAPITRE

CHAPITRE XXV.
NOUETS.

Nouet hystériques.

128. Prenez castoreum pulvérisé un demi-gros, assa fætida un scrupule, huile de succin un demi-scrupule, faites du tout un nouet, que vous approcherez des narines au moment du paroxime.

Z

CHAPITRE XXVI.
ONGUENS.

Onguent contre les durillons du sein.

129. Tirez une chopine de jus des feuilles vertes de Tabac, mêlez-la avec autant d'huile d'olive, ajoutez-y un quarteron de térébenthine, mettez le tout dans une bouteille pour le laisser coaguler dans une cave, où vous le laisserez pendant quinze jours, il se fera une espece d'onguent, on s'en sert avec une plume, ensuite on en imbibe des compresses pour en couvrir la glande.

Onguent contre les ulceres.

130. Prenez litharge quatre onces, céruse une demi-once, tuthie quatre onces, mercure sublimé doux, antimoine crud de chacun trois gros, plomb brûlé & lavé une demi once, cinnabre une once, cire trois onces, huile rosat neuf onces, faites un onguent suivant l'art.

Onguent ophtalmique.

131. Prenez tuthie préparée une demi-once, pierre hematite un demi-scrupule, aloës succotrin six grains, matrice de perles deux grains, graisse de viperes S. Q. faites selon l'art un onguent mou, on s'en sert pour les dartres & ulceres des paupieres, en frottant les bords légérement & en mettant un petit morceau dans le grand angle de l'œil en se couchant le soir pour dormir.

Autre.

132. Prenez beurre de mai quatre onces, cire blanche une once, fondez & lavez souvent avec de l'eau de rose, ensuite après avoir écoulée l'eau, ajoutez une demi-once de tuthie préparée, deux scrupules de camphre, mêlez pour un onguent.

Onguent pour la brûlure.

133. Prenez écorce moyenne de sureau, de tilleul de chacun une once & demi, suc de plantain recent deux onces, grande jombarbe une once, huile exprimée de lin six onces, moëlle de cerf une once, faites bouillir le tout à part, jusqu'à l'évaporation de l'humide, après avoir passé l'huile, mêlez exactement dans un mortier de plomb de la céruse une once, du sucre deux onces, de

l'huile d'œuf frais une demi-once, faites un onguent selon l'art.

Autre.

154. Prenez céruse une livre, & camphre deux onces dissous dans de l'huile de mille-pertuis.

Onguent contre la galle.

135. Prenez onguent rosat trois onces & demi, mercure précipité blanc une demi-once, mêlez, un gros suffit pour chaque fois.

Onguent pour les gersures des levres de la bouche.

136. Prenez suc de petits raisins noirs, eau de roses, beurre récent de chacun seize onces, cire blanche odorante quatre onces, faites cuire à un feu lent dans un vase, vous remuerez le tout avec une cuilliere, tandis qu'il y aura de l'écume, vous verserez le tout étant refroidi, vous ferez de nouveau fondre à un feu lent les onguents après en avoir séparé l'ordure, & vous le verserez dans des patines ou des vases de porcelaine que vous aurez humecté auparavant d'eau de rose, quand il sera refroidi, vous le mettrez entre des cartes dans un lieu froid.

Onguent souverain pour touts sores de playes de M. Maigeret D'etigny Intendant de Pau, ou onguent de litharge d'or.

137. Prenez litharge d'or bien pilée & tamisée, mettez-la dans une terrine neuve vermissée avec vingt-huit onces d'huile d'olive bien grasse & trente-six onces de meilleur vinaigre; on mêle bien le tout ensemble avec un spatule de bois, en jettant d'abord deux cuillerées d'huile d'olive, que l'on remue jusqu'à ce qu'elle soit bien mêlée avec l'or, ensuite deux cuillerées de vinaigre que l'on remue de même en tournant jusqu'à siccité, on continue avec d'autres cuillerées d'huile d'olive, auxquelles on fait succéder du vinaigre, jusqu'à ce que le tout soit bien mêlé, il faut trois heures pour le mélange.

Onguent pour les yeux.

138. Prenez de la tuthie préparée, du nihilum blanc de chacun une once, du corail rouge préparé, de la matrice de perles de chacune une demi-once, de camphre un gros, de la graisse de porc mondé une livre, mêlez le tout pour un onguent contre l'optalmie.

Onguent pour la brûlure.

139. Prenez de l'huile de lin une demi-

livre, de la cire jaune deux onces, faites fondre la cire dans l'huile à un feu modéré, ajoutez ensuite du vinaigre de litharge deux onces; agitez le tout & joignez-y un gros de camphre.

Onguent dessicatif contre les cancers, & les ulceres de la matrice, les ulceres recuits & invétérés & contre la galle humide.

140. Prenez huile d'olive douze onces, alun de roche pulvérisé trois onces, précipité blanc ou mercure doux trois gros, mêlez le tout dans une bouteille de verre en l'agitant souvent, servez-vous-en pour l'usage avant que d'employer le baume pour les cancers & ulceres de la matrice, on fera des injections vulnéraires à la maniere accoutumée, ensuite on y portera un plumaceau qui soit imbibé de ce baume, on réiterera les pansemens matin & soir en continuant aussi long-tems qu'il est nécessaire, sans que cela empêche les remédes internes. Pour les autres ulceres, il faut d'abord les laver avec du vin chaud, ensuite y étendre du baume avec la barbe d'une plume ou avec un pinceau.

Onguent de la Comtesse.

141. Prenez écorce de glands, de chataigne, de jeune chêne, bayes de mirthe, de noix de galles, des graines de raisins, des

calyces de glands, des sorbes desséchées avant leur maturité, des feuilles de plantin, de chêne, de queue de chat, de prunier sauvage, des racines de tormentille de chacun une once & demi, concassez le tout & faites cuire dans de l'eau de fontaine & du vin rouge de chacun une livre jusqu'à la consomption de moitié, faites ensuite de nouveau cuire la colature, avec une livre & demi d'huile de myrtille, jusqu'à consomption de l'humide aqueux, ensuite dissolvez-y huit onces de cire neuve, & après avoir retiré le tout du feu, vous y ajouterez de l'huile de mastic une livre & demi, & vous répandrez par-dessus de la poudre suivante.

Prenez écorce de chêne une once, sang de dragon, noix muscade, galles, suc d'hypociste, bayes de myrtille, graines de raisins, sorbes avant leur maturité de chacun une once, trochiques de karabé deux onces, mêlez, faites un onguent selon l'art.

Cet onguent est propre pour empêcher l'avortement, pour le relâchement de la matrice, du ventre ou des reins, pour les hernies, la descente de l'anus ou de la matrice; on l'applique sur les lombes, le bas-ventre, les cuisses par le moyen d'un linge, ou on en frotte les parties.

Onguent contre les hémorrhoïdes.

142. Prenez liége brûlé un gros, camphre deux scrupules, opium six grains, onguent populeum une once & demi, faites selon l'art.

Onguent contre les écrouelles.

143. Prenez deux livres de poix noire qu'on fait fondre dans un plat neuf de terre vernissé, on y ajoute une pinte de bon vinaigre, on remue le tout ensemble jusqu'à ce qu'il soit bien mêlé, alors on y ajoute trois quarterons de farines fraîche de seigle, après avoir fait bouillir un quart-d'heure, on y met une livre de thérébentine épaisse de Vénise & on fait cuire le tout jusqu'à consistance d'onguent.

Remede contre les constipations opiniâtres.

144. Appliquez à la plante des pieds de la confection d'hamech mêlée avec l'onguent d'althéa.

Onguent contre la brûlure.

145. Prenez de la mauve, de l'écorce de tilleul & de celle de sureau, de l'huile de lin, & de la cire, mêlez le tout ensemble.

Onguent ophtalmique rouge.

146. Prenez précipité rouge, cinabre na-

tif, alun brûlé de chacun un demi-gros, tutie préparée, *nihilum* blanc, camphre de chacun deux gros, vitriol blanc, verd-de-gris, os de seche de chacun un scrupule, sucre candi blanc une demi-once, pulvérisez le tout & l'alliez avec de la graisse fraîche de chien, faites selon l'art un onguent.

Onguent contre la goutte.

147. Prenez deux livres de feuilles fraîches d'yéble, pilez-les & les faites bouillir dans une livre de beurre de mai, jusqu'à ce que l'herbe soit seche & gréssilée, passez-les avec expression, vous en ferez un onguent excellent pour la goutte.

Onguent pour la galle.

148. Faites bouillir dans une petite quantité d'eau & avec beaucoup de beurre, quatre onces de racines de patience sauvage, & autant de celle d'aunée coupée ; passez-les par un tamis, & mêlez une once & demi de fleurs de souffre avec six onces de la colature, pour un onguent dont on frotte le malade après l'avoir saigné & purgé une fois ou deux.

Onguent pour faire passer le lait aux femmes.

149. Prenez parties égales des feuilles d'ache & de celles de menthe ou baume, faites les bouillir dans du saindoux, passez-

les ensuite par un tamis, & saupoudrez la colature avec la poudre de semence d'âche, appliqué ce remede chaud sur les mammelles.

Onguent contre le charbon.

150. Prenez des sucs de grande consoude, de la scabieuse & du soucy sauvage une once de chacun, de la vieille thériaque quatre scrupules, un gros de sel avec deux jaunes d'œufs, mêlez le tout ensemble & en faites une espece d'onguent, que vous appliquerez sur le charbon après l'avoir scarifié, la chair tombée, achevez la guérison avec le même onguent ou celui d'ache.

Onguent pour les fleurs blanches & les suffocations de matrice.

151. Pilez autant que vous voudrez de toute-bonne ou orvale, avec suffisante quantité de beurre frais, environ demi-livre de beurre par livre d'herbe ; laissez pourrir le mélange, puis le faites bouillir & le passez par un linge, graissez-en le bas-ventre à la malade, & faites-lui aussi user intérieurement de l'o vale en tisanne ; si c'est pour des suffocations de matrice, ajoutez-y du tacamahaca.

Onguent pour les ulceres occasionnés par la brûlure.

152. Prenez des feuilles de lierre, des

sommités de sauge franche, de chacune deux poignées, de l'écorce moyenne de sureau une poignée, de la fiente de pigeon une demi-poignée, coupez le tout & le faites frire avec du vieux beurre, passez-le ensuite tout chaud en le pressant fortement, appliquez cet onguent froid sur l'ulcere que la brûlure a causé, & couvrez-le avec le papier brouillard, ou le papier gris.

Onguent contre la teigne.

153. Prenez de l'huile de noix une demi-livre, vieux beurre quatre onces, souffre vif ou en pierre une once, racine de pyréthre deux gros, poivre trois gros, sel-gemme demi-once; le tout grossierement pilés, faites-le bouillir pendant un quart d'heure dans l'huile & le beurre fondu; passez le tout à travers un linge, & dans la colature, faites dissoudre deux onces de suie la plus pure, frottez-en la tête du malade de deux jours l'un & couvrez-la ensuite pour faire pénétrer l'onguent par la chaleur.

Onguent contre les écrouelles.

154. Prenez panne de porc une livre, fondez la sur un feu modéré, ajoutez-y ensuite parties égales de feuilles de scrophulaire, de langue de chien, d'ortie morte & de digitale hachées; laissez-les cuire doucement

jufqu'à ce que l'onguent foit d'un beau vert foncé, alors paffez & y mêlez moitié pefant cire & réfine, avec deux onces de térébenthine & une once de vert-de-gris; remuez le tout & lui donnez confiftance d'onguent un peu folide.

Onguent contre la galle, les hémorrhoïdes, la goutte & les dartres vives.

155. Tirez dans le mois de mai, le fuc de toute la plante de fcrophulaire, confervez-le pendant une année dans un vaiffeau bien bouché, & le mêlez enfuite avec partie égales d'huile & de cire neuve, ou

prenez en automne les racines de fcrophulaire, pilez-les avec du beurre frais & les mettez pendant quinze jours à la cave dans un pot de grès bien bouché, ou bien en digeftion au bain-marie dans une cucurbite de verre garnie de fon chapîteau, pendant trois jours feulement, paffez enfuite le tout par un linge, après l'avoir fait fondre.

CHAPITRE XXVII.

OPIATES.

Opiates pour les pertes.

156. Prenez du bol d'arménie, du sang de dragon, de la terre sigillée, du succin blanc préparé, de la terre de cachou, de l'alun de roche de chacun un gros, du syrop de karabé une quantité suffisante pour une opiate, dont la malade prendra un gros soir & matin.

Opiate contre les obstructions & les menaces d'hydropisie.

157. Prenez extrait de petite centaurée, de chardon bénit de chacun un gros, extrait d'aloës un gros & demi, myrrhe un scrupule, limaille de fer porphirisé deux gros, rhubarbe un gros & demi, sel de tartre un scrupule, calamus aromatique pulvérisé deux scrupules, mêlez, faites une opiate avec une suffisante quantité de syrop des cinq racines apéritives, dont le malade prendra un gros tous les matins.

Opiate contre les fleurs-blanches.

158. Prenez de l'écorce d'orange & de citron confit de chacune deux onces, cloux de girofle, cannelle pulvérisée, de chacune deux gros, noix muscade & confection d'hyacinthe de chacune un gros, thériaque trois onces, yeux d'écrevisses deux gros, rhubarbe pulvérisée trois gros; mêlez le tout avec une suffisante quantité de syrop de coing, pour faire une opiate à prendre tous les matins à la dose d'un gros, après avoir préalablement purgé le malade.

Opiate contre la cardialgie.

159. Prenez de la conserve de kinorrhodon & d'absynthe de chacune une once, de la noix muscade & de l'écorce de citron confit de chacune deux gros, des yeux d'écrevisse, du corail rouge & de la matrice de perles de chacun un gros, du safran oriental dix grains, avec une suffisante quantité de syrop de coings, pour une opiate dont on prendra un gros tous les jours matin & soir.

Opiate laxative.

160. Prenez pulpe de casse récente & manne de calabre de chacune deux onces, syrop de roses rouges dix gros, huile ré-

cente d'amandes douces deux onces, mêlez, faites un électuaire mou.

Opiate contre l'hydropisie.

161. Prenez de la magnésie blanche, de la gomme ammoniac pulvérisée, du savon d'alicant blanc, des cloportes préparées, de la terre foliée de tartre de chacun deux gros, faites du tout une poudre que vous mêlerez bien ; vous y ajouterez ensuite deux gros & demi de masse de pillules balsamiques d'Hoffman, de l'extrait d'énula campana deux gros, avec une suffisante quantité de syrop de nerprun ; faites une opiate dont la dose est de deux scrupules, à prendre deux fois par jour.

Opiate contre les écrouelles.

162. Prenez extrait de gayac, trochisques alhandal, aloës, benjoin, myrrhe, rhubarbe, racines de jalap, turbith gommeux, benoitte, calamus aromatique, polypode, écorce d'orange, de citron, magnésie blanche, éthiops antimonial, limaille de fer, avec une suffisante quantité de syrop de fleurs de genêt, faites un opiate.

Opiate contre les fiévres intermittentes.

163. Prenez du souffre vif une once, sel ammoniac deux onces, écorce du Pérou

choisie six onces, mêlez selon l'art, avec une suffisante quantité de syrop de nénuphar, dont la dose est depuis un demi gros jusqu'à un gros, à prendre tous les quarts d'heure.

Opiate contre la phthisie.

164. Prenez de l'extrait de lierre terrestre une demi-once, de la masse des pillules de morton deux gros, des fleurs de soufre, du blanc de baleine de chacun un gros & demi, du mercure doux sublimé six fois, des yeux d'écrevisse de chacun un gros, du baume de soufre, de la térébenthine suffisante quantité, faites une opiate suivant l'art, dont la dose est depuis un demi-scrupule jusqu'à un demi-gros.

Opiate apéritif contre l'hydropisie.

165. Prenez antimoine crud préparé, safran de mars apéritif de chacun deux gros, diagrede une once, mêlez exactement, faites une poudre à laquelle vous ajouterez une suffisante quantité de syrop des cinq racines apéritives, pour faire un opiate dont la dose est deux scrupules jusqu'à un gros.

Opiate astringente dans la gonorrhée.

166. Prenez térébenthine de Chio une demi-once, succin blanc pulvérisé, sang de dragon de chacun deux gros & demi, terre

de

de cathechu, fafran de mars aftringent de chacun deux gros, baume de Canada fuffifante quantité pour un opiate dont la dofe eft d'un gros.

Opiate contre la fuppreſſion des menſtrues.

167. Prenez myrrhe pulvérifée, gomme ammoniac, terre foliée de tartre de chacune un gros & demi, magnefie blanche, fleurs de dictamne de crete deux gros, fafran oriental, cinnabre natif de chacun un gros, favon d'alicante blanc, maffe de pilules balfamiques d'Hoffman de chacun deux gros & demi, mêlez exactement dans un mortier de marbre, en ajoutant une fuffifante quantité de fyrop de fleurs d'orange, pour un opiate dont la dofe eft d'un gros à prendre deux fois par jour.

Autre.

168. Prenez limaille de fer deux onces, rhue & anis en poudre de chacun une demi-once, miel ce qu'il en faut pour former un opiate dont la dofe eft d'un gros.

Opiate antiaſthmathique.

169. Prenez fel de lait, poudre diatragente de chacun demi-once, fleurs de foufre de la fontaine d'Aix-la-Chapelle deux gros, maffe de pilules de morton un gros & demi,

A a

masse de pilules de styrax deux scrupules, de la conserve de lierre terrestre une once, avec une suffisante quantité de syrop magistral de tolu, faites un opiate.

Autre.

170. Prenez deux onces de manne en sorte, une once de fleurs de soufre, un gros d'hypecacuana en poudre, mêlez le tout ensemble avec une suffisante quantité de miel de Narbonne : la dose est d'un gros tous les matins.

Opiate céphalique dans les vertiges, l'épilepsie, & pour prévenir l'apoplexie des personnes qui en ont des attaques, & sont menacées d'y retomber.

171. Prenez de la poudre de semence de cumin une livre, du suc du pariétaire dépuré & épaissi en consistance d'extrait demi-livre, de la poudre de feuilles & fleurs seches de marjolaine six onces, du miel de Narbonne ou du miel blanc du meilleur, ce qu'il en faut pour faire l'opiate; la dose est d'un gros pour les adultes, & pour les enfans à proportion.

Ajoutez-y pour l'épilepsie la fiente de paon, avec la poudre de la racine de pivoine mâle, ou à son défaut de la femelle.

CHAPITRE XXVII.
PETIT-LAIT.

Petit-lait aluminé.

172. Prenez lait un peu cuit quatre livres, alun trois gros pour en faire un petit-lait; ajoutez quatre onces de sucre. Vous prescrirez trois fois au moins par jour une livre de cette boisson dans le diabetes.

Petit-lait hépatique.

173. Prenez feuilles de fumeterre, de chicorée, d'endive de chacune trois poignées, hépatique deux poignées, aigremoine, oseille, scolopendre, bourrache, buglose de chacune une poignée, semences de carvi un gros; après les avoir contuses, ajoutez-y trois livres de petit-lait, trois onces de sucre blanc, clarifiez selon l'art. La dose est d'une livre à prendre deux fois par jour.

Petit-lait scorbutique.

174. Prenez feuilles de chicorée, d'oseille de chacune douze poignées, du sapin six poignées, du cochléaria, du cresson aquatique de chacun quatre onces, de la semence de

coriandre une once; après les avoir contuses, ajoutez-y quatre onces de suc d'oranges, quatre livres de petit-lait, deux onces de sucre blanc; clarifiez selon l'art. La dose est d'une livre à prendre deux fois par jour.

Petit-lait antiscorbutique.

175. Prenez suc récent de tréfle aquatique, de cochléaria, de beccabunga, de cresson, de raifort sauvage, mêlez avec du petit-lait ou du lait de chevre.

CHAPITRE XXVIII.

Pierres.

Pierre divine, ou ophtalmique.

176. Prenez vitriol de cypres, nitre très-purifié, alun crud de chacun trois onces; après avoir broyé & pulvérifé le tout, faites-le fondre dans un vase de verre au bain de sable, ajoutez ensuite un gros & demi de camphre; après le mélange, vous ferez une masse dont vous vous servirez dans les collyres contre les maladies des yeux.

Pierre de contrayerva.

177. Prenez du magistere de corail & de corne de cerf, du succin de perles, des yeux d'écreviffes de chacun deux gros, de la racine de contrayerva une demi-once, des casques noirs d'écreviffes deux onces; après avoir tout préparé & mêlé, ajoutez de la gelée de viperes suffisante quantité, afin d'en faire des petites boules que vous couvrirez de feuilles d'or, & que vous ferez sécher selon l'art; la dose est depuis un demi-scru-

pule jusqu'à un demi-gros dans la peste, les petites véroles & la fiévre maligne.

Pierre de goa.

178. Prenez hyacinthe, topaze, saphir, rubis, perles de chacun une once, émeraude une demi-once, besoard oriental, corail rouge de chacun deux gros, musc, ambre gris de chacune demi-once, feuilles d'or quarante, faites une poudre subtile; après que vous l'aurez mis en pâte avec de l'eau de rose, vous en formerez des petites boules oblongues, à-peu-près semblables à des petits œufs, ensuite vous les ferez sécher dans un endroit sec, & vous les polirez : la dose est depuis un scrupule jusqu'à un demi-gros; elle a la même vertu que la pierre de contrayerva; elle est aussi un spécifique contre les spasmes & les crispations.

CHAPITRE XXIX.

Pilules.

Pilules purgatives dans les pâles couleurs.

179. Prenez extrait d'aloës douze grains, turbith vingt grains, mercure doux dix

grains, mêlez pour faire des pilules. La dose

Pilules balsamiques.

181. Prenez du baume de Canada quinze gouttes, de la gomme adragent & du beurre de Cacao de chacun huit gouttes, faites une pilule pour une dose.

Pilules contre la rage.

182. Prenez deux parties de lichen sur une partie de poivre, pour faire une masse de pilules.

Pilules contre les obstructions du mesentére, & la suppression menstruelle.

183. Prenez de l'aloës un gros, de la bulbe d'arum récente deux gros, de l'huile distillée de geniévre dix gouttes, du savon de Venise trois gros, de la térébenthine vingt-cinq grains, des trochisques de myrrhe deux gros, mêlez pour faire des pilules de trois grains; la dose est de trois pilules chaque trois heures.

Pilules contre la gonorrhée.

184. Prenez du baume du Pérou un demi-gros, du cachou pur un gros & demi, pareille quantité de mastic & de sarcocolle, rhubarbe un demi-gros, succin préparé un

A a iv

gros, térébenthine six grains, mêlez, faites selon l'art une masse de pilules, dont chacune de trois grains.

Autres.

185. Prenez bol d'Arménie, corail rouge, gomme de lentisque de chacun un gros & demi, os de séche deux gros, gomme de guayac trois gros, safran de mars astringent deux gros, térébenthine de Chio une demi-once, syrop de nénuphar suffisante quantité, faites une masse selon l'art, dont la dose est d'un demi gros à prendre deux fois par jour.

Autres pilules astringentes.

186. Prenez lézards verds deux gros, térébenthine de Chio une once & demie, suc épaissi de réglisse trois gros, extrait de gentiane un gros, magistere d'alun un scrupule, corne de cerf brûlée deux gros, corail rouge un gros & demi, faites une masse selon l'art, dont la dose est depuis un scrupule jusqu'à deux.

Pilules contre la gonorrhée.

187. Prenez gomme tragacanthi, essence de millepertuis de chacun deux gros, succin brûlé composé, trochisques de karabé de chacun quatre scrupules, baume du Pérou trois gros, mercure doux un gros, syrop de

PIL 377

nénuphar une suffisante quantité, faites une masse pour dix doses, dont chacune est de six pilules le matin & quatre le soir.

Pilules vermifuges pour les enfans.

188. Prenez aloës, extrait de rhubarbe, myrrhe, mercure doux de chacun un gros, assa fœtida trente grains, huile de tanaisie douze gouttes, faites une masse selon l'art. Chaque pilule sera d'un grain, dont la dose est depuis douze jusqu'à vingt-cinq, à prendre entre la nouvelle & la pleine lune.

Pilules contre vers pour les adultes.

189. Prenez mercure crud & éteint avec la térébenthine une once, aloës hépatique une demi-once, séné mondé pulvérisé, rhubarbe de chacun deux gros, coralline, semen contra de chacun un gros, faites une poudre que vous mêlerez exactement; ajoutez syrop de chicorée dix grains pour chaque pilule: la dose est de trois pilules pour les adultes, & d'une ou de deux pilules pour les enfans.

Pilules contre les vers & la teigne.

190. Prenez de l'aloës un demi-gros, assa fœtida un gros, camphre cinq grains, castoreum six grains, myrrhe un gros, succin préparé autant, vitriol martial un gros & demi, térébenthine six grains; mêlez, faites

des pilules de trois grains chacune : la dose est de trois pilules trois fois par jour.

Pilules angéliques.

191. Prenez sel mondé six onces, rhubarbe, myrrhe, agaric de chacun trois gros, benjoin un gros & demi, safran deux gros, fleurs de violettes, de bourrache de chacune une poignée, sucs dépurés de chicorée une livre & demie, sucs de fumeterre & de bourrache de chacun deux livres & demie, macérez le tout au bain-marie pendant quarante-huit heures, faites l'expression, ajoutez douze onces d'aloës, exhalez le tout en consistance de pilules, en ajoutant deux scrupules de baume du Pérou, vingt grains d'huile de muscade, deux gros de sel d'absynthe : la dose est d'un demi-gros.

Pilules antispasmodiques dans le vomissement & les vents.

192. Prenez du safran de mars apéritif, de la poudre du marquis de chacun trois grains, du cinnabre natif deux grains, du tartre vitriolé trois grains, de la masse de pilules de sthal deux grains, mêlez, faites deux pilules pour une dose.

Pilules antihistériques de Sydenham.

193. Prenez castoreum un gros, sel de

succin volatil un demi-gros, avec une suffisante quantité d'extrait de rhue, pour vingt-quatre pilules, dont la dose est de trois pilules matin & soir.

Pilules pour les maladies hystériques.

194. Prenez castoreum, quinquina, safran de mars apéritif de chacun trois grains, cinnabre natif deux grains, de la masse des pilules de cynoglosse deux grains, du baume de Pérou quantité suffisante pour quatre pilules à prendre dans une dose.

Autres.

195. Prenez écorce du Pérou pulvérisé, du safran de mars apéritif, du castoreum, de la poudre de guttete de chacun trois gros, du cinnabre natif un gros, de la masse des pilules de cynoglosse deux scrupules, du baume du Pérou quantité suffisante, faites une masse de pilules de deux grains : la dose est de cinq pilules.

Pilules antiasthmatiques.

196. Prenez gomme ammoniac deux gros, baume du Pérou un gros, safran un demi-gros, trochisques de myrrhe deux gros, mêlez, faites des pilules de quatre grains ; on en prendra trois fois par jour à jeun ; on boira par-dessus deux onces de la

mixture suivante. Prenez eau de fenouil deux onces, oximel scillitique un gros, syrop des cinq racines apéritives deux onces.

Pilules de tartre de Schroder.

197. Prenez aloës succotrin dissous dans du suc de fraises une once, gomme ammoniac en grains trois gros, vitriol de mars, extrait de safran de chacun un gros, terre foliée de tartre deux gros, extrait de gentiane un gros, teinture de tartre suffisante quantité; la dose est depuis vingt grains jusqu'à un demi-gros.

Pilules mercurielles.

198. Prenez rhubarbe choisie, trochisques alhandal de chacun un gros, agaric, scammonée de chacun un gros & demi, aloës autant, mercure éteint avec la rhubarbe une demi-once, avec une suffisante quantité de syrop de fleurs de pêcher, faites une masse de pilules, dont la dose est depuis un scrupule jusqu'à un gros & demi.

Pilules de Belost.

199. Prenez aloës succotrin, turbith minéral, diagrede de chacun un gros, mercure crud une once, syrop de fumeterre suffisante quantité, faites une masse dont la dose est d'un gros.

Les mêmes, suivant M. Malouin

200. Prenez une once de bonne scammonée choisie, deux gros de sucre qu'on broye ensemble dans un mortier de marbre ou de fer, en y laissant tomber goutte à goutte du vin pour dissoudre l'un & l'autre, ce qui demande beaucoup de tems pour en faire une espèce de savon, dans lequel on éteint une once de mercure purifié, qu'on y laisse tomber globule par globule, enfin on y mêle une once de jalap en poudre, y ajoutant du vin pour faire la masse; chaque once de ces pilules doit contenir vingt-quatre prises en six pilules, de sorte que chaque pilule est de quatre grains, & chaque prise de six pilules, qui contiennent sept grains de mercure.

Pilules de Sthal.

201. Prenez extrait d'aloës une demi-once, succin jaune pulvérisé deux gros, castoreum un gros & demi, laudanum solide trente grains, huile de tartre par défaillance deux gros, faites une masse pour vingt-quatre doses, dont chaque dose contiendra quatre pilules: on peut y ajouter encore un demi-gros d'extrait de safran oriental.

Pilules de Becler.

202. Prenez extrait d'aloës gommeux un demi-gros, extrait de myrrhe, gomme de geniévre, gomme de lierre de chacun un fcrupule, extrait de vrai rhubarbe vingt-quatre grains, extrait vineux d'abfynthe, extrait vineux de chardon bénit, extrait aqueux de cochléaria de chacun feize grains, extrait vineux de fumeterre, aqueux d'hellebore noir de chacun huit grains, du tartre foluble un fcrupule, mêlez, faites des pilules d'un grain: la dofe des pilules eft depuis dix grains jufqu'à quinze.

Pilules céphaliques.

203. Prenez extrait panchymagogue de crollius, maffe des pilules à alréphangines, de fuccin de craton, réfine de jalap, fcammonée de chacun deux gros, cinnabre natif un demi-gros, antimoine crud deux gros, huile de romarin, de lavande, de fuccin de chacun quatre gouttes, huile de cannelle, de cloux de gérofle de chacun deux grains, mêlez felon l'art, faites une maffe dont la dofe eft d'un fcrupule, ou prenez gomme ammoniac dépurée, fagapenum, myrrhe, aloës rofat, extrait d'hellebore noir, réfine de jalap, mercure doux, cinnabre natif de chacun un demi gros, poudre de caftorcum,

sel de succin de chacun quinze grains, mêlez, faites des pilules d'un scrupule; on en fait douze, dont six le soir, & six le lendemain matin.

Pilules contre les obstructions.

204. Prenez une masse de pilules purgatives d'Hoffman six gros, du borax pulvérisé subtilement, du savon de starkei de chacun un demi-gros, faites une masse de pilules de six grains chacune, dont la dose est de deux, ou prenez du savon de Venise trois gros, du borax quinze grains, de la gomme ammoniac, de l'opoponax de chacun un gros, de la térébenthine suffisante quantité, faites des pilules de trois grains chacune.

Pilules diurétiques.

206. Prenez poudre d'écailles calcinées deux gros, coquilles d'œufs calcinées un gros, semences de violettes, de nénuphar, de millium solis, de pavot blanc pulvérisé de chacune un demi-gros, baume de la mecque quantité suffisante, faites une masse de pilules, dont chacune de dix grains, à en prendre trois deux fois le jour.

Pilules contre la rage, de Nugent.

206. Prenez musc dix grains, cinnabre factice, & cinnabre d'antimoine de chacun

un demi-scrupule, opium, camphre deux grains pour une masse de pilules.

Pilules balsamiques & purgatives d'Hoffman.

207. Prenez extrait d'aloës rosat, extrait vineux de chardon bénit & d'absynthe de chacun un demi-gros, extrait spiritueux de rhubarbe, laudanum, bois d'aloës, résine, benjoin pulvérisé, myrrhe choisie, extrait vineux d'écorce de cascarille, baume du Pérou, nitre purifié de chacun un demi-gros, mêlez, faites une masse de pilules d'un grain chacun; la dose est de vingt.

Prenez masse de pilules d'Hoffman trois gros, savon tartarisé deux gros, safran de mars apéritif, extrait de propriété de chacun un gros, faites une masse dont chaque pilule sera de cinq grains.

Pilules antiasthmatiques pour la pituite.

208. Prenez gomme ammoniac, baume du Pérou, safran oriental, opoponax de chacun un demi-gros, faites des pilules de trois grains chacune.

Pilules de Morton.

209. Prenez cloportes préparées trois gros, gomme ammoniac dépurée un gros & demi, fleurs de benjoin deux scrupules, extrait de safran,

safran, baume du Pérou de chacun un demi-scrupule, baume de soufre suffisante quantité, faites des pilules de cinq grains que vous couvrirez d'une feuille d'or.

Pilules savoneuses diurétiques.

210. Prenez cloportes préparées deux gros, savon de Venise une demi-once, gomme ammoniac deux gros, baume de soufre, térébenthine quantité suffisante, faites de chaque gros dix pilules ; la dose est de six pilules à prendre deux fois par jour.

Pilules fondantes.

211. Prenez cascarille préparée, cloportes aussi préparées, éthiops minéral, gomme ammoniac de chacun trois gros, yeux d'écrevisses, antimoine diaphorétique de chacun un gros & demi, avec une suffisante quantité de baume de copahu, faites une masse de pilules ; chaque pilule est de six grains, la dose est de deux pilules à prendre deux fois par jour.

Pilules contre l'hydropisie de Bontius.

212. Prenez aloës deux gros & demi, gomme gutte pulvérisée & dissoute dans du vin de malvoisie un gros & demi, diagrede préparé de même un gros, gomme ammoniac un gros & demi, tartre vitriolé pareille

quantité, avec le syrop de roses solutif, faites une masse, chaque pilule sera d'un grain ; on en peut prendre depuis dix jusqu'à vingt.

Pilules contre les obstructions lymphatiques.

213. Prenez savon de Venise trois gros, extrait d'aloës deux gros, gomme ammoniac, opoponax de chacun un gros, baume du Pérou douze gouttes, teinture de castoreum un demi-gros, suc de réglisse épaissi un gros & demi, borax, nitre purifié de chacun un gros, térébenthine suffisante quantité, faites des pilules de cinq grains ; la dose est d'un scrupule.

Pilules contre les fleurs-blanches.

214. Prenez du succin quinze grains, corail rouge huit grains, camphre un gros, baume de copahu s. q.

Pilules dans l'hemopthisie, la dyssenterie.

215. Prenez succin dix grains, mastic quatre grains, pareille quantité de terre catéchu.

Pilules contre la toux.

216. Prenez succin préparé huit grains, blanc de baleine douze grains, safran oriental quatre grains, syrop d'althéa s. q. faites deux pilules.

PIL

Pilules contre les fleurs-blanches.

217. Prenez safran de mars astringent trois gros, succin, mastic de chacun un gros & demi, corail rouge préparé, pierre hématite, sang de dragon de chacun un gros, racines de tormentille deux gros, mêlez avec suffisante quantité de baume de copahu, faites une masse de pilules.

Pilules contre les pertes & les hémorrhoïdes.

218. Prenez succin préparé neuf grains, sang de dragon huit grains, pierre hématite six grains, alun un grain, syrop de grenat, s. q.

Pilules contre la gonorrhée.

219. Prenez baume de copahu, de tolu, succin, mastic, oliban, terre du Japon, terre sigillée, antimoine diaphorétique, corail rouge de chacun un gros, huile de sassafras dix gouttes, faites des pilules suivant l'art.

Pilules de styrax.

220. Prenez styrax calamite une demi-once, suc de réglisse préparé trois gros, oliban, benjoin, mastic, extrait d'opium de chacun deux gros, safran oriental trois scrupules, mêlez, faites une masse, dont la dose est depuis six grains jusqu'à douze.

Pilules de styrax, ou *laudanum pectoral de Schroder*.

221. Prenez styrax calamite deux gros, laudanum, oliban, myrrhe de chacun un gros, suc de réglisse un gros & demi, extrait d'opium préparé par du vinaigre distillé un gros, safran oriental quatre scrupules, syrop d'écorce de citron quantité suffisante, faites une masse ; la dose est de dix grains : ou prenez styrax calamite trois onces, fleurs de soufre une once, benjoin blanc deux gros, faites une masse ; la dose est depuis un scrupule jusqu'à un gros.

Pilules antihystériques.

222. Prenez assa fœtida, camphre, myrrhe de chacun deux gros, baume du Pérou & térébenthine de chacun un demi-gros, faites des pilules de trois grains.

Pilules scillitiques.

223. Prenez scille récente, gomme ammoniac, cloportes de chacun une demi-once, savon très-pur une once, baume de copahu un gros, mêlez, faites une masse selon l'art ; la dose est depuis dix grains jusqu'à un scrupule dans la jaunisse, l'hydropisie, la fiévre quarte.

CHAPITRE XXX.

POMMADES.

Pommade pour les taches du visage.

224. PRENEZ huile d'amandes douces une once, cire blanche une demi-once, exposez-les à un petit feu pour les faire fondre, en les remuant souvent; laissez-les ensuite refroidir, & mêlez-y dans un mortier de pierre du mercure précipité blanc, du magistere de marcassite de chacun un demi-scrupule, de l'eau de rose deux scrupules, de l'eau de fleurs-d'orange un demi-gros, mêlez, faites par l'agitation une pommade.

Pommade camphrée contre les rougeurs & pustules des yeux.

225. Prenez beurre frais lavé dans de l'eau d'euphraise une once & demie, tuthie préparée un gros & demi, camphre un gros, mêlez, faites une pommade.

Pommade contre les hémorrhoïdes.

226. Prenez racines de pissenlit pilées à

volonté, graisse de porc suffisante quantité, faites une pommade.

Pommade rouge pour les levres.

227. Prenez de l'huile d'amandes douces une once & deux gros, blanc de baleine une demi-once, cire blanche six gros, onguent pommade trois gros, huile de rhodes dix gouttes, huile de lavande huit gouttes, huile de jasmin un demi-gros, avec un scrupule de cinnabre natif, de l'iris de Florence un demi-gros, mêlez, faites une pommade.

CHAPITRE XXXI.
Potions.

Potions contre l'asthme, & les maladies des poumons.

228. Prenez de l'eau de véronique six onces, syrop d'érésymum une once, de la gomme ammoniac dissoute dans du vinaigre & pulvérisée demi-scrupule, faites une potion.

Lait ammoniacal contre la difficulté de respirer.

229. Prenez gomme ammoniac très-pure

trois gros, faites diſſoudre à froid dans un mortier de marbre, avec huit onces d'eau vulnéraire ſimple; la doſe eſt d'une cuillerée à prendre pluſieurs fois le jour.

Remede ſouverain pour prévenir & guérir les maladies propres aux enfans.

230. Prenez du ſavon de Veniſe deux gros, des perles préparées un gros, des yeux d'écreviſſe un gros & demi, du ſyrop d'althéa une demi-once, de l'eau diſtillée de menthe, de fenouil, d'écorce de citron de chacune trois onces; la doſe eſt de deux gros.

Potion dans les accouchemens laborieux.

231. Prenez ſemence de lavande demi-gros, ſemences de plantain & de chicorée de chacune deux ſcrupules, poivre un ſcrupule; le tout mis en poudre, délayez-le dans trois onces d'eau de chicorée, & autant de celle de chevrefeuille.

CHAPITRE XXXII.

Poudres.

Poudre fébrifuge à prendre dans le tems du flux menstruel, lorsque le quinquina ne convient pas.

232. Prenez des yeux d'écrevisses, de la crême de tartre, du tartre vitriolé, du sel de nitre dépuré de chacun un scrupule & cinq grains, mêlez, faites une poudre à diviser en neuf doses. Il en faut prendre une prise de quatre heures en quatre heures trois fois par jour.

Remede contre la maladie vénérienne, la gonorrhée, l'opacité de la cornée, la surdité, & l'ulcere invétérée.

233. Prenez mercure sublimé corrosif six ou sept grains, délayez-le dans une livre d'esprit de froment; on en donnera une cuillerée tous les matins au malade : remede dangereux.

Poudre contre la dyssenterie.

234. Prenez un gros de salicaire pulvérisé

le matin, & quatre scrupules le soir dans la dyssenterie.

Poudre contre la difficulté d'uriner, l'ardeur d'urine, la purulence de la vessie, les glaires.

235. Prenez un demi-gros d'uva ursi pulvérisé & délayé dans une liqueur appropriée.

Poudre préservative contre les maladies.

236. Prenez poudre de casque d'écrevisse, cinnabre natif, unicorne fossile, yeux d'écrevisses, bésoard minéral de chacun un gros, mêlez, faites une poudre dont la dose est de quinze grains.

Poudre préservative avant la petite vérole.

236. Prenez mercure doux de la seconde sublimation, camphre pulvérisé, aloës succotrin de chacun parties égales, mêlez exactement pour une poudre.

Poudre d'acier composé.

338. Prenez limaille de fer préparée deux onces, cannelle six gros, myrrhe une demi-once, racines d'aristoloche ronde, grande garence, pimprenelle de chacun deux gros, semences de livesche, d'opium, de seseli, de chacun un gros & demi, sommités de thym, de rhue, de matricaire, de calamus,

de montagne, d'armoise, de sabine, d'herbe au chat de chacun quatre gros, macis un gros, faites du tout une poudre dont la dose est depuis un demi-gros jusqu'à un gros.

Poudre contre la suppression des menstrues.

239. Prenez limaille de fer, sucre en poudre de chacun une once, anis en poudre une demi-once, mêlez ensemble, partagez en vingt-quatre doses, prenez-en trois fois par jour avant de manger.

Poudre contre le calcul.

240. Prenez fleurs de chardon bénit une once, racines & semences de persil de chacune trois gros, faites sécher séparément & pulvérisez, ensuite mêlez ; la dose est de deux scrupules dans du vin blanc.

Poudre contre l'hydropisie.

241. Prenez diagrede pulvérisé une once, antimoine de Hongrie, safran de mars apéritif de chacun deux gros, mêlez exactement pour une poudre que vous porphiriserez ; la dose est de deux scrupules chaque deux jours : que le malade s'abstienne de boire le jour qu'il a pris sa poudre.

Poudre contre la goutte de Tener.

242. Prenez turbich, hermodattes, séné,

scammonée, semences d'hieble de chacune parties égales, mêlez, faites une poudre dont la dose est depuis un scrupule jusqu'à un gros.

Poudre rouge épileptique.

243. Prenez racines de pivoine, de corail rouge préparé de chacune deux onces, unicorne marin, cinnabre natif, succin préparé de chacun une once, faites une poudre subtile dont la dose est depuis un demi-scrupule jusqu'à un demi-gros.

Poudre contre les spasmes, les vents, l'hypocondriacie & la passion hystérique.

244. Prenez yeux d'écrevisses, antimoine diaphorétique, nitre purifié de chacun un gros, camphre douze grains, huile de camomille six gouttes, mêlez, faites une poudre, dont la dose est d'un demi-gros.

Poudre épileptique noire de Vienne.

245. Prenez racines de pivoine dix gros, dictamne blanc, guy de chêne de chacun cinq gros, bois d'aloës, graines de pivoine de chacun trois gros, corail rouge préparé, unicorne marin de chacun deux gros, charbon de tilleul une once & demi, faites du tout une poudre subtile; ajoutez vingt feuilles d'or; la dose, dans les enfans, est depuis

cinq grains jusqu'à un demi-scrupule, &
dans les adultes, un demi-gros.

Poudre sudorifique pour une dose.

246. Prenez bésoard minéral douze grains,
camphre un grain, sel volatil, corne de cerf
quatre grains, nitre purifié autant, mêlez,
faites une poudre.

Poudre contre l'avortement.

247. Prenez cochenille pulvérisée, succin
blanc pulvérisé, écorce du Pérou, racines de
pivoine de chacun deux gros, guy de chêne,
terre de catéchu de chacun un gros, corail
rouge, grains de kermés de chacun un demi-
gros, sucre perlé vingt onces, mêlez, faites
une poudre à diviser en trente doses.

Poudre contre les sueurs immodérées.

248. Prenez sucre de lait une once, corne
de tartre, coquilles d'huître pulvérisées de
chacune une demi-once, nitre purifié, tartre
vitriolé de chacun trois gros, cinnabre natif
deux scrupules, sel sédatif d'Homberg un
gros, mêlez, faites une poudre selon l'art;
la dose est d'un gros à prendre trois fois le
jour : on boira par-dessus du petit-lait adouci
avec du sucre.

Poudre contre la suppression des menstrues.

249. Prenez trochisques de myrrhe, succin pulvérisé, fleurs de dictamne de crete pulvérisé, safran de mars apéritif, magnesie blanche, tartre vitriolé de chacun deux gros, cinnabre natif un gros, safran oriental deux scrupules, mêlez, faites une poudre selon l'art ; la dose est d'un demi-gros deux fois le jour : on boira par-dessus de l'infusion de mélisse.

Poudre pour les maladies des enfans.

250. Prenez huile distillée de camomille deux gouttes, sucre perlé un gros ; faites selon l'art un *oleosaccharum*, auquel vous ajouterez des perles occidentales, un demi-gros, de la matrice de perles un gros, du corail rouge un demi-gros, du laudanum très-pur un grain & demi, faites une poudre selon l'art à diviser en six doses à prendre chaque demi-heure, en buvant par-dessus une demi-once de vin de thym.

Poudre contre les fleurs-blanches.

251. Prenez fleurs de menthe, sommités d'ortie blanche desséchées, corail rouge préparé, semences d'agnus castus, succin de chacun un gros, faites une poudre dont la dose est d'un gros à prendre les matins pen-

dant quinze jours, en buvant par-dessus une légere infusion de feuilles de romarin.

Autre.

252. Prenez os de séche, corail blanc, matrice de perles de chacun deux gros, ivoire brûlé, terre sigillée, terre du Japon, semences de pavot blanc de chacun un gros, gomme arabique, mastic de chacun un demi-gros, succin jaune un gros, laudanum pur six grains, faites une poudre selon l'art.

Poudre contre les maladies de la peau.

253. Prenez antimoine diaphorétique, nitre purifié, tartre vitriolé, limaille d'acier de chacun deux gros, cinnabre un demi-gros, sel sédatif d'homberg un gros, sel de lait une once, faites une poudre selon l'art.

Poudre diurétique.

254. Prenez pierre d'écrevisse une demi-once, pierre de lynx, coquilles d'huître brûlées, semences de lycopode, arcanum daplicatum, nitre très-purifié de chacun un gros, huile de macis six gouttes, faites une poudre, dont la dose est d'une demi-once à prendre deux fois par semaine.

Poudre anti-dyssenterique.

255. Prenez du verre d'antimoine enpou-

dre une once, de la cire jaune un gros ; faites fondre la cire dans une cuillere de fer, ensuite ajoutez-y la poudre, tenez la cuillere sur un feu doux sans flamme l'espace d'une demi-heure, en remuant sans discontinuer avec une spatule de fer ; ôtez ensuite la matiere du feu, & versez-la sur un papier blanc, pulvérisez-la & la gardez pour l'usage : la dose est de six grains trois fois par jour de deux jours l'un.

Poudre contre les rhumatismes, le scorbut & la goutte.

256. Prenez vers de terre pulvérisés, yeux d'écrevisses de chacun une once, nitre pur deux gros, cinnabre natif un gros, faites une poudre, en buvant par-dessus du lait d'acier.

Poudre de cornachine.

258. Prenez diagrede sulphuré dix gros, antimoine diaphorétique six gros, crême de tartre deux onces & demi, faites une poudre ; la dose est depuis un demi-gros jusqu'à deux scrupules.

Poudre du Prince de la Mirandole.

259. Prenez feuilles seches de chamædrys, de chæmapytis, de petite centaurée, racines de grande centaurée, aristoloche ronde,

gentiane de chacune parties égales, mêlez diligemment, faites une poudre subtile à passer par le tamis: la dose est d'un gros dans du bouillon ou du vin, à prendre pendant un an de deux jours l'un, matin & soir, ou une fois par semaine, contre la goutte sciatique, le rhumatisme.

Poudre contre les gouettes, grosses gorges, tumeurs lymphatiques externes.

260. Prenez du plâtre blanc, reduisez-le en poudre fine & bien tamisée, qu'on applique chaudement sur la tumeur, & qu'on renouvellera tous les jours pendant un certain tems.

Ethiops antimonial.

261. Prenez antimoine crud très-pur & porphirisé deux onces, mercure revivifié de cinnabre une once, broyez beaucoup & long-tems dans un mortier de verre, jusqu'à ce qu'on ne voye plus de globules de mercure; vous conserverez cette poudre dans un verre: la dose est depuis un demi-scrupule jusqu'à un demi-gros. Il convient dans les tumeurs glanduleuses du cou, les vieux ulceres, les fistuleux, la gale seche, la fiévre quarte, les vers, &c.

Poudre

Poudre contre les taches des yeux.

262. Prenez os de seche, pierre ponce de chacun un gros, pompholix blanc un demi-gros, sucre candi deux gros, farine de féves un demi-gros, mêlez, faites une poudre fine, que vous soufflerez dans l'œil.

Cucupha, ou espece de bonnet piqué & rempli de poudres céphaliques.

263. Prenez racines d'iris de Florence deux gros, galanga un gros & demi, fleurs de lavande, de romarin de chacune une demi-once, fleurs & herbe de pouliot royal de montagne trois gros, fleurs de menthe, de marjolaine, de basilic de chacun un gros, storax, benjoin de chacun un gros quinze grains, nielle romaine, coriandre, fleurs de thym de chacune un demi-gros, ambre gris deux gros, mêlez pour une poudre grossiere; on en emploie une demi-once pour un cucupha.

Poudre caustique contre les écrouelles.

264. Prenez sublimé corrosif un gros, délayez-le dans une livre d'eau de plantain, imbibez de la charpie dans la dissolution, & appliquez sur l'ulcere.

Poudre de scille composée de sthal.

265. Prenez racines récentes de scille une livre, racines de dompte-venin pulvérisé quatre onces, broyez la scille dans un mortier de marbre avec un pilon de bois, ajoutez ensuite la poudre de dompte-venin, faites ensuite sécher le tout à une chaleur lente pour le pulvériser de nouveau ; la dose est de trois, quatre grains, au plus cinq dans l'asthme humide, le catarre suffocatif, l'édeme & la cachexie.

Poudre absorbante & précipitante.

266. Prenez poudre temperante de sthal trois gros, magnesie blanche une demi-once, succin blanc préparé, cloporte préparés, vers de terre de chacun un demi-gros, coquilles d'huître préparées avec jus de citron un gros, matrice de perles deux scrupules, sucre blanc une demi-once, mêlez, faites une poudre que vous diviserez en vingt-huit parties égales.

Poudre contre les maladies de la peau.

267. Prenez antimoine crud une once, éthiops minéral une demi-once, porphirisez le tout ; la dose est d'un scrupule à prendre trois fois par jour pour les adultes, & quinze

POU

grains pour les enfans, contre les obstructions, les rhumatismes & les écrouelles.

Poudre contre la cachexie.

268. Prenez safran de mars apéritif, magnesie blanche de chacun trois gros, magistere de corail, perles occidentales, écorce de cascarille pulvérisé, sel de quinquina de chacun un gros, sel sédatif d'homberg deux scrupules, faites une poudre, dont la dose est de dix grains à prendre deux ou trois fois le jour.

Poudre apéritive & corrective d'Helvetius.

269. Prenez safran de mars apéritif deux onces, éthiops minéral une demi-once, poudre de russelius trois gros, karabé, cinnabre natif, cloportes, fleurs de benjoin de chacun deux gros, nitre fixe, borax de chacun trois gros, cannelle, macis de chacun un gros & demi, fécules de bryonne, d'arum de chacune demi-once, faites du tout une poudre subtile ; vous y ajouterez de l'huile d'œillet, de fenouil de chacune quinze gouttes, conservez dans une bouteille de verre ; la dose est depuis dix-huit grains jusqu'à un demi gros.

Poudre tempérante contre l'acrimonie du sang.

270. Prenez poudre du marquis, yeux

d'écrevisses, antimoine diaphorétique, sucre de lait de chacun deux gros, nitre purifié un gros, extrait de safran quantité suffisante

Poudre contre la suffocation de matrice.

271. Prenez semences de fenouil demi-once, de panais deux gros, d'ammi & de seseli de chacun demi-gros, de carvi un gros & demi, racines & semence de pivoine un gros & demi, de liveche un gros, crâne humain préparé, cannelle, bayes de laurier, zédoaire de chacun quatre scrupules, feuilles de bétoine, racine de bistorte de chacune un gros, succin blanc préparé demi-gros, faites du tout une poudre, dont la dose est d'un demi-gros délayé dans l'eau de matricaire.

CHAPITRE XXXIII.
SELS.

Tartre d'épine-vinette.

272. Prenez deux livres de suc d'épine-vinette, deux onces de sucre de limon; faites évaporer doucement sur le feu, passez ce mélange, & le mettez crystalliser à la cave. Ces crystaux sont fort rafraîchissans, propres dans l'ardeur d'urine & les inflammations internes; la dose est d'un demi-gros ou d'un gros au plus.

CHAPITRE XXXIV.
SUPPOSITOIRES.

Suppositoire pour exciter les hémorrohoïdes.

273. Prenez alun un gros, miel épaissi par la cuisson trois gros, savon de Venise deux gros, mêlez, faites des suppositioires de six grains.

CHAPITRE XXXV.

Syrops.

Syrop fébrifuge

274. Prenez du quinquina une demi-once, de la rhubarbe un gros, du sel d'abſynthe un demi-gros, infuſez le tout au bain-marie pendant l'eſpace de ſix heures dans une ſuffiſante quantité d'eau de fontaine; ajoutez à la colature une ſ. q. de ſucre pour faire un ſyrop, dont la doſe eſt d'une cuillerée à prendre chaque trois heures.

Syrop antiaſthmatique.

275. Prenez feuilles de marrube, d'hyſſope, de pervenche, de lierre terreſtre de chacune une poignée, fleurs de ſoufre lavée deux onces, écorce de citron verd coupé, vin blanc trois pintes; faites cuire le tout pendant un demi-quart d'heure, retirez enſuite du feu, & infuſez à froid pendant l'eſpace de vingt-quatre heures, paſſez enſuite & ajoutez une livre & demi de ſucre, que vous ferez cuire en conſiſtance de ſyrop : la doſe eſt de deux cuillerées à prendre le matin

vers les neuf heures, & lorsqu'on va coucher.

Syrop vermifuge.

276. Prenez feuilles d'helleborastrum récent deux onces, semences de santoline une once & demie, racine de bryonne récente une demi-once, de la petite absynthe deux poignées ; faites cuire dans une suffisante quantité d'eau de fontaine pour une livre de colature, ajoutez une livre de sucre blanc, faites cuire selon l'art ; la dose est une cuillerée à prendre deux fois par jour.

Syrop contre l'hémophtisie.

277. Prenez sucs de lierre terrestre, de plantain, d'aigremoine, de grande joubarbe, de pourpier de chacun une demi-livre, suc rosat s. q. faites un syrop selon l'art ; la dose est de deux onces, avec six onces d'eau de lait, à prendre tous les matins, & pareille quantité le soir, en y ajoutant quatre onces de coquelicot.

Syrop d'aubepine.

278. Il faut éplucher la feuille d'aubepine, c'est-à-dire, en tirer toutes les feuilles blanches, & jetter le reste ; ensuite mettre une demi-livre de ces fleurs épluchées infuser au bain-marie dans deux pintes d'eau

pendant vingt-quatre heures ; en passer la fleur qu'on exprime le plus qu'il est possible, puis on remet dans la même eau une demi-livre de nouvelles fleurs épluchées ; on les laisse infuser, & on les passe de même ; l'on fait une troisieme infusion de la même façon. Après cette troisieme infusion, il faut avoir soin que la même quantité d'eau s'y trouve ; pour cela faire, il faut à chaque infusion remettre autant d'eau qu'il s'en est dissipé. Les infusions finies, on fait clarifier exactement du sucre, la dose est de neuf onces sur quatre pintes d'infusion ; ensuite on fait cuire le sucre au feu de sable, jusqu'à consistance de syrop : on en prend de quatre heures en quatre heures dans les quintes de toux, à la dose d'une cuillerée.

Syrop contre l'enrouement & l'extinction de voix.

279. Prenez orge mondé & raisins secs sans pepins de chacun un gros, réglisse deux gros, six figues, hyssope & capillaire de chacun demi-poignée, pignons blancs demi-once, un chou rouge haché menu ; faites bouillir le tout, & sur chaque livre de décoction, ajoutez une cuillerée ou deux de miel blanc, & suffisante quantité de sucre pour en faire un syrop clair.

Syrop contre l'asthme.

280. Prenez une pinte de suc de chou rouge clarifié avec le blanc d'œuf & les coquilles; ajoutez-y une livre de miel blanc ou de Narbonne, & l'ayant écumé, faites-y fondre quinze quarterons de sucre, & y mêlez trois gros de safran; faites cuire le tout en consistance de syrop, dont vous prescrirez une cuillerée matin & soir.

Syrop contre la toux opiniâtre, & le crachement de sang.

281. Prenez racines de grande consoude deux onces, de réglisse une once, feuilles & racines de pas-d'âne une poignée, pignon blanc une once & demie, vingt jujubes, deux gros de semence de mauve, autant de têtes de pavot; faites bouillir le tout dans une livre & demie d'eau; passez; ajoutez à la colature six onces de sucre, & autant de miel de Narbonne; faites cuire de nouveau jusqu'à consistance de syrop; la dose est d'une once.

Syrop pour tenir le ventre libre, purifier le sang, fortifier l'estomac, faciliter la digestion, dissiper certaine bouffissure qui menace d'hydropisie, pour préserver de la sciatique & du rhumatisme.

282. Prenez six livres de miel blanc, quatre livres de suc de mercuriale, une livre de suc de bourrache ; mêlez le tout dans une bassine sur le feu, & le passez par la chausse sans le faire bouillir ; ajoutez-y ensuite trois demi-septiers de vin blanc, dans lequel on aura fait infuser pendant vingt-quatre heures deux onces de racine de gentiane coupée menue ; mettez le mélange sur le feu, & remuez bien les sucs avec le vin & la gentiane ; passez ensuite sans faire bouillir, puis faites cuire ce que vous aurez passé en consistance de syrop, que vous garderez pour le besoin : la dose est d'une ou deux cuillerées à jeun, qu'on délaye dans un verre d'eau tiéde, & on ne mange que deux heures après.

Syrop de diacode.

283. Prenez deux livres de têtes de pavot blanc presque meures, & une livre de celles de pavot noir ; coupez-les par morceaux, & les mettez dans un vaisseau de terre vernissé ; versez dessus sept ou huit livres d'eau bouil-

lante, & après l'avoir bouché, laissez-le sur les cendres chaudes pendant vingt-quatre heures; faites bouillir ensuite pendant un quart-d'heure, passez & coulez la liqueur avec expression; ajoutez deux livres de sucre, que vous ferez cuire en consistance de syrop. La dose de ce syrop est depuis une demi-once, jusqu'à une once. On l'ordonne avec succès dans la toux violente & opiniâtre, dans les tranchées de la colique venteuse & néphrétique, sur-tout avec partie égale d'huile d'amandes douces, &c.

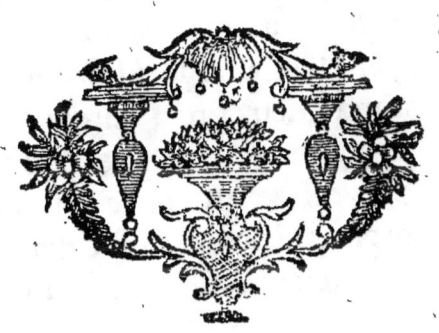

CHAPITRE XXXVI.

TABLETTES.

Rotule d'épine-vinette.

284. Prenez une livre de sucre très-blanc, faites cuire à un feu très-lent ; ajoutez deux onces de suc d'épine-vinette bien dépuré par subsidence ; faites ensuite réduire sans cuisson en consistance de tablettes ; faites des rotules selon l'art.

Tablettes martiales.

285. Prenez sucre très-blanc quatre onces, délayez dans une infusion de follicules de séné mondé deux gros, faites cuire en consistance de tablettes ; ajoutez ensuite de la cannelle pulvérisée une once, de la limaille d'acier porphirisé une once & demie ; faites cuire, & mêlez exactement à la consistance de tablettes du poids d'un gros.

CHAPITRE XXXVII.

TEINTURES.

Teinture de rhubarbe.

286. Prenez de la meilleure rhubarbe & de la réglisse de chacune deux onces, soixante grains de raisins de corinthe que vous ouvrirez, une once d'anis, six onces de sucre candi, deux livres d'esprit-de-vin, faites digérer le tout selon l'art pour une colature, la dose est de deux ou trois cuillerées le matin dans les douleurs d'estomach.

Teinture douce de fuller.

287. Prenez suc de réglisse d'Espagne bien concassée une once, cochenille deux scrupules, vin de Canarie deux livres, digérez ; la dose est d'une cuillerée, ou seul, ou mêlé dans un julep pectoral.

Teinture de succin.

288. Prenez succin blanc subtilement pulvérisé quatre onces, esprit-de-vin bien rectifié une livre ; digérez jusqu'à la solution du succin ; filtrez, & réduisez-le aux deux tiers

au bain-marie. Cette teinture est céphalique, hystérique, nervale & contre la colique : la dose est depuis un gros jusqu'à deux.

Teinture amere de Londres.

289. Prenez racines de gentiane deux onces, écorce jaune d'orange une once, petit cardamome une demi-once, esprit-de-vin une demi-livre ; digérez, & après une suffisante extraction, exprimez & filtrez : la dose est de quarante gouttes & plus.

Teinture stomachique.

290. Prenez racines de contrayerva contuses trois onces, racine d'aulnée contuse pareille quantité, esprit-de-vin rectifié neuf onces ; infusez le tout pendant trois jours dans un matras bien bouché, au bain de sable, en agitant de tems en tems la matiere ; filtrez la liqueur.

Teinture antiphthisique d'Ettmuller.

291. Prenez sucre de saturne, vitriol de mars de chacun une once, esprit-de-vin à volonté ; digérez suivant l'art & filtrez : la dose est de vingt gouttes dans de l'eau de plantain.

Teinture pour les rhumatismes, la sciatique, & toutes sortes de plaies.

192. Prenez des fleurs de millepertuis

épluchées, faites-les infuser dans une bouteille que vous remplirez de bon esprit-de-vin, & boucherez ensuite exactement; laissez-la au soleil un mois, jusqu'à ce que la teinture soit d'un beau rouge; passez-la ensuite, & faites-y fondre du camphre environ un gros sur demi-livre de cette teinture.

CHAPITRE XXXVIII.

Topiques.

Topique contre les vers des enfans.

293. Prenez une orange & l'ouvrez par-dessus, puis creusez-la pour y mettre deux onces trois gros de bonne thériaque; recouvrez-la & la mettez sur des cendres chaudes; quand elle y aura été assez long-tems pour être cuite, ouvrez l'orange par le milieu, & l'appliquez chaudement sur le nombril avec un linge par-dessus.

Topique pour arrêter le vomissement, fortifier l'estomach, & contre la colique venteuse.

294. Prenez muscade, girofle, cannelle & poivre de chacun deux gros; faites ensuite rôtir une croûte de pain de la longueur

& de la largeur de la main, trempez-la dans le vinaigre pour l'amollir, égouttez-la, & faupoudrez le côté de la mie de la poudre ci-deſſus, puis l'appliquez ſur la région de l'eſtomach, après l'avoir préſenté au feu ; couvrez le ventre d'un linge chaud, avec une bande qui tienne cette croûte en état.

CHAPITRE

CHAPITRE XXXIX.
VINAIGRES.

Vinaigre contre la peste.

295. PRENEZ racines d'angélique, de zédoaire de chacune une once, bayes de geniévre deux onces, rhuë trois poignées, du meilleur vinaigre trois livres; faites macérer le tout & le passez. Vous vous en servirez comme parfum, & vous vous en laverez la bouche en tems de peste.

Vinaigre contre les rousseurs du visage & les dartres.

296. Prenez un œuf frais avec sa coquille, faites-le dissoudre dans du vinaigre blanc, crevez-le ensuite pour le délier, & ajoutez un peu d'alun.

Vinaigre préservatif contre les maladies contagieuses.

297. Faites infuser des feuilles de rhue dans le plus fort vinaigre ; ajoutez y de la pimprenelle, de la bétoine, quelques gousses

d'ail, des noix, & des bayes de geniévre, avec fort peu de camphre ; la dose est d'une cuillerée.

CHAPITRE XL.

Vins.

Vin de viperes.

298. Prenez des viperes vives femelles, que vous aurez ramassé au printems six, du vin d'Espagne six livres ; macérez dans un vase bien bouché, sans chaleur pendant six mois, passez ensuite pour l'usage : la dose est de trois ou quatre onces à prendre deux fois par jour pendant long-tems, dans la lépre, la stérilité, la peste, &c.

Vin amer pour les maladies qui proviennent de la lâcheté des fibres.

299. Prenez écotce du perou pulvérisée dix gros, calamus aromatique un gros, cannelle autant, écorce extérieure d'orange deux gros, cochenille un demi-gros ; macérez pendant deux jours dans deux livres & demie de vin blanc, filtrez ensuite la li-

VIN

queur : la dose est de deux ou trois cuillerées avant le dîner & le souper.

Vin scillitique.

300. Prenez une once de feuilles rouges de scille bien séchées à l'ombre, bien choisies, coupées menu, que vous mettrez infuser dans une pinte de bon vin d'Espagne blanc, sur un feu de sable très-doux, ou au soleil, jusqu'à ce que le vin soit d'un beau rouge, ce qui arrive au bout de vingt-quatre heures au plus. La dose est d'une cuillerée à bouche soir & matin dans l'hydropisie, l'asthme humide ou humoral, & dans quelques especes de cachexie scorbutique.

Vin contre l'hydropisie.

301. Prenez cendre de genêt, de genièvre de chacune une once, vin de rhin trois livres, faites une lessive; ajoutez-y ensuite une once & demie d'iris vulgaire, de l'écorce intérieure de sureau & d'hieble de chacune une once, de l'écorce de dulcamara une demi-once, du méchoacam pareille quantité, de la rhubarbe deux gros, du séné une once, des graines de girofle six gros, de l'écorce de sassafras & de vinter de chacune quatre scrupules; infusez le tout tiédement pendant la nuit; ajoutez à la colature du sucre blanc quatre onces, des fleurs de roses trois poi-

gnées; laissez-les infuser, ensuite passez. La dose est de trois onces le matin.

Vin vermifuge.

302. Prenez safran, sel d'absynthe de chacun un gros, un limon coupé, vin de rhin une livre; infusez pendant vingt-quatre heures : la dose est d'une cuillerée à prendre deux fois par jour.

Vin contre l'hydropisie.

303. Prenez de l'écorce intérieure de sureau, racines de groseillier rouge de chacune une poignée; racines de jalap deux gros, sel de polycreste trois gros, iris commun une once; faites une infusion pendant vingt-quatre heures dans du vin blanc, ensuite filtrez : la dose est de quatre onces à prendre deux fois le jour.

Vin antiscorbutique.

304. Prenez racines de raifort sauvage deux onces, racines de bardane cinq onces, feuilles de cochléaria, de cresson de fontaine, de bécabunga, de fumeterre de chacune deux poignées. Après avoir coupé les racines & les herbes, mettez-les dans une cucurbite, en y ajoutant trois onces de sel ammoniac pulvérisé, & six onces de semences de moutarde; vous jettez par-dessus douze

pintes de bon vin rouge. Couvrez la cucurbite avec plusieurs papiers gris; placez-la sur un petit feu, & laissez-la reposer pendant douze heures, en remuant de tems-en-tems; ensuite passez le vin par expression; renfermez-le dans des bouteilles que vous boucherez bien; donnez-en deux verres par jour, un le matin, l'autre deux heures après le souper, lorsque le malade est couché. Le malade doit rester couché après la prise du matin, & prendre un bouillon deux heures après, avant de se lever.

On se purge tous les huit jours; la boisson sera de l'eau de squine; on y mêlera du vin au repas.

Vin catarral.

305. Prenez deux onces de racine de benoitte, autant de sassafras concassé ou coupé par morceaux, demi-once de feuilles de romarin; mettez-les dans un vaisseau de terre assez grand pour contenir une pinte de bon vin rouge, que vous verserez dessus; bouchez exactement le vaisseau, & le mettez au bain marie pendant huit jours; le pot refroidi, passez la liqueur & la gardez dans une bouteille. Le malade en prendra deux cuillerées, une heure avant le dîner, cinq heures après autant, & la même dose en se couchant.

VIN

Vin de Cornouilles.

306. Mettez dix livres de cornouilles dans cent livres de bon vin rosé, mêlées avec douze livres d'eau ferrée ; laissez fomenter le tout pendant quinze jours, après soutirez-le, & mettez-le dans des bouteilles pour vous en servir dans le dévoiement.

TABLE
DES MALADIES

Auxquelles les Formules contenues dans ce Volume conviennent.

A

Abscès, 72.
Anchylose, 72.
Accouchement difficile, 231.
Apoplexie, 2, 171.
Asthme, 169, 196, 208, 228, 229, 275, 280.
Avortement, 274.

B

Brulure, 95, 133, 139, 145.

C

Cachexie, 52.
Calcul, 118, 240.
Cancer, 115, 140, 180.

Dd iv

Cardialgie, 259.
Chaleurs du foie, 33.
Chancres, 93.
Charbon, 150.
Colique venteufe, 106, 294.
Conftipations, 144.
Crachement de fang, 92, 181.

D

Dartres, 155, 296.
Diarrhée, 9.
Difficulté d'uriner, 10.
Durillons de fein, 129.
Dyffenterie, 29, 215, 255.

E

Ecrouelles, 73, 116, 143, 154, 162, 264.
Effervefcence du fang, 10.
Epilepfie, 171, 243, 245.
Extinction de voix, 30, 279, 281.

F

Fiévres ardentes, 10.
Fiévres intermittentes, 55, 86, 121, 163, 232, 275.
Fleurs-blanches, 42, 141, 158, 214, 251.

TABLE.

G

Gale, 135, 140, 148, 155.
Gangrene, 124.
Gerſures de lévres, 136.
Gonorrhée, 166, 284, 187, 219, 233, 307.
Gouettre, 75, 250.
Goutte, 20, 22, 23, 98, 122, 147, 155, 242 & 256.

H

Hémophtiſie, 215, 277.
Hémorrhoïdes, 109, 142, 155, 218, 226, 273.
Hernies, 68, 79.
Hydropiſie, 126, 156, 161, 165, 212, 241, 257, 282, 301, 303.
Hypocondriacie, 66, 244.

J

Jaunisse, 6, 102.

L

Loupe, 75.

M

Maladies des enfans, 125, 230, 250.
Maladies de la peau, 267.

Maladies de l'uretre, 5.
Maladies du foie, 173.
Maladies vénériennes, 238.
Manie, 53, 81.
Maux de tête, 58.

O

Obstructions, 56, 156, 204, 213.
Obstructions du foie, 6.
Obstructions du mesentere, 183.
Ophtalmie, 32, 34, 35, 39, 131, 138, 146, 176, & 225.
Odontalgie, 78.

P

Paralysie, 89.
Pâles-couleurs, 179.
Passion histérique, 66, 105, 107, 128, 193, 194, 245 & 271.
Perles, 156, 218.
Petite vérole, 41, 237.
Phthisie, 24, 46, 164, 291.
Plaies, 137.
Pleurésie, 31, 90.
Poison, 94.

R

Rage, 21, 182, 206.
Rhumatismes, 3, 16, 17, 51, 108, 256, 282, 292.

S

Sciatique, 17, 23, 110, 280, 292.
Scorbut, 59, 111, 174, 175, 256, 304.
Spafme, 166, 244.
Squinancie, 101.
Suppreffion d'urine, 49.
Suppreffion des menftrues, 102, 107, 117, 120, 168, 183, 239 & 246.
Surdité, 15, 233.

T

Taches des yeux, 34, 35, 36, 37, 38, 224, 262.
Taches du vifage, 40.
Teigne, 153, 190.
Tintement d'oreille, 100.
Toux, 25, 216.
Tranchées des femmes, 18.
Tumeurs dures, 67, 260.
Tumeurs du fcrotum, 19.
Tumeurs fquirrheufes, 17.

V

Vapeurs, 44, 46
Vertiges, 170.
Vers, 57, 188, 189, 190, 276, 293 & 302.

Ulceres, 130, 140, 152, 233.
Ulcere des yeux, 46.
Vomique, 91.
Vomissement, 192, 294.

Fin de la Table des Formules.

TABLE GÉNÉRALE.

Préface.

Baumes
—anodin.
—apoplectique de M. Quesnay.
—de Geoffroy.
Bol purgatif.
Bougie d'Angleterre.
Bouillons
—de veau composé.
—de viperes.
Boules
—vulnéraire composée.
—de bésoard.
—odorantes.
Pommes d'ambre.

Cataplasmes.

Décoctions
—sudorifique.
Hydromel manné.
Stomachique.

Eaux
—ophtalmique saphirienne de M. Bagard.
—optalmique.
—végétale minérale.
—antihistérique.

—de mélisse composée.
—vulnéraire.
Électuaires
—fondant.
—stomachique.
—vermifuge.
—antiscorbutique de M. Malouin.
Elixirs
—stomachique.
—stomachique & carminatif.
—balsamique d'Hoffman.
—Pectoral d'Hoffman.
Quintessence de liquidambar.
Emplâtre
—d'opium.
Toile glanter.
Émulsion purgative.
Épithemes.
Essences
—purgative de citron.
—d'écorce d'orange,
——————————avec vin de malvoisie.
—de semences de santoline.
—fébrifuge.
Extraits
—de saturne.
—camphré d'opium, ou sédatif.

FOMENTATIONS.
Fumigations.

GARGARISMES.

HUILES
—de vipere.
—bésoardique de Wedelius

——de baume composé.
Contre-poison.
JULEPS
——cardiaque.
——antihistérique.

LAVEMENS.
Linimens.
Blanc manger de Fuller.
Pain de vipere.
Infusions.
Ame de rhubarbe.
Laudanum liquide de Sydenham.

MIXTIONS
——camphrée.
——simple.

NOUETS.

ONGUENT
——ophtalmique.
——de M. Migret d'Etigny.
——de la Comtesse.
——ophtalmique rouge.
Opiate
——laxative
Opiate antiastmatique.

PETIT-LAIT
——aluminé.
——hépatique.
——scorbutique.
——antiscorbutique.
Pierres
——divine ou ophtalmique.
——de contrayerva.

—de Goa.
Pilules
—balsamiques.
—astringentes.
—angéliques.
—antihystériques.
—antiasthmatiques.
—de tartre de Schroder.
—Mercurielles.
—de belost.
—de sthal.
—de Beccher.
—céphaliques.
—diurétiques.
—balsamiques & purgatives d'Hoffman.
—de Morton.
—savoneuses diurétiques.
—fondantes.
—de Bontius.
—de styrax,
————— ou laudanum pectoral de Schroder.
—antihystériques.
—scillitiques.
Pommades
—rouge pour les levres.
Lait ammoniacal.
Poudres.
Poudre fébrifuge.
Poudre d'acier composé.
Poudre rouge épileptique.
—épileptique noire de Vienne.
—sudorifique.
—diurétique.
—antidyssenterique.
—de cornachine.
—du prieur de la mirandole.
Ethiops antimonial. Cucupha.

TABLE GÉNÉRALE.

Cucupha.
Poudre de scille composée de stal.
—absorbante & précipitante.
—apéritive & corrective d'Helvetius.
—tempérante.

SELS.

Tartre d'épine-vinette.
Suppositoire.
Syrops
—fébrifuge.
—antiastmatique.
—vermifuge.
—d'aubepine.
—de diacode.

TABLETTES

—martiales.
Rotule d'épine-vinette.
Teintures
—de rhubarbe.
—douce de Fuller.
—de succin.
—amere de Londres.
—stomachique.
—antiphthisique d'Ettmuller.
Topiques.

VINAIGRES.

Vins.
Vin de vipere.
—scillitique.
—vermifuge.

E e

TABLE GÉNÉRALE.
—antiscorbutique.
—catharral.
—de cornouilles.

Fin de la Table générale.

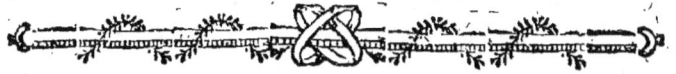

§ II.

PIECES

CONCERNANT L'INOCULATION

ADMISE EN LORRAINE.

LETTRE

De M. Alliot, Intendant de la Maison du Roi de Pologne, à M. Bagard, Président du Collége Royal des Médecins de Nancy.

A Lunéville, le 20 Mars 1755.

Le Roi entend de toutes parts des prodiges de l'inoculation de la petite vérole ; Sa Majesté souhaite savoir ce qu'en pense le Collége Royal de Médecine, & m'ordonne de vous marquer de le faire assembler, & de lui proposer les intentions de Sa Majesté, sur lesquelles il trouvera son avis sur une délibération raisonnée, que vous aurez la bonté de m'adresser pour la remettre à Sa Majesté.

Je suis, avec le plus inviolable attachement,

MONSIEUR,

Votre très-humble, & très-obéissant serviteur.
Signé, ALLIOT.

EXTRAIT DES REGISTRES

DU COLLÉGE ROYAL

DES MÉDECINS DE NANCY.

CE JOURD'HUI, 25 Mars 1755, le Collége assemblé extraordinairement par ordre du Roi, a délibéré & conclu unanimement que l'inoculation de la petite vérole a toutes les prérogatives de la méthode la plus assurée de guérir la petite vérole ; que rien n'est plus à desirer que l'introduction de cette même inoculation, dont les succès sont assurés, & que le Collége s'en rapporte, quant

admise en Lorraine.

aux raisons & aux motifs, à ce qui a été lu dans les assemblées par MM. Bagard & François.

En foi de quoi j'ai signé le présent Extrait à Nancy, les an & jour avant dit.

Signé, GORMAND, *Sécretaire perpétuel du Collége.*

DISCOURS

Sur l'Inoculation de la petite vérole.

Par M. BAGARD.

MM.

L'INOCULATION de la petite vérole est une découverte aussi importante qu'elle est précieuse à l'humanité; elle nous offre tous les avantages qui lui ont acquis le droit de jouir du privilége des choses les plus utiles: elle est au moment de subjuguer la confiance de toutes les Nations. Un concours de circonstances favorables & de notoriété publique, une multitude de faits avérés, un succès constant justifié par la raison & par une expérience reconnue, en promettent le triomphe, malgré le préjugé qui en a retardé la marche.

L'inoculation est une cause intéressante pour tout le monde ; un sujet digne d'occuper ou de partager l'attention particuliere des Souverains, des Républiques, des sages & des personnes les plus éclairées dans l'Eglise, dans la Magistrature, dans les Académies & dans les Facultés de Médecine. C'est un rempart assuré qu'on oppose aux ravages d'une maladie trop souvent funeste ; son objet est la conservation des citoyens, le bien de l'Etat.

On peut regarder l'inoculation comme l'application d'une espece de poison, qui devient un antidote certain contre la nature du venin même. Tel que le Scorpion écrasé sur une piquure qui vient d'être faite par cet insecte venimeux ; c'est une insertion d'une liqueur stimulante, entée sur une légere incision faite exprès dans une partie du corps, laquelle produit, en s'insinuant dans notre sang, un mouvement supportable d'ébulition qui fait éclore avec une action peu sensible un germe inné avec nous ; mais qui ne nous laisse jamais tranquille sur l'événement ou sur le danger dont il est suivi dans le cours ordinaire de son développement. L'imagination d'inoculer est en vérité une des plus heureuses idées qu'on eût jamais formé pour le bonheur du genre-humain.

L'origine & l'histoire de l'inoculation est devenue aussi célebre dans la Littérature, que dans la Médecine : l'intérêt que la matiere tient dans l'une & dans l'autre, est une place distinguée. Le Discours de M. de la Condamine, lu à l'assemblée publique de l'Académie Royale des Sciences de Paris au mois d'Avril 1754, ne laisse rien à desirer sur ce sujet ; on y reconnoît que tout l'esprit de l'auteur est dans le cœur, dont le zele sera aussi cher à la postérité, que l'Académicien est sûr d'être fameux par la gloire qu'il s'est acquise dans les sciences utiles. Ce Savant a rassemblé dans la premiere partie les principaux faits historiques concernant l'inoculation, avec autant d'ordre & de clarté, que de justesse & de précision.

Dans la seconde, il examine les objections qu'on oppose à son établissement.

Dans la troisieme, il tire des conséquences des faits établis dans les deux premieres.

Cet Ouvrage est écrit avec beaucoup d'érudition. Il est terminé par des réflexions sages & judicieuses, dont la force & l'évidence sont dans le genre géométrique « Portons nos vues dans l'avenir, dit-il, l'inoculation s'établira un jour parmi nous ; je n'en doute point. Ne nous dégradons pas

Ee iv

» jusqu'au point de dégénérer des progrès
» de la raison humaine : elle chemine à pas
» lents. L'ignorance, la superstition, le pré-
» jugé, le fanatisme lui disputent le terrein ;
» mais après des siécles de combats, vient
» enfin la victoire : le plus grand de tous les
» obstacles, est cette indolence, cette in-
» sensibilité, cette inertie pour tout ce qui
» ne nous intéresse pas actuellement & per-
» sonnellement ».

L'inoculation, MM. a une origine très-ancienne ; elle s'est pratiquée de tems immémorial en Circassie, en Géorgie, au Senegal & dans les pays voisins de la mer Caspienne ; mais elle n'a été bien connue en Europe qu'en 1713, quoiqu'elle fut déjà en usage à Constantinople vers la fin du siécle dernier, qu'une femme Thessalienne l'avoit mise en réputation dans cette grande ville. (En 1713, elle inocula 6000 personnes).

Un Médecin Grec, nommé Emmanuel Timone, ayant vu des succès des opérations de la Thessalienne, entreprit d'accréditer l'inoculation, & la pratiqua lui même pendant sept ou huit ans à Constantinople. Après un grand nombre d'épreuves & des méditations profondes, il composa une Dissertation en latin sur l'Inoculation. (*Historia variolarum quæ per insitionem excitantur.*) Ce Manuscrit fut porté en Angleterre en

1713, par Madame de Wortley, Duchesse de Montague, épouse à l'Ambassadeur d'Angleterre, & adressé au Docteur Wodovard; de là il fut envoyé dans toutes les Cours.

Cette illustre Dame pénétrée de zele, & touchée des cures surprenantes qui avoient été opérées sous ses yeux, écrivit avec instance au Duc Léopold au mois de Juin 1723, en lui envoyant le Mémoire du Médecin grec, afin d'engager ce grand Prince de permettre qu'on inocula les Princes & les Princesses ses enfans, comme elle-même avoit fait inoculer son fils & sa fille.

L'Inoculation étoit alors dans son enfance en Europe; on étoit admis au progrès de cette pratique. La pénétration du Duc Léopold lui fit comprendre l'importance, l'utilité & les avantages de ce conseil; cependant le préjugé prévalut. La politique & la crainte l'arrêterent, quoique la Dissertation d'Emmanuel Timone l'eut fortement ébranlé. Hélas! si la légitimité de l'inoculation eut été démontrée dès ce tems-la, comme elle est aujourd'hui, nous n'aurions pas à regretter tant de Princes de cette illustre Maison de Lorraine, qui ne sont morts de la petite vérole, comme l'a remarqué un savant Médecin, que parce qu'ils avoient le sang aussi pur qu'il étoit sorti du souffle du Créateur; & que par l'excellence de leur tempéraimment, si on eût embrassé alors les principes de l'inoculation, si on eût adopté la méthode salutaire de sa préparation, on eût infailliblement conservé tant de dignes rejettons de ce Héros.

Emmanuel Timone s'est immortalisé par son Mémoire; & sa Dissertation sur la petite vérole est très-savante: tout y respire les principes d'une bonne physique. Il étoit philosophe, géometre, méchanicien, chymiste & observateur judicieux. Son ouvrage sur l'Inoculation est un chef-d'œuvre: il est la source dans laquelle on a puisé tout ce qui a paru d'écrits sur cette matiere. Tel est celui de Jacques Pilacini, autre Médecin Grec, né en Céphalonie, & premier Médecin d'un Empereur de Russie, imprimé à Venise avec l'approbation & l'attestation de l'Inquisiteur.

Nova & tuta variolas excitandi pertransplantationem methodus.

Celui d'Antoine le Duc, qui soutint une thèse publique à Leyde sur l'Inoculation suivant la méthode pratiquée en Turquie:

Dissertatio de Bisantina incisione pro gradu Doctoratus Lugduni Batavorum, publice discussa ab Antonio le Duc, Constantinopolitano.

Le Mémoire de M. Ramby, premier Chirurgien du Roi de la Grande Bretagne; les Leçons de Qualtes Siacus, Médecin de

Londres, sur l'Inoculation; l'Analyse, ou Traité complet de l'Inoculation, dédié à Sa Majesté Britannique par le Docteur Kirkpatrick; celui de M. Jurin; les cinq fameux Sermons de M. L'Evêque de Vorester au sujet de l'Inoculation; les Lettres du R. P. d'Entrecolles, Jésuite, sur l'Inoculation pratiquée à la Chine, & une infinité d'autres Ecrits sur ce sujet, imprimés dans les Journaux littéraires d'Angleterre, de France, d'Allemagne, d'Italie & d'Hollande, des Thèses soutenues glorieusement dans les Facultés de Médecine, telles sont les faites de l'Inoculation, les défenseurs de son utilité, & les fondateurs de cette méthode.

Je me restreins, MM. dans les bornes de ce précis historique de l'Inoculation, & de ce court éloge de ces hommes citoyens, si dignes de notre estime & de notre reconnoissance, qui ont signalé leur zele pour le bien public, avec leurs talens & leurs grandes lumieres sur un point aussi intéressant, & qui ont mérité les applaudissemens des gens éclairés, sans partialité des Académies & des Amateurs des Sciences & de la Littérature. Mais j'aurois à me reprocher, si je passois sous silence un Auteur dont l'ouvrage est écrit avec autant de candeur, de prudence & de circonspection, qu'il est instructif dans ses principes & dans l'exactitude de ses détails. M. Butini, Docteur en Médecine de Montpellier, a donné en 1750, un Traité de la Petite-Vérole inoculée, adressé à une République où fleurissent les mœurs & les arts, & où l'amour du bien géénral est une vertu commune à tous les Citoyens. Genève a adopté la pratique de l'inoculation, aussi persuadée de son infaillibilité par l'évidence du raisonnement & des preuves démonstratives de l'Auteur, que par l'exemple d'un de ses premiers Magistrats, & dont nul événement funeste n'a depuis causé les regrets.

« Toutes ces connoissances, dit M. Bu-
» tini, qui peuvent servir à conserver la
» vie, sont sans doute intéressantes pour le
» public : il doit voir avec plaisir que les
» personnes destinées par leur profession à
» s'en occuper, travaillent avec la plus gran-
» de occupation à connoître la vérité dans
» des choses si importantes, & il est en
» droit d'exiger d'elle que chacun mette au
» jour pour le bien commun ce qu'il a été
» à portée d'apprendre & d'observer. Les
» Gens de Lettres demandent, pour admet-
» tre une vérité, des principes & des raisons
» solides : le public exige sur-tout des ob-
» servations & des faits ».

C'est dans ces vues, MM. que je vais m'efforcer de vous donner une idée claire de la Petite-Vérole inoculée, des avantages qui en résultent, & de vous faire connoître que la Petite-Vérole artificielle a toutes les prérogatives de la naturelle ou spontanée, sans avoir aucun de ses inconvéniens ; après quoi j'examinerai les principales objections qu'on oppose à la premiere, & ma réponse sera fondée sur des principes satisfaisans, sur des faits & sur l'expérience.

La Petite-Vérole naturelle est universellement réputée une maladie très-dangereuse, sur-tout dans les adultes. On est si frappé de cette idée chez toutes les Nations, pour l'éducation, & dans le commerce de la vie, que les exemples fréquens de mortalité deviennent une nouvelle source de crainte dans l'esprit de tous ceux qui jouissent de leur raison, peut-être y en a-t-il beaucoup qui périssent de la Petite-Vérole par l'effet de la frayeur. Qu'on interroge les plus fameux Praticiens, & ils diront qu'une partie des désastres que fait la Petite-Vérole doit s'imputer à la frayeur qu'inspire cette maladie. Les graces, la figure faisoient l'appanage d'une belle fille : elle a la Petite Vérole ; quel coup ! Elle apperçoit dans ses boutons la mort qui l'environne, ou les tristes débris de sa beauté.

La frayeur concentre les forces, s'oppose à leur développement, & resserrant ainsi les fibres, elle empêche l'éruption & la sortie libre de matiere varioleuse.

La Petite-Vérole inoculée nous assure la tranquillité, nous jouissons de la confiance d'obtenir un heureux événement, & nous appercevons le port au milieu d'un léger orage. La vie est en sécurité, premier avantage de l'Inoculation. Inoculons des enfans qui se portent bien ; préparons-les par une méthode convenable. Choisissons une bonne saison ; nous n'aurons à craindre aucun inconvénient, aucune catastrophe. Si on inocule des adultes, on les instruit, on leur persuade par la raison & par les exemples du succès, qu'en observant avec sagesse les regles & la méthode de la préparation, ils sont à l'abri des coups de cette maladie.

La Petite-Vérole spontanée, soit qu'elle soit discrete ou confluente, soit qu'elle soit simple ou compliquée, d'une bonne espece ou maligne, est toujours une maladie inflammatoire qui porte avec soi le titre & le caractere d'une maladie incendiaire, dont les suites sont dangereuses. Qu'il seroit heureux d'avoir pris des mesures avant qu'elle se déclara, qui tempérassent l'impétuosité du sang ! Dans le premier période, si dans le tems d'une épidémie dominante, le plus grand nombre des citoyens qui n'ont pas eu la Petite-Vérole, ne peut s'en garantir, & s'il en est infailliblement susceptible, quelle précaution devroit-on prendre dans cette occurrence qui se présente souvent. Convenons que ce seroit du moins les mesures & les régles qui sont dictées dans la méthode & dans la préparation qu'on pratique avant l'Inoculation. Avec une prévoyance aussi utile, on sauveroit bien des sujets qui succombent à la violence des accidens, parce qu'ils sont surpris dans un état qui s'oppose aux crises favorables & au succès de cette maladie.

La petite vérole par l'inoculation, n'entraîne pas tous les inconvéniens, & n'expose pas à tous ces dangers. On fait d'abord choix de toutes les circonstances les plus favorables ; on prend un tems où il ne regne aucune maladie fâcheuse ; on emploie la saison la plus tempérée ; on choisit les personnes les plus saines, & qui sont dans le printems de leur âge, ou les enfans depuis cinq jusqu'à douze ans, & c'est alors que la petite-vérole inoculée est à peine une maladie ; on entend la fin d'une épidemie, où la petite vérole a jetté tout son feu, par ce moyen, on écarte les accidens qui s'y joignent ; mais sur-tout on évite les erreurs & les fautes qu'on peut commettre dans le traitement d'une petite-vérole naturelle avant l'éruption. Ce point doit être considéré comme très-important.

Si on réfléchit sur l'action du miasme contagieux qui pénetre si subitement le corps dans les tems de l'épidémie pour y exciter & produire des changemens si prompts & des effets si effroyans, tels que sont ceux qui précédent la petite-vérole naturelle. On doit juger que cette matiere contagieuse, qui pourroit passer d'abord de l'air, qui en est la véhicule, dans les poumons & dans l'œsophage, ou par les pores du corps, doit contenir en soi un principe extrêmement venimeux.

On voit aussi-tôt ces accidens se succéder mutuellement, & par ordre. Ce sont d'abord des frissons, une fiévre aigue, une grande & continuelle chaleur, les yeux brillans, une douleur de tête considérable, notamment au dos ; des vomissemens, des inquiétudes, l'assoupissement, des mouvemens convulsifs, d'où il paroît que l'effet consiste en ce que la vélocité du sang & des esprits animaux sont augmentés par le miasme irritant & inflammatoire qui s'est mêlé avec toute la masse des humeurs.

Dans la petite vérole artificielle, la matiere varioleuse dont on se sert pour enter, & qu'on a recueilli d'une personne saine, n'a point cette subtilité aussi venimeuse que
celle

celle du miasme contagieux, ce qui est prouvé en ce qu'elle n'opere son action & son énergie qu'en six ou sept jours, & cela sur la plaie seule d'abord, sans que le reste du corps en parût affecté. Cette greffe de matiere varioleuse vient d'une petite vérole bénigne & discrete, qui fait éclore une petite vérole de même nature. Les accidens qui surviennent sont soutenables; une pesanteur de tête, un frissonnement, une fiévre légere, une rougeur au visage, quelques vestiges auxquels succede une sueur qui précede l'éruption. C'est un avantage que l'on procure à la nature: c'est un ennemi plus doux & plus aisé qu'on lui donne à combattre.

Ce qui rend la petite vérole naturelle souvent dangereuse, c'est le grand nombre de boutons répandus sur le visage, & sur toute l'habitude du corps. Tous ces boutons contiennent une masse considérable de matiere varioleuse, principalement dans le tems de la suppuration, laquelle parvient à une acrimonie la plus forte & la plus corrosive. Cette matiere venimeuse s'ouvre souvent un passage par les vaisseaux de retour; bientôt elle infecte le sang, qui est le plus fâcheux accident.

Dans la petite vérole par insertion, les boutons sont presque toujours réduits à un petit nombre; la nature de la matiere varioleuse est moins âcre, ce qui est l'effet de la préparation

F f

qui a précédé d'ailleurs l'incision qui a été faite par l'inoculation, diminuant la résistance dans les endroits où elle a été pratiquée. La matiere varioleuse prend cette route ; elle sort pour ainsi dire en germe & d'une maniere bien moins dangereuse que par la voie des pustules. Enfin, par cette attraction que l'humeur varioleuse de l'inoculation excite, il se forme bien moins de boutons que dans la petite vérole spontanée.

La peste est au Grand-Caire en Egypte, une maladie épidémique qui n'effraie pas les habitans de ces climats. Les Médecins Arabes pratiquent de tout tems des scarifications profondes, ou des incisions dans les cuisses de ceux qui en sont attaqués ; par ces ouvertures, l'humeur de la peste s'écoule, ce qui les guérit miraculeusement.

Peste vexatis scarificationes tanquam divinum auxilium, vide Prosper Alpin, de Medecina Ægyptiorum.

Cette méthode n'a-t-elle pas bien de l'analogie & de la ressemblance avec l'inoculation de la petite vérole ?

L'Inoculation n'étend pas son empire sur la petite vérole seule & sur les hommes ; une découverte nouvelle & importante mérite une place dans ce discours. L'inéficacité des remedes contre la maladie des bestiaux, qui afflige toute l'Europe, a fait imaginer à un Gentilhomme Anglois un moyen de les préserver, un spécifique pour les guérir; il atteste avec succès l'inoculation, après avoir préparé la bête a corne par la saignée & les purgations rafraîchissantes; on fait une incision sur le fanon; on y insere de l'humeur qui découle des yeux & des narines d'un animal infecté; on l'y laisse pendant deux ou trois jours, pendant lesquels la maladie se déclare; pour lors on conduit la bête dans un pré, & on l'y laisse jusqu'à ce que la crise du mal soit passée. M. d'Obson, qui a éprouvé cette méthode sur ses propres bestiaux, dans le tems que le mal étoit au plus haut période dans sa Province, déclare qu'il en a sauvé neuf ou dix dans ses troupeaux au moyen de cette inoculation.

Dans les petites véroles malignes, & dans celles qui ont un cours malheureux, il arrive un délire, une létargie, des convulsions. Quelle ressource ont les plus habiles praticiens, dans des cas aussi légitimement effrayans? Soit que la cause de ces accidens menaçans vienne de l'applatissement des boutons, & ait conduit par cette rétrocession la matiere varioleuse dans le sang; soit que cette même humeur n'ait pas été portée entiérement aux boutons, quelle est alors la conduite qu'on oppose à des symptomes qui vont terminer la vie? Une espece d'inocu-

Ff ij

lation. On fait naître des plaies dans les jambes, par où la matiere varioleuse s'écoulant, en dégage le sang & les parties où il s'engorgeoit, & par l'effet d'un grand vessicatoire qui fait les fonctions de l'inoculation.

 Les petites véroles artificielles préviennent tous ces malheurs, & n'offrant jamais aucune contradiction, soit par rapport au sujet, soit par rapport à la raison ; elles seront toujours sans danger, & n'exposeront personne à la crainte. L'expérience est, sur ce fait, d'accord avec le raisonnement : tous les suffrages sont en faveur de l'inoculation. Combien de sujets l'Etat ne gagneroit-il donc pas en recevant cette méthode, comme le prouve le célebre Académicien que nous avons déja cité, & qui en a évalué le nombre ? Si la raison, armée de l'éloquence, suffit pour triompher des préjugés, quelle espérance ne devons-nous pas avoir du succès de son discours ? Les vrais savans font des conquêtes aisées pour la raison.

 Quel intérêt auroit eû un Méad, un Freind, un Sloane, un Arbuthnot, un Kirkpatrik, un Ramby, un Jurin en Angleterre, un Dodard, un Chirac, un Helvétius, un Astruc, un Falconnet en France, & tant d'autres qui se sont fait un si grand nom dans les Sciences, & en particulier dans la Médecine, d'adopter la méthode d'inoculer, s'ils n'avoient estimé, comme juges légitimes, qu'elle méritoit la préférence ? s'ils ne l'avoient considérée comme un objet qui touche le bien de l'état & le salut des citoyens ? On ne sauroit trop le répéter, à qui doit-on déférer la confiance ? Quels sont les témoignages qui doivent avoir le plus de poids en pareille matiere ?

L'opinion & l'autorité de ces hommes fameux, ne doit-elle pas encourager les Médecins qui marchent sur leurs traces, de suivre des expériences qui ont un objet si noble & si dépouillé d'intérêt. L'Inoculation, on ose le dire, est un dogme en Médecine, que tous les Médecins instruits sont en droit d'accepter : c'est une hérésie que de s'y refuser. Rien n'est plus à desirer que d'en faire reconnoître la légitimité en l'introduisant dans l'Etat, en la favorisant de l'Autorité Souveraine : ce sera un moment glorieux, qui mettra le calme dans bien des familles, & assurera des têtes cheres, auxquelles est souvent attaché le bonheur des citoyens, la sûreté & la tranquillité de l'Etat.

Tout est clair, tout est simple, tout est facile à comprendre dans la méthode de l'Inoculation ; rien de conjectural : les principes & le méchanisme sont évidens, & les faits ne peuvent être raisonnablement contredits. L'incision qu'on pratique, ne mérite pas le nom d'une opération ; la douleur en est médiocre. L'application de la matiere varioleuse sur l'endroit incisé, n'est pas plus douloureuse ; l'action physique de cette matiere sur le sang est celle d'un stimulant volatil doux & pénétrant, qui, en développant le germe matériel de la petite vérole, en provoque la supuration en partie par l'incision, en partie par une éruption de boutons sur la peau. Y a-t-il un remede moins hasardeux dans la Médecine ? Si on compare les manœuvres de ce spécifique souverain avec l'agent de la petite vérole, les suites, les douleurs qui en résultent & les dangers auxquels elle expose, avec l'ouvrage paisible de l'inoculation, le privilege de l'adoption devroit être accordé à la derniere.

Un Savant qui préside dans une célebre Académie, persuadé que le reproche de témérité qu'on fait aux Médecins est injuste, nous reproche, au contraire, de manquer de hardiesse, & de ne point sortir d'un petit cercle de médicamens, pour en éprouver d'autres qui auroient les mêmes vertus Qu'il me permette de lui répondre que l'émulation ne s'est point affoiblie parmi les Médecins ; que la Médecine s'est plus enrichie depuis cinquante ans dans la matiere médicale, & par les découvertes d'une infinité de remedes nouveaux & prouvés, qu'en vingt siécles qui ont précédé. Ce détail seroit ici déplacé, mais concilions nos vues & notre zele pour l'humanité. Il propose dans sa même Lettre un établissement dans l'Etat, qui lui paroît fort avantageux, qui seroit de distribuer chaque espece de maladie qui fût assignée à certains, qui ne s'occupassent principalement que de celle-là. C'est un ordre & un arrangement que le Roi de Pologne, notre auguste fondateur, a pris par un article des Statuts du Collége Royal, qu'il a établi. Ce seroit aujourd'hui le lieu de l'interpréter, en confiant la méthode de l'inoculation dans chaque ville principale de ses Etats, à ceux que Sa Majesté jugera capables de suivre & de perfectionner cette pratique.

Où pourrai-je, MM. réclamer avec plus de force & de succès contre ce qu'on pourroit opposer à l'exécution de cet établissement, qu'au milieu d'une compagnie qui renferme ce que la Religion a de plus respectable, l'Etat de plus noble & de plus grand, les Lettres de plus célebre. La légitimité de l'Inoculation a besoin d'être affermie par un Législateur ; mais comme rien n'est plus difficile que d'avoir à vaincre les préjugés des hommes par le raisonnement, l'autorité doit y suppléer, en la protégeant par un monument de sa sagesse.

L'Inoculation vient de s'établir dans le

Nord. Le zele du bien public animant également tous les états en Suéde, les Médecins de Stockolm travaillent de concert à fixer la meilleure méthode d'inoculer. Bientôt tous les Souverains de l'Europe, & toutes les Nations du monde, suivront une résolution aussi réfléchie; mais je m'apperçois que ce discours seroit trop étendu, si on y renfermoit tout ce qui est décisif en faveur de l'Inoculation: il est tems de répondre aux objections qu'on voudroit y opposer en les réfutant solidement.

Si l'idée & si la maniere d'inoculer la petite vérole eût été enfantée par un esprit de systême & d'illusion; si l'Inoculation étoit proposée au public par des personnes suspectes, sans ressources, sans sciences, par des charlatans; si les faits & les expériences qui ont été rapportés sur ce sujet étoient contestables, ou n'avoient que de la vraisemblance, il seroit permis d'avoir des doutes & de la défiance; il seroit même raisonnable d'exiger d'être instruit; mais malgré le préjugé & l'esprit de prévention, l'Inoculation n'est pas un roman éblouissant. L'Inoculation est en considération partout où les Sciences & les Arts sont estimés, & où l'amour du bien public est une vertu. Des Rois & des Républiques la protegent: aucun Souverain, ni aucun Magistrat, n'en ont interdit l'usage. Quelles sont les Loix, quels sont les Edits, les Arrêts qui en aient proscrit la pratique ? L'Inoculation n'a pas été flétrie par la Congrégation de l'Index à Rome. Neuf Docteurs de Sorbonne, après un mûr examen, ont conclu, dans la conclusion qui a été faite en 1723, qu'elle étoit licite. Les Inquisiteurs l'ont approuvée à Venise en 1715. Enfin, l'Evêque de Vorcester, cet illustre Prélat Anglois, a prêché publiquement cinq Sermons pour recommander la pratique de l'Inoculation, & pour exciter la charité des citoyens en sa faveur. L'Inoculation est donc un préservatif sûr, avouée par la raison, confirmée par l'expérience, permise & autorisée même par la Religion.

Mais, objecte-t-on, c'est peut-être un crime de sauver la vie à des milliers d'hommes, parce qu'il est impossible que sur mille que l'on conserve, il n'y en ait un ou deux qu'on ne puisse arracher à la mort. A cela il est permis de répondre : est-ce un crime de se faire saigner, ou de prendre l'émétique, ou d'avaler de l'opium par précaution, puisqu'on peut mourir de l'effet de ces remedes, s'ils sont pris inconsidérément à contretems ? Le foyer de la petite vérole se trouve, ou il ne se trouve pas; s'il ne se trouve point, l'Inoculation ne produira aucun effet, & on aura la certitude d'être à l'abri pour toujours de la petite vérole ; & s'il s'y trouve, on se rachetera par une maladie assez légere, de la possibilité où l'on est d'être atteint une fois d'un mal beaucoup plus fâcheux, & peut-être même mortel. Ce qui doit donner de l'assurance aux plus timides, c'est que cette crainte de la mort par la petite vérole inoculée, est sans fondement. Il est prouvé que l'Inoculation, perfectionnée comme elle est aujourd'hui, & sous la conduite d'un Médecin éclairé, ne sauroit mettre la vie en danger, que par une complication de maladie. Nous en avons pour garant un des plus célebres Inoculateurs Anglois, qui assure positivement que de plus de neuf cens personnes qu'il a inoculées, il n'en a pas perdu un seul. Est ce un crime (ose-t-on le dire sérieusement) de traverser les mers pour aller à la Chine & au Pérou, parce qu'il arrive tous les jours qu'on fait naufrage, & que l'on est engloutit dans les eaux ? Est-ce un crime de permettre le mariage aux filles, puisqu'il est possible qu'il y en aura une ou deux qui mourront dans leurs premieres couches ? Cette premiere objection spécieuse, & qui fait tant d'ennemis à l'Inoculation, est réfutée par des observations authentiques. Cet homme, à qui on avoit inoculé la petite vérole, & qui meurt, étoit destiné à l'avoir. Il est impossible de donner la petite vérole à quelqu'un qui ne porte pas en soi le germe de la maladie; ce pus, que vous insérez, ne produira aucun effet. C'est une vérité prouvée, comme je l'ai dit par les observations. Sur cent personnes, il y en a environ quatre ou cinq qui n'ont jamais la petite vérole; la contagion, l'épidémie, le commerce des malades ne peut rien sur elles; j'en suis un exemple. Sur cent personnes que l'on inocule, on trouve de même, & constamment, un pareil nombre qui résiste à l'inoculation, & qui s'expose par la suite impunément à la contagion. N'est-il pas plus vraisemblable que ce sont nos quatre ou cinq privilégiés qui ne doivent jamais avoir la petite vérole ? L'art ne peut leur ôter le privilége qu'ils avoient reçu de la nature. Cette observation est belle & décisive : cet homme qui meurt de la petite vérole qu'on lui donne, eût-il été plus heureux, s'il eût attendu la petite vérole naturelle ? Celle qu'on lui a insérée est essentiellement plus bénigne que l'autre : elle est simple; on évite tout ce qui pourroit la compliquer ou la rendre fâcheuse.

« La petite vérole inoculée, disent quelques personnes, met-elle à l'abri de la petite vérole naturelle » ? L'histoire des faits est la meilleure réponse qu'on puisse apporter à cette objection. Depuis trente ans

& plus qu'on a les yeux ouverts sur les suites de l'Inoculation, & que tous les faits ont été discutés contradictoirement, il n'y a aucun exemple avéré, qu'un sujet inoculé ait contracté la petite vérole une seconde fois. C'est une vérité que les ennemis de cette méthode ont tâché d'éluder par toutes sortes de voies, même par celle de l'imposture ; improuver des faits très-évidens de leur nature, parce qu'ils peuvent être accompagnés de circonstances équivoques & abusives, c'est nier qu'il fasse jour en plein midi. Mais, insiste-t on, ce n'est pas un terme suffisant que celui de trente ans pour constater ce fait, il faut attendre que les personnes inoculées dans l'enfance, soient parvenues à une vieillesse extrême, pour être assuré qu'elles ne seront plus attaquées de cette maladie. Cette objection respire le pyrhonisme ; elle est dans le cas de la proscription, à moins qu'on ne veuille réduire à cet esclavage toutes les connoissances humaines.

On voit tous les jours des gens qui agissent d'une maniere bien peu conséquente ; ils osent faire prendre à leurs enfans la petite vérole naturelle, en les mettant & les couchant même auprès de ceux qui en sont atteint, souvent sans aucune préparation & contre toute prudence ; & ces mêmes personnes n'osent pas se servir de l'Inoculation, qui n'est dans le fond que la même chose, faite avec toutes les précautions capables de la faire réussir.

On entend dire à d'autres personnes, qu'elles sont persuadées qu'on peut se préserver de la petite vérole, par une exacte attention à éviter toute relation & tout commerce avec celles qui en sont atteintes. Je ne prétends pas détruire ou diminuer cette confiance ; mais ne voit-on pas toutes ces précautions devenir très-souvent inutiles, soit par quelque imprudence inévitable, soit par la force de l'épidémie, pour l'ordinaire elles n'aboutissent qu'à renvoyer le mal à un âge où il n'est plus dangereux. La gêne & l'incertain sont deux grands obstacles à la tranquillité de la vie.

Parmi le peuple, il y a des gens qui s'imaginent que ce seroit aller contre les décrets de la Providence, que de faire inoculer leurs enfans. Sans être Théologien, je leur réponds que cette même Providence ne nous dispense pas du devoir où nous sommes de prévenir les maladies que nous avons à craindre, par toutes les précautions convenables, & d'en préserver aussi nos enfans, qui ne sont pas en état d'y pourvoir par eux-mêmes. C'est sans doute la Providence qui a permis pour le bonheur des hommes, la découverte de l'Inoculation : ne seroit-ce pas l'offenser, que de n'en vouloir pas reconnoître la légitimité.

Un homme sage, & qui se conduit par les loix de la prudence & par les lumieres d'un conseil éclairé, en soumettant ses enfans à l'Inoculation, auroit-il plus à se reprocher, si par malheur il en mouroit un, qu'un pere qui, ayant destiné les siens au métier de la guerre, plaindroit la mort de celui qui lui est le plus cher ?

Je ne porte pas plus loin le raisonnement ni mes réflexions dans ce discours, pour ne pas passer les limites qui nous sont prescrites. J'examinerai dans un autre mémoire, les différentes méthodes d'inoculer la petite vérole, afin de fixer la plus parfaite, & j'entrerai dans les détails de la préparation, qui doit précéder.

En attendant que l'intérêt public, qui crie à l'Inoculation, ait montré la vérité aux regards de ceux que le préjugé aveugle, que les exemples aient persuadé l'évidence, qu'on ait banni les scrupules fomentés par l'ignorance, & qu'on ait soutenu l'encouragement.

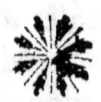

AU ROI.

SIRE,

De tous les Arts, le plus utile à l'homme est celui qui prolonge ses jours, en lui procurant la santé. Pénétré de cette vérité, Votre Majesté, toujours attentive aux besoins de ses Peuples, a formé dans la Capitale de ses Etats un Collége de Médecine.

Le but principal de cette établissement, est d'augmenter les connoissances par un travail assidu, auquel chacun de ses Membres doit se livrer. Comme j'ai l'honneur d'y être aggrégé, c'est dans cette vue que réfléchissant sur les progrès aussi funestes que rapides qu'opere la petite vérole sur presque tous les enfans, j'ai fait quelques recherches sur son Inoculation, adoptée aujourd'hui par différens peuples, chez lesquels son utilité & ses succès la maintiennent ; &

comme le Collége a paru satisfait de mes observations, j'ose supplier Votre Majesté de me permettre de les lui présenter, comme un hommage du zele de celui qui est avec le respect le plus profond,

SIRE,

DE VOTRE MAJESTÉ,

Le très-humble, très-obéissant, très-fidel sujet & serviteur.
Signé FRANÇOIS.
Docteur Aggrégé du Collége Royal des Médecins de Nancy.

A Nancy, le 26 Mars 1755.

DISSERTATION

DISSERTATION

Sur l'Inoculation.

PERSONNE n'a encore donné l'époque certaine de l'Inoculation. On sait bien en gros que la petite vérole étant plus commune & plus maligne dans les pays chauds, les ravages qu'elle y causa de tout tems furent plus considérables ; c'est ce qui engagea, sans doute, les habitans de ces climats à faire plus de recherches, & à essayer différentes méthodes pour se garantir de sa malignité. Mais on ne sait si c'est à l'expérience, au raisonnement ou au hasard que nous devons son origine : l'Histoire & la Tradition gardent sur cet article un profond silence. On peut conjecturer néanmoins qu'elle a commencé par le même peuple, puisqu'elle s'est introduite sans qu'aucuns Savans en aient fait l'éloge, & en quelque façon malgré les Médecins, qu'une semblable nouveauté révoltoit, parce qu'ils sentoient tout le danger qu'il y a de semer & de multiplier la contagion.

Timone, Médecin Grec, Membre de l'Université d'Oxfort & de Padouë, est un des premiers qui nous en ait tracé la méthode, & suivant qu'il le dit lui-même, elle étoit déja établie parmi les Circassiens, dans la Georgie & les Pays-bas voisins de la mer Caspienne. Sa Lettre au Docteur Wodrart, qui est de 1713, nous apprend qu'il y avoit déja quarante ans qu'on inoculoit à Constantinople, où il étoit pour lors. D'expérience faite, suivant lui, pendant l'espace de huit années sur des milliers de sujets, aucun n'en étoit mort, quoique dans ce nombre, sans aucun choix, on eût inoculé des personnes de tout âge, de tout sexe & de toute sorte de tempéramment, pendant l'épidémie la plus dangereuse, & la température de l'air la plus mauvaise. Il est ici à remarquer que la moitié de ceux qui contractoient la petite vérole, en mouroient quand ils en étoient attaqués naturellement : puissant motif, sans doute, pour admettre l'Inoculation, si l'on fait réflexion sur tout qu'elle n'est accompagnée que de symptomes légers, & en petit nombre ; dans plusieurs même, l'indisposition qui en résulte est à peine sensible, & le beau sexe y trouve l'avantage de mettre par-là ses charmes à l'abri des ravages de cette terrible maladie.

Je soupçonnerois volontiers Timone d'avoir écrit sa Lettre dans la chaleur de son enthousiasme ; je l'accuserois même de partialité & de prévention, s'il n'étoit aussi exact, aussi instruit & aussi savant ; mais il dit être témoin oculaire de ce qu'il rapporte, & l'exception raisonnée qu'il fait de deux de ces expériences, qui eurent un succès fâcheux, nous prouve son ingénuité, sa candeur & son habileté. (*Harvis prælectio de Inoculatione.*) Quel dommage qu'un homme si ami de l'humanité, si curieux de ce qui concerne la Médecine, se soit volontairement donné la mort à la fleur de son âge ! Son esquisse sur l'Inoculation, est un chef-d'œuvre pour la force & la pureté du style. Il sert de base à tous ceux qui ont couru la même carriere, comme Harvis, Castre, le Duc, Pilavini, &c.

Nous pourrions ajouter bien d'autres réflexions qui étaieroient l'utilité de l'Inoculation, si ce n'étoit un champ moissonné ; nous renvoyons donc tous les partisans du célebre Hecquet, sur cet objet, au mercure (*Juin* 1754.) de France. Cet homme, si religieux observateur de l'ancienne pratique de la Médecine, & l'ennemi déclaré des moindres nouveautés en ce genre, auroit chanté lui-même la palinodie ; & auroit abjuré ses doutes contre l'Inoculation, s'il eût vu l'ouvrage dont je parle. Les plus obstinés céderont à la force des raisonnemens, à l'évidence des démonstrations, & à la justesse des conséquences que M. de la Condamine emploie. Ce n'est donc plus en France un système de pure spéculation ; c'est plutôt un problème résolu après avoir été contesté, pesé & examiné pendant quarante ans dans la Capitale même, avec tant de chaleur, qu'on en vint jusqu'à soutenir publiquement dans les Ecoles de Médecine, (le 30 Décembre 1723, *an variolas inoculari nefas.*) qu'on pouvoit en conscience adopter cette nouveauté.

Or, si les Anglois, les Hollandois, les Génevois nos voisins, après le calcul le plus exact, les combinaisons les plus justes des avantages ou des inconvéniens qui en résultent, l'ont admise ; & si tous les jours on en fait d'heureuses expériences sous les yeux des plus grands & des plus habiles maîtres de l'art ; si le Roi de la Grande-Bretagne lui-même l'autorise par son exemple, (les nouvelles publiques nous apprennent que, tout récemment, il vient d'en faire l'essai sur les Princes Guillaume & Frédéric ses enfans, & que le succès a répondu à son attente.) Qu'est-ce qui nous auroit arrêté ? Qu'attendons-nous pour nous y soumettre ? C'est une vérité à laquelle nous ne pouvons nous refuser, d'autant plus que nous n'avons pas encore de méthode bien sûre pour traiter la petite vérole quand elle vient naturellement, il faut donc en prévenir les fâcheux effets. Que les vaines clameurs d'une multitude ignorante ou prévenue ne nous détournent point.

Quel reproche pour nous, Messieurs, auxquels l'Etat confie la conservation des peuples; quels reproches, dis-je, si nous attendions des ordres supérieurs pour nous faire ce que notre zele devroit nous avoir déjà suggéré ? Le public n'auroit-il pas à nous blâmer de ne pas le garantir des dangers de contagion, tandis que nous le pourrions, ou du moins de ne pas l'instruire des justes motifs que nous aurions de préférer l'ancienne pratique, toute informe qu'elle est à la nouvelle ? Je ne prétends point ici faire le procès aux Sidenham, aux Boërthave, aux Hoffman, aux Helvetius, aux Morton, aux Harvis, &c. Sans eux, nous serions encore au milieu des ténèbres les plus épaisses sur cette matiere, comme sur bien d'autres. Ces grands hommes, l'ornement de leurs siécles, ont épié la Nature de si près, qu'ils l'ont surprise très-souvent dans ses voies les plus cachées ; mais comme la plûpart ne font que couper les têtes de l'hydre à mesure qu'elles renaissent, je veux dire qu'ils ne font que remédier comme ils peuvent aux accidens qui se présentent, sans attaquer la cause dans son principe, si vous en exceptez le seul Boerrhave, qui a proposé d'en étouffer le germe dans l'œuf, en faisant révolution de l'humeur de la petite vérole, & en la détruisant : (*Aphor. de cognos. & curand. morbis.* 12, 1393.) c'est prétendre l'empêcher d'éclore. Aucun, je ne vous en analyserai point les ouvrages, vous les possédez mieux que moi ; aucun, dis-je, ne nous a tracé une méthode aussi sûre que celle-ci, & qui en ait les avantages.

Le mérite principal de leurs observations, consiste dans l'ordre & la netteté du diagnostique, dans la justesse & dans l'infaillibilité, si on peut le dire, du prognostique. Sa curation varie & change à proportion que les symptômes sont plus ou moins aggravans, suivant que l'épidémie régnante est plus ou moins maligne. Le fruit qu'on peut en retirer, c'est de prévenir l'éruption, (quoique d'une maniere toujours douteuse encore) quand il n'est plus tems de l'adoucir. Il est vrai que quelques Médecins de Paris viennent d'essayer les ventouses dans le cas présent, & avec assez de succès : ils en faisoient usage dans l'instant qu'on soupçonnoit la petite vérole. Comme on a attribué la réussite de cette nouvelle méthode à la quantité d'humeurs que les ventouses faisoient d'égorger, il est à croire que les cauteres, les setons, pourroient aussi produire le même effet dans les mêmes circonstances ; mais comme tout cela n'opere jamais qu'une révulsion de l'humeur varioleuse, sans y apporter le moindre changement, ni en corriger le caractere, on peut dire que ce moyen est insuffisant, & c'est ce qui a appuyé d'autant plus le systême de l'Inoculation.

Sa nécessité bien établie, examinons ce que c'est, & les précautions qu'elle exige, soit avant de la pratiquer, soit immédiatement après l'avoir pratiquée. Inoculer quelqu'un, c'est lui donner de dessein prémédité la petite vérole, la lui communiquer artistement, l'enter sur son corps à-peu près comme on fait une greffe sur un sauvageon. Voici comme on s'y prend.

On commence par préparer le sujet qui doit la recevoir. Cette préparation ne peut être la même pour tous ; elle a ses délicatesses, ses tempérammens & ses modifications qui dépendent de la constitution particuliere du sujet même & de son régime de vie. Par exemple, il est certaines altérations prédominantes dans le sang, certains virus contre lesquels on ne peut trop se mettre en garde ; tels sont les scorbutiques, les écrouelleux, les véroliques, &c. chacun deux exige une conduite bien différente. Dans ces cas, le Médecin le plus éclairé a besoin de toutes ses lumietes, parce qu'ils se déguisent souvent, & paroissent sous des signes équivoques qui causent les accidens les plus tragiques dans le tems qu'on devroit s'y attendre le moins.

Abstraction faite du vice des humeurs, ce qu'on ne peut pourtant examiner trop scrupuleusement, on met pendant douze ou quinze jours le sujet qu'on veut inoculer, à l'usage d'une boisson ample, délayante & adoucissante, telle que les eaux de poulets & de veau dont on releve le goût, & dont on augmente la vertu en y ajoutant les herbes potageres de la saison; les limonades, les tisanes simples, on les fait avec les racines de fraisier, de chiendent, d'oseille, &c. remplissent la même indication, les demi-bains, &c. En général, on cherche à rendre le sang le plus fluide & le dépouiller de ses souffres grossiers, & à relâcher les solides. Pendant cet interval de tems, on fait une ou deux saignées, suivant qu'on observe plus ou moins de force & de plénitude dans le poulx; on purge aussi, mais on évite les purgatifs résineux & drastiques, crainte d'incendier le sang. Je voudrois encore qu'en suivant l'idée du grand Boerrhave (*No.* 1392, *Aphorif. de cognof. & curand. morbis.*) afin d'énerver de plus en plus le virus varioleux, on fît usage d'une poudre composée de trois parties d'antimoine crud porphirifé fur une d'éthiops minéral ; on en proportionneroit la dofe fuivant l'âge & le tempéramment. La diéte, pendant tout ce tems, doit être la plus févere & la plus exacte, parce qu'il vaut mieux prévenir les accidens, que de fe trouver dans la trifte néceffité d'y remédier.

Le fujet ainfi difpofé, voici comme on s'y prend ; & la méthode que nous allons tracer a réuffi en Theffalie, à Conftantinople, à Venife, à Londres, &c. On choifit au commencement de l'hiver ou du printems, entre différentes petites véroles que l'épidémie a produite naturellement, ou que l'art vient déja de faire éclore, une de celles que les Médecins appellent difcretes, dont les puftules font plus éloignées les unes des autres, & dont le pus eft plus épais ; celle-ci étant de l'efpece la plus bénigne, elle doit avoir la préférence fur les confluentes, les pourprées, &c.

Une autre attention non-moins effentielle, c'eft de la choifir d'une perfonne faine & vigoureufe ; par exemple, d'un jeune homme de douze à quatorze ans. On attend que le pus foit dans fa maturité, ce qui n'arrive pour l'ordinaire que le douze ou le treiziéme jour de l'éruption ; la chaleur & le battement des vaiffeaux le perfectionnent, le digérent, & lui donnent plus d'activité ;

ses principes sont plus développés, ont aussi plus d'énergie. C'est une espèce de ferment qu'on doit prendre avec les conditions requises dans le tems de sa force; plutôt ou plus tard, il n'auroit plus la même vertu, il n'opéreroit plus les mêmes phénoménes avec la même régularité & la même sûreté.

Toutes choses donc disposées, comme nous venons de le dire, & de la part du sujet qu'on doit inoculer, & de celui qui doit fournir la greffe, ou si vous voulez le germe ou le ferment varioleux, on ouvre quelques-unes des pustules dans les endroits où elles sont le mieux nourries, comme vous diriez aux bras, aux jambes, aux cuisses; on en exprime la sanie, on la reçoit dans un vaisseau propre qu'on a soin de laver encore avec de l'eau chaude, tant pour le nettoyer d'une sorte, que pour lui communiquer une certaine tiédeur, qu'il soit de fayance, de terre vernisée ou de porcelaine, n'importe; on le couvre exactement, afin que l'air n'y cause aucune altération, & qu'il s'évapore moins. Timone veut que pour entretenir le ferment dans le dégré de tiédeur qu'il convient, la personne qui le transporte depuis la maison de celui qui vient de le fournir, jusqu'à celle du sujet qu'on veut inoculer, le cache dans son sein; mais je regarde cette précaution comme surérogatoire, puisqu'il conste par les expériences faites qu'il conserve son efficacité pendant plusieurs mois, & même de l'automne au printems.

Le Chirurgien fait ensuite quelques légeres mouchetures aux muscles les plus superficiels du bras dans sa partie moyenne & externe. Il se sert pour cette opération d'un trois-quarts ou d'une lancette, s'il le juge à propos, qu'il conduit transversalement sous la peau, qu'il éleve assez long-tems pour que les mouchetures dégorgent quelques gouttes de sang : c'est dans ces blessures légeres & superficielles qu'il introduit adroitement avec une sonde ou un cure-oreille, quelques gouttes du pus qu'on vient de recueillir, & qui conserve encore sa fluidité; il les recouvre d'une coquille de noix chacune, qui leur sert de petite voûte & de petit dôme, & qui empêche que les compresses & les bandes dont on est obligé de se servir, n'abstergent le pus qu'on a introduit avant son action sur le sang, & qu'il n'y ait excité le mouvement de fermentation qui doit faire éclore la petite vérole le six, sept ou huitieme jour.

D'autres, ce qui revient au même, suivant la méthode de M. Ramby, font à chaque bras, au-dessous du tendon du muscle deltoïde, une incision de la longueur d'un pouce, laquelle n'est toujours que superficielle ; ils y inferent un fil de la même longueur, imbu de l'humeur varioleufe ; on le recouvre comme ci-deffus d'une compreffe & d'une bande pour l'affujettir. Dans l'un comme dans l'autre cas, on leve feulement l'appareil au bout de deux jours, & on panfe méthodiquement les bleffures une fois par jour.

On est fi peu malade dans les commencemens, que jufqu'au cinq ou au fixieme jour, on pourroit fortir pour un befoin ; mais cependant, comme on ne peut prendre trop de mefures & de précautions, le plus fûr, fans contredit, eft de garder la chambre jufqu'au moment de la fiévre, alors le malade fe met au lit pendant vingt-quatre ou deux fois vingt-quatre heures tout au plus, fans fe trop ni trop peu couvrir, & elle difparoît bien vîte. Tous les accidens ceffent par l'éruption, fi l'on peut dire qu'il y en ait, la rougeur & l'inflammation des plaies diminuent, & leur fuppuration étant plus abondante, il fe fait par cette voie une plus forte diverfion du virus. Elles fe cicatrifent naturellement du quinze au vingt ; mais fi elles tardent davantage, on ne doit pas s'en inquiéter.

Quoiqu'on faffe deux incifions ou mouchetures, une à chaque bras, comme nous venons de le dire, c'eft moins pour s'affurer du succès de l'Inoculation, qui est infaillible, que pour faciliter par une double source, une plus abondante révolution d'humeurs, & rendre par-là la petite vérole moins abondante, & par conséquent plus bénigne. On a constamment observé que plus les plaies suppuroient, moins il y avoit de boutons, ce qui peut servir de regle pour le prognostique. On doit observer ici le même régime, quant à la diete, que celui que nous avons prescrit pendant les dix ou douze jours de préparation, c'est-à-dire, une ample boisson qui adoucisse & divise le sang & les humeurs. On interdira au malade l'usage du vin & de toutes sortes de liqueurs spiritueuses; il s'abstiendra de tout ce qu'on appelle remedes échauffans qui disposent les humeurs à se porter vers les glandes de la peau; ils sont aussi pernicieux dans le cas présent, que dans celui où l'on seroit naturellement attaqué de la petite vérole (*Prelectio de Inoculatione.*) Harvis en fait la remarque. Les Orientaux, nous dit-il, qui ne se font plus qu'un jeu de l'Inoculation, ne se servent point de remedes de cette nature; à peine les connoissent ils; & les Anglois, qui en font la base de leur pratique parmi les grands comme parmi le menu peuple dans presque toutes les fiévres d'éruption & la petite vérole spontanée, les redoutent extrêmement dans celle ci ; car ils mettent une garde auprès de ceux qui font inoculés, crainte que quelque femmelette animée d'un zele indifcret, ne vienne à en donner furtivement, & mal-à-propos (l'on ne manque jamais de guériffeurs de bonne volonté), l'éruption ne paroiffant que le fept, le huit ou le neuviéme jour, on pourroit trouver le tems long.

L'ufage eft à Conftantinople & à Venife de fe tenir encore fur fes gardes pendant vingt-cinq ou trente jours, malgré la maturité des boutons. C'eft bien ici le cas de profiter de l'exemple d'autrui ; (*Differtatio Inoculationis autoritate Regis Britanniæ edita* 1721.) car quelqu'un ayant voulu fe mettre au-deffus des régles, s'en font repentis, mais trop tard. S'ils ont eu des hémorragies, des diarrhées, des dyffenteries, des pertes de fang, des ftranguries, des délires, des péripneumonies, des tranfports, &c. ces accidens n'ont été que les fuites de l'intempérance & de l'indocilité ; ils font étrangers à la maladie.

Malgré toutes ces précautions, il y a certains fujets qu'on ne doit inoculer qu'en tremblant, parce qu'ils en font bien plus malades que les autres, du moins ne devroit-on les inoculer qu'à un bras : ce font les plus fanguins, & ceux qui jouiffent d'un trop grand embonpoint. (*Le Duc de Bisantiná incisione.*)

Le Duc ne s'est pas contenté d'en faire la remarque générale ; il cite l'exemple d'une de ses parentes de 17 ans, qui touchoit au terme de sa puberté ; craignant, nous dit-il, qu'elle ne contractât la petite vérole spontanée, qui régnoit épidémiquement alors, il l'inocula ; mais elle en fut très-malade ; l'ardeur de la fièvre, la vivacité du délire & les maux de tête, la mirent à deux doigts de la mort.

Qu'on ne s'imagine pas que cet exemple fasse la moindre preuve contre l'inoculation ; car enfin, si ces sortes de sujets la contractoient naturellement, comme ils n'y seroient point préparés, les accidens en seroient bien plus graves. Dans le cas de l'Inoculation, au contraire, l'humeur est non-seulement adoucie par le régime & les remedes qu'on emploie avant l'éruption, mais elle est encore détournée par la suppuration actuelle des plaies ; c'est aussi pourquoi elle fournit bien moins de boutons, & jamais elle ne grave. Ainsi, quoique le Duc convienne que sa parente ait été très-malade, il ne dit pas qu'elle en ait été gravée. Je croirois plutôt qu'une petite vérole confluente & naturelle, dans les mêmes circonstances, l'auroit fait mourir.

Ces deux façons d'inoculer ne sont pas les seules ; nous les avons rapportées les premieres, comme les plus sûres ; car nous ne pouvons que blâmer la méthode de la Thessalienne, qui faisoit des incisions ou mouchetures en croix au nombre de huit, quatre d'abord sur le visage, puis une sur chacun des quatre membres. Elle avoit affaire à des peuples superstitieux & grossiers ; aussi pour s'accréditer, les servoit-elle suivant leur génie. Certaines offrandes qu'elle exigeoit, certaines formules de priéres qu'elle récitoit, ne contribuerent pas peu à lui donner la vogue. Sa Politique étoit raisonnée en se conciliant les Prêtres Grecs (*Timoneus in Epistolâ.*) par la cire qu'elle leur procuroit ; ceux-ci, par reconnoissance, prônoient son adresse & son savoir. Nous la blâmons, dis-je, & elle est répréhensible, en ce que, 1°. elle ne préparoit point ses sujets, du moins n'en paroît-il rien : à la vérité, elle choisissoit une espece de petite vérole bénigne ; mais cela n'est pas suffisant. 2°. Le trop grand nombre de mouchetures ou d'incisions, multiploient trop le ferment varioleux. 3°. Enfin, ces incisions, quoique légeres, défiguroient le visage.

La méthode des Chinois seroit bien commode, si elle n'étoit sujette à bien des inconvéniens. (*Lettres édifiantes & curieuses d'un d'un Missionnaire.*) La voici ; ils amassent les écailles qui se séparent de la peau d'un enfant robuste, dont la petite vérole a été discrete & bénigne, & ils les gardent dans un vase de porcelaine pour s'en servir au besoin. Ils prennent quelques unes de ces écailles, une ou deux, suivant qu'elles sont plus ou moins grandes ; ils les enveloppent dans du coton avec un grain de musc, & mettent cette espece de tente dans le nez d'un enfant, où ils le laissent jusqu'à ce qu'on apperçoive des symptômes de petite vérole ; ou bien ils abstergent également avec du coton le pus encore tout liquide au sortir des boutons qu'on ouvre pour le recueillir, (*Dissertatio de Inoculatione.*) & l'introduisent dans le nez tandis que les enfans dorment. Pourroit-on rien imaginer de mieux pour s'accommoder à la délicatesse qui regne de nos jours, & pour épargner la tendre sensibilité des peres & meres qui n'ont pas le courage de voir sortir quatre gouttes de sang d'une blessure légere ; mais qui seroit indispensable.

Que si cette méthode remédie au troisieme des défauts de cette Thessalienne, outre qu'elle en a le premier, elle ne fait pas pallier le second ; car on porte ici le germe varioleux sur des parties nerveuses, & très-sensibles par elles mêmes ; ainsi donc si ce

Hh

n'est pas le multiplier en réalité, c'est du moins s'exposer aux dangers d'un développement toujours très-nuisible & trop critique : bien plus le grain de musc qu'on ajoute est encore pernicieux à cause que par sa pénétrabilité, son volatil, il excite dans le sang un mouvement trop tumultueux : ce que nous disons est si vrai, que l'expérience a fait remarquer que quand les pustules paroissent dès le premier jour de la fiévre, la mort de l'enfant est presque certaine ; si elles ne paroissent que le second, le succès de la maladie est douteux ; si enfin elles ne se montrent que le troisieme, on peut, suivant toute vraisemblance, s'assurer de réussir & de conduire la maladie à une fin heureuse.

Mais ne pourrions-nous pas perfectionner cette méthode, & en profitant des idées qu'elle nous fournit, inoculer d'une façon qui ne seroit ni moins sûre que celle de Timone & de Ramby, & qui seroit plus facile tout-à-la-fois, & plus commode pour le malade, & pour l'artiste. Par exemple, on prendroit de ces écailles qui tombent de la peau d'un enfant fort & robuste, dont la petite vérole auroit été discrete & bénigne ; on les pulvériseroit un moment avant d'en saupoudret les mouchetures ou incisions superficielles qui seroient faites à un seul bras, ou à tous les deux, suivant le besoin, je préférerois qu'on les fît aux cuisses; on doseroit la quantité de poudre, & on la proportionneroit à la force du sujet, à son tempérament, à son âge, & suivant que les écailles varioleuses en seroient plus ou moins vieilles : bien entendu que les préparations seroient les mêmes que dans les autres méthodes que nous avons tracées, & qu'on inoculeroit que depuis l'âge de deux ans au plutôt, jusqu'à vingt-cinq. Là-dessus, comme sur tout ce qui regarde la pratique de la Médecine, nous nous ferons toujours gloire de nous soumettre à vos décisions, & de suivre vos lumieres.

Pour ce qui est de l'Inoculation pratiquée dans la Province de Galles, rapportée par Jurin, ce seroit perdre du tems que de l'exposer & la réfuter : elle n'en vaut pas la peine; ses défauts sautent aux yeux; ils sont trop sensibles.

Avant de finir, il convient de répondre à une objection que M. de la Condamine n'a point prévue, ou qu'il a négligée, & qui, selon moi, est très-forte; je ne puis mieux faire que de me servir de ses armes pour la combattre. L'Inoculation, pourra-t-on dire, n'a été permise dans différentes Provinces ou Royaumes, qu'à cause de l'esprit de gouvernement, & de l'idée de Religion qui y domine; par exemple en Circassie, par rapport au commerce des femmes, dont il importe de conserver la beauté, c'est la richesse du pays. En Angleterre, le peu de cas que l'on fait de la vie, empêche la crainte de l'exposer : l'avarice ferme les yeux aux premiers, la misantropie rend les seconds indifférens. D'autres peuples peuvent avoir eu en l'admettant des motifs qui ne se rencontrent point chez nous, ce qui les a décidés, est pour nous sans application.

Mais, 1°. nous ne voyons point que l'Inoculation ait été nulle-part, ni permise, ni défendue, d'où il suit qu'elle ne s'est accréditée uniquement que par son utilité & ses succès constans. 2°. Il n'y a aucune nation qui ne fasse cas de la vie, c'est faire tort aux Anglois en particulier, que de leur attribuer des sentimens contraires à l'humanité. L'Inoculation a été débattue, contestée chez eux ; elle y a eu des adversaires & des défenseurs, & c'est ensuite de la requisition des Médecins du Collége de Londres, que l'expérience en fut faite sur six criminels, dont la peine de mort fut commuée en cette épreuve, qui leur sauva la vie. Un pareil événement arrivé sous les yeux du public, qui a pu en approfondir & en vérifier toutes les circonstances, ne laisse rien à desirer pour le triomphe de l'Inoculation ; que ceux qui seroient encore tentés de la blâmer ou de douter de sa réussite, cherchent des preuves qui détruisent celles dont nous nous servons pour les convaincre, ou que leur prudence & leur pénétration nous suggerent des moyens plus infaillibles pour s'assurer de la pratique qu'ils combattent.

Par quelle fatalité s'opposera-t-on toujours aux progrès de la Médecine ? Quelles traverses n'a pas essuyé le quinquina ? Quels échecs n'a pas souffert l'émétique ? Quelles contradictions n'a point éprouvé pendant plus de trois mille ans l'anatomie ? La dissection a passé pour un sacrilége jusqu'à François Premier, & l'on voit une consultation que fit faire l'Empereur Charles V par les Théologiens de Salamanque, pour savoir si la Religion permettoit de disséquer un cadavre dans le dessein d'en connoître la structure. (*Lettres Philosophiques*.) Voltaire, qui a voulu parler de tout, en parlant de l'Inoculation, a dit : en vérité, nous sommes d'étranges gens ! peut-être dans dix ans prendra t-on cette méthode angloise, si les Curés & les Médecins le permettent ; ou bien les François s'en serviront par fantaisie, si les Anglois s'en dégoûtent par inconstance. On reconnoît aujourd'hui l'injustice du siécle passé contre le quinquina & l'émétique ; on en rougit même ; c'est le sort des préjugés dont le faux est démontré, & cependant l'on tombe encore dans le même défaut. Les exemples de ce qui est arrivé, si frappans dans une infinité d'occasions, seront ils donc sans effet dans celle ci ?

Occupés sans cesse à méditer avec la plus scrupuleuse attention sur tout ce qui peut procurer la conservation de la vie & de la santé de nos concitoyens, peut-on, sans ingratitude, suspecter nos sentimens, rejetter nos découvertes, & sans un ridicule stupide, refuser de profiter des bienfaits par lesquels nous nous efforçons de diminuer les maux auxquels l'humanité est exposée.

S'il nous est permis d'espérer, Messieurs, que nous trouverons enfin dans le public la confiance & l'estime dûes à notre travail & aux dangers auxquels nous nous dévouons tous les jours, c'est sans doute sous le regne d'un Prince éclairé qui nous protége spécialement, qui connoît l'utilité de nos recherches, & qui appuiera de son pouvoir tout ce qu'il appercevra d'avantageux à ses peuples.

Sous de si heureux auspices, je vois déjà l'Inoculation se pratiquer à l'envie de toutes parts. Une nouvelle & nombreuse génération d'hommes sains & vigoureux, en se félicitant d'avoir été préservés des effets d'une funeste contagion, mettra dans ses fastes l'époque de cet heureux événement, sous un regne fécond en toutes sortes de biens.

MÉMOIRE

Adressé au Roi, par M. Bagard, à l'occasion de la Délibération du Collége.

SIRE,

Le Collége Royal des Médecins de votre Capitale, a l'honneur de représenter à Votre Majesté qu'il s'est extraordinairement assemblé le 25 Mars 1755, en conséquence des ordres de Votre Majesté, par une lettre de M. Alliot, pour délibérer sur la légitimité de l'Inoculation de la petite vérole. Tous les Membres du Collége ont reconnu & conclu unanimement que l'Inoculation ayant toutes les prérogatives de la méthode la plus assurée de guérir la petite vérole, rien n'est plus à desirer pour le bien public, que son introduction dans les États de Votre Majesté, par toutes les raisons & les motifs qui ont été rapportés & lus aux assemblées dans les Discours de MM. Bagard & François.

Ce considéré, SIRE, plaise à Votre Majesté de donner au Collége son consentement & son autorisation royale, pour mettre en pratique la méthode d'inoculer la petite vérole, lorsque les citoyens le requéreront, ou les peres & meres des enfans le demanderont. Le Collége donnera à Votre Majesté, dans cette occasion & toute autre, des marques de son zele & de sa reconnoissance pour son auguste Fondateur.

Signé BAGARD, *Président du Collége.*

COPIE D'UNE LETTRE

DE M. BAGARD,

Président du Collége Royal, à M. le Chancelier de Lorraine.

M. si le Roi de Pologne persiste dans la sage résolution qu'il a conçue par sa pénétration & de son propre mouvement de protéger la légitimité de l'Inoculation de la petite vérole dans ses États, comme il m'a fait l'honneur de me le témoigner plusieurs fois, sans qu'il y ait jamais eu aucune suggération de ma part. Je me suis proposé de lui présenter un Mémoire que je viens de dresser, pour appuyer de mes connoissances & de celles des Médecins du Collége Royal, l'utilité & les avantages de cette opération; si Sa Majesté veut donner un exemple à l'univers, qui ne peut être que glorieux à son regard, nous la supplierons très-respectueusement d'étendre sa bonté paternelle & sa prudence, jusqu'à vouloir bien faire examiner cette légitimité de l'Inoculation dans une conférence ou assemblée des personnes les plus éclairées dans l'Eglise, dans la Magistrature, dans son Académie & dans son Collége Royale de Médecine. Vous occuperez, M. une des premieres places de ce Concile ; toutes les raisons pour & contre y seront discutées pour affermir l'Inoculation contre les préjugés ou pour l'anéantir, jusqu'à ce que quelque événement en réveille l'attention publique. Je ne désespere pas, M. que vous vous rendiez à la force & à la multitude des raisons qui sont décisives en faveur de ce remede ; je m'estimerois trop heureux de vous en avoir parfaitement convaincu, comme des sentimens du très-respectueux attachement avec lequel j'ai l'honneur d'être, &c.

Signé BAGARD, *Président du Collége.*

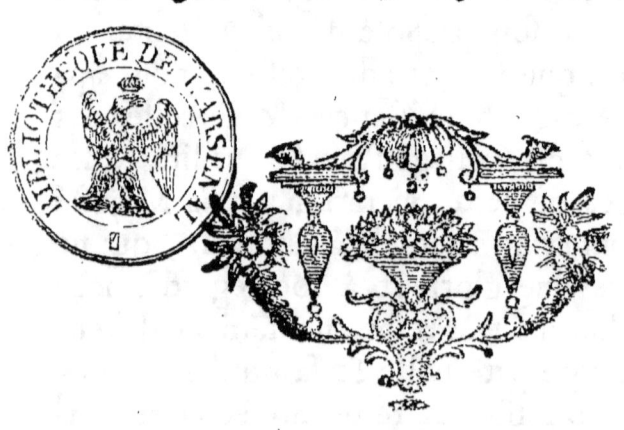

CONSEIL

Choisi par le Roi de Pologne, pour examiner la question de l'Inoculation.

L'Inoculation de la petite vérole est une découverte de ce siécle la plus importante & la plus avantageuse que l'on ait pût faire; elle regarde le genre-humain en général, & le bien le plus précieux des citoyens, qui est leur conservation.

Cette pratique fait honneur à l'heureuse imagination d'une femme Circassienne, à laquelle l'Inoculation doit son origine. Les succès de cette méthode d'enter la petite vérole, après avoir disposé les sujets, se répandirent bientôt dans toute la Circassie, la Géorgie, l'Arménie, & de là à Constantinople, à la vue d'un grand concours de toutes les Nations qui y abordent.

De là elle est passée en Europe, & son usage est déjà souverainement établi en Angleterre & dans les États de la République de Genêve & d'Hollande.

Elle occupe aujourd'hui, cette utile Inoculation, l'attention d'un Roi philosophe, d'un Roi bienfaisant, d'un Roi rempli d'humanité.

Ce grand Prince est au moment de donner un exemple à l'univers de sa profonde pénétration & de son amour pour ses peuples, en protégeant de son autorité une maniere si ingénieuse & si certaine de conserver la vie à ses sujets, dont une expérience suivie depuis plus de 50 ans, a constaté l'utilité : rien ne peut être plus glorieux à son regne.

Sa bonté & sa prudence veulent bien s'étendre jusqu'à faire examiner la légitimité de la pratique de l'Inoculation par les personnes les plus éclairées de ses États dans l'Église, dans la Magistrature, dans son Académie & dans son Collége Royal des Médecins de Nancy ; afin de détruire les préjugés, & de lever les scrupules de ceux que cette méthode pourroit effrayer ; elle a choisi pour cet effet,

M. le Chancelier.

M. le Premier Président de la Cour Souveraine.

M. L'Evêque de Toul.

M. Deviray.

M. de Custine Douxflance.

M. le Comte de Bressé.

M. l'Abbé de Flavigny,

Le R. P. Dumenou, Jésuite.

admise en Lorraine.

Le R. P. Leslie, Jésuite.
M. de Saint-Lambert.
M. de Moulon.
M. l'Abbé de Teruennes.
M. Bagard. ⎫
M. Platel. ⎪
M. Cupers. ⎬ *Médecins du Collége.*
M. François. ⎪
M. Harmant. ⎪
M. Gormand. ⎭

Les Ouvrages sur l'Inoculation de M. de la Condamine, de M. Butini ; le Mémoire latin de M. Emmanuel Timone, Médecin de Constantinople, seront examinés & lus dans cette assemblée, dont le résultat sera porté à Sa Majesté.

Tout ce qui est arrivé en Lorraine au sujet de l'Inoculation, depuis la mort du Roi de Pologne, est détaillé dans un Traité sur l'Inoculation pratique, *par M. Gaudoger.*

L'Auteur de ce *Manuel* a soutenu, en 1761, une Thèse sur l'Inoculation, qu'il a dédiée à M. Bagard, & qui se trouve imprimée avec sa Traduction Françoise dans le premier volume du *Traité historique des Plantes de la Lorraine*, premiere Edition.

Fin de la Seconde Partie.

APPROBATION.

J'ai lu, par ordre de Monseigneur le Chancelier, un Ouvrage manuscrit intitulé : *Médecine Royale*, &c. par M. Buc'Hoz, & je n'y ai rien trouvé qui puisse en empêcher l'impression. *A Paris*, ce 12 *Novembre* 1768.

GARDANE.

PRIVILÉGE DU ROI.

LOUIS, par la grace de Dieu, Roi de France & de Navarre : A nos amés & féaux Conseillers, les Gens tenant nos Cours de Parlement, Maîtres des Requêtes ordinaires de notre Hôtel, Grand-Conseil, Prévôt de Paris, Baillifs, Sénéchaux, leurs Lieutenans Civils, & autres nos Justiciers qu'il appartiendra : SALUT, notre amé le sieur BUC'HOZ, Docteur en Médecine, Nous a fait exposer qu'il désireroit faire réimprimer & donner au Public un ouvrage intitulé : *Médecine Bourgeoise, Royale & Pratique*, s'il Nous plaisoit lui accorder nos Lettres de Permission pour ce nécessaires A CES CAUSES, voulant favorablement traiter l'Exposant, Nous lui avons permis & permettons par ces Présentes, de faire imprimer ledit Ouvrage autant de fois que bon lui semblera, de le faire vendre & débiter par tout notre Royaume, pendant le tems de trois années consécutives, à compter du jour de la date des Présentes. FAISONS défenses à tous Imprimeurs, Libraires, & autres personnes, de quelque qualité & condition qu'elles soient, d'en introduire d'impression étrangere dans aucun lieu de notre obéissance: A la charge que ces Présentes seront enregistrées tout au long sur le Registre de la Communauté des Imprimeurs & Libraires de Paris, dans trois mois de la date d'icelles: Que l'impression dudit Ouvrage sera faite dans notre Royaume, & non ailleurs, en bon papier & beaux caracteres; que l'Impétrant se conformera en tout aux Réglemens de la Librairie, & notamment à celui du 10 Avril 725, à peine de déchéance de la présente Permission; qu'avant de l'exposer en vente, le Manuscrit qui aura servi de copie à l'impression dudit Ouvrage, sera remis, dans le même état où l'approbation y aura été donnée, ès mains de notre très-cher & féal Chevalier, Chancelier de France, le Sieur DE LAMOIGNON; & qu'il en sera ensuite remis deux Exemplaires dans notre Bibliotheque publique, un dans celle de notre Château du Louvre, & un dans celle dudit Sieur DE LAMOIGNON, un dans celle de notre très-cher & féal Chevalier, Vice-Chanlier, & Garde des Sceaux de France, le Sieur DE MAUPEOU; le tout à peine de nullité des Présentes. Du contenu desquelles vous mandons & enjoignons de faire jouir ledit Exposant & ses ayant causes, pleinement & paisiblement, sans souffrir qu'il leur soit fait aucun trouble ou empêchement. Voulons qu'à la Copie des Présentes, qui sera imprimée tout au long, au commencement ou à la fin dudit Ouvrage, foi soit ajoûtée comme à l'original. Commandons au premier notre Huissier ou Sergent sur ce requis, de faire pour l'exécution d'icelles, tous actes requis & nécessaires, sans demander autre permission, & non-obstant clameur de Haro, Charte Normande, & Lettres à ce contraires. CAR tel est notre plaisir. DONNÉ à Paris, le quatorziéme jour de Septembre, l'an mil sept cent soixante-huit, & de notre Régne le cinquante-quatriéme. Par le Roi en son Conseil.

LE BEGUE.

Regiſtré ſur le Regiſtre XVII de la Chambre Royale & Syndicale des Libraires & Imprimeurs de Paris, No. 65. Fol. 515. conformément au Réglement de 1723, qui fait défenſes, Art. 41, à toutes perſonnes, de quelques qualité & condition qu'elles ſoient, autres que les Libraires & Imprimeurs, de vendre, débiter, faire afficher aucuns livres pour les vendre en leurs noms, ſoit qu'ils s'en diſent les Auteurs ou autrement, & à la charge de fournir à la ſuſdite Chambre neuf exemplaires preſcrits par l'Art. 108 du même Réglement. A Paris ce 16 Septembre 1768.

BRIASSON, *Syndic.*

De l'Imprimerie de la Veuve SIMON, 1771.

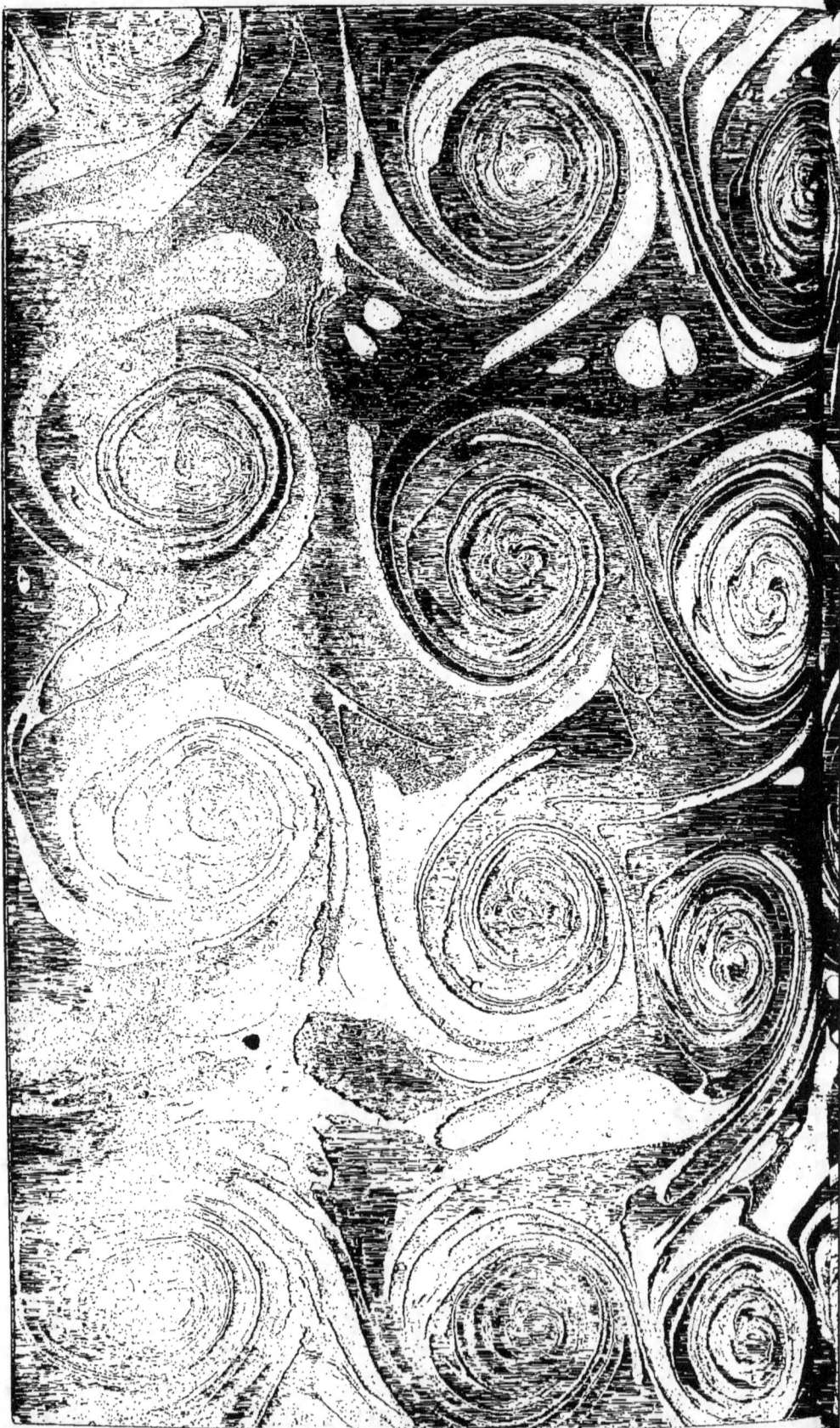

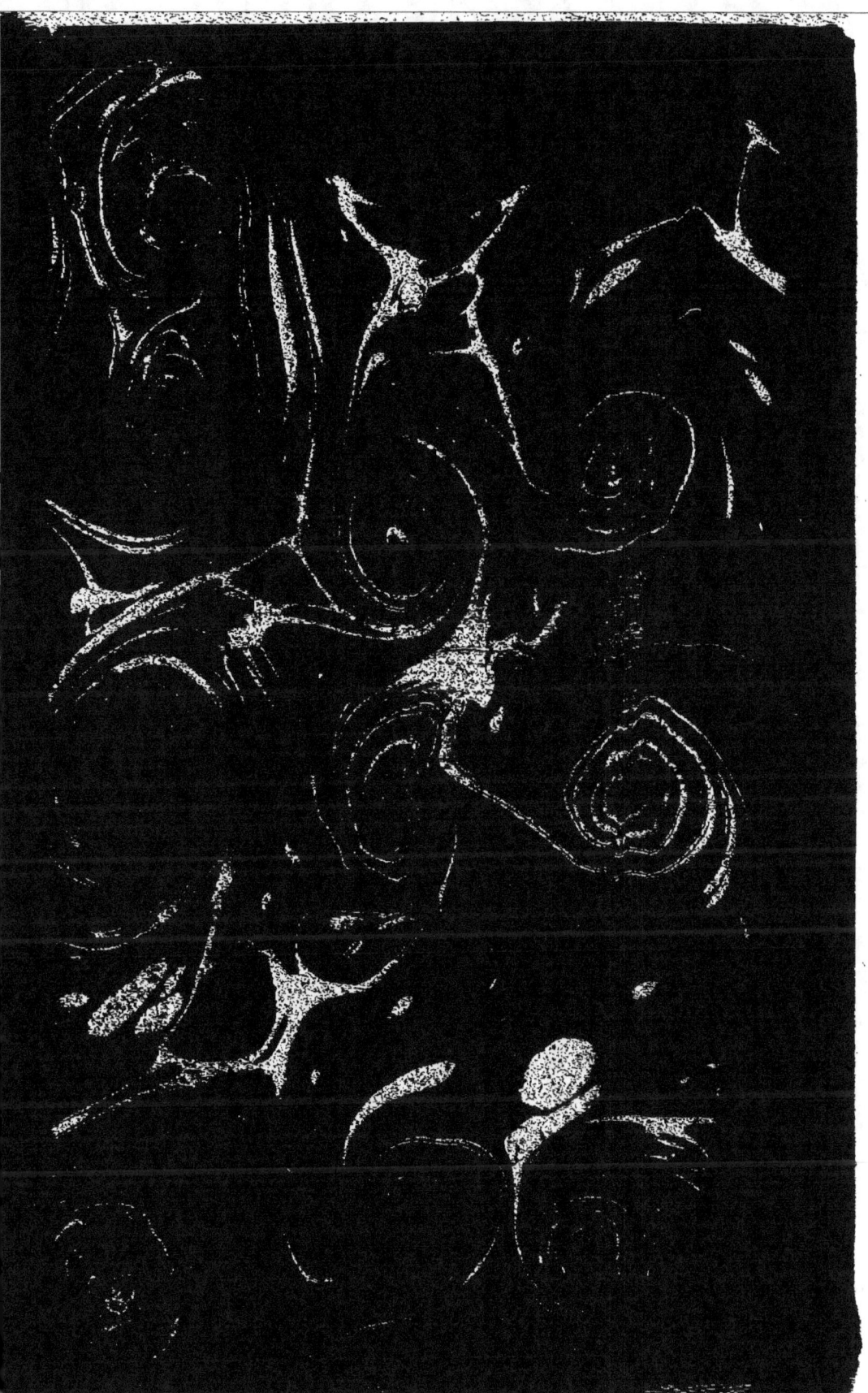

www.ingramcontent.com/pod-product-compliance
Lightning Source LLC
Chambersburg PA
CBHW051404230426
43669CB00011B/1760